ひとりで操体法

【愛蔵版】

HASHIMOTO Keizo
橋本敬三 監修
OZAKI Yoriko
小崎順子 著

農文協

序

おんころや　橋本敬三

今度農文協が小崎順子さんの操体に関する経験実績の本を出してくれるという。有難いことだ。操体というのは一種の体操みたいなもので、運動の仕方によって体の苦痛をとり、健康を恢復するテクニックだけのものと思われているかもしれない。

運動法はデンマーク体操だとかトリム運動だとかNHKのラジオ体操・テレビ体操、或いはヨガ体操、ジョギング、スポーツだとか美容体操またはヤセるための体操だとか、様々のイメージをもって一般から受けとられているようである。しかし、運動が健康によいとは常識になっているが、どういうわけで運動がよいかという理由は科学的医学的に明確にされているわけではない。何年か前にそのことを愚老は『医道の日本』誌に書いたことがある。

人間は動物だから動くのがあたり前で、動けなかったら生きてゆけない。人間として生きてゆくために上手にうまく動く必要がある。今のスポーツは原始人は狩猟などからさらに人間同士の闘争格技などを経て娯楽にまで発展し、だんだん上手下手の自慢になり見世物にまでなってしまっている。今では人間の動ける限界に挑む記録の闘いになり、健康とは無関係になって、選手は長生き出来なくなっている。

しかし人間社会では生活上、生産するための動きはどうしても必要であり、それにも限界はあるが、ともかく間に合う程度にだけは動けないと困るというわけで訓練も必要になっている。

動きには法則がある。これは人間がきめたものではない。欲張って無理して体をこわしている。〝ヤレヨ、やれば出来る〟では無茶というものだ。原則に素直に順って練習すれば誰でも日常生活に必要な程度には出来るように天然の設計は出来ている。訓練とシゴキは違う。

生きてゆくには動きだけではない、頭をつかって考えることも必要だし、飲食も呼吸も自分自身でしなければならない。それらには皆自然の法則がある。生きてゆく場の自然や人為の環境の中でのことである。適応出来ねば困る。だから名人達人といわれる高級・高度な人間でなくても不自由なくやってゆける程度には及第点をとらぬと、落第する。見世物になって、人にほめられて威張りたい優等生はなんぼでもやればいい。我々庶民は見物人にまわって拍手喝采して応援します。

真に生き甲斐のある一生をおくるためには、法則を識ってそれに順うきりない。操体して一時体の調子がよくなっても生活の法則に背反すれば、いつでも落第する危険がある。操体道の原理を理解してホントに健康な尊い感謝の人生を楽しんで頂きたい。そのための農文協の出版奉仕活動とそれに接触のチャンスを開いて下さった橋本行生先生、沢山の協力者、先輩の方々に感謝します。小崎さんは先生の愛弟子の一人です。読者の皆さんの上に祝福を祈ります。

（温古堂）

まえがき

この本を書くにあたっては、はじめ尻ごみをしましたが、この仕事にたずさわっている以上は、農村も、都市も、操体法がとりもつ連帯の和で、それが、日本じゅう、世界じゅうに気持のよい運動として広がれば、と、そんなねがいで書きました。

縁あって、仙台市温古堂の橋本敬三先生、大阪・枚方市の橋本行生先生という偉大な師にめぐり会い、感謝してもつきないものがあります。この機会をみすみす流してしまうには、あまりにもったいなく、私心をすてた「たんたん」とした生き方の両師の希望する精神世界へ、ふりむかずに登っていこうと決めました。

私は、本書の目安を、ひとりひとりに合った暮らしの中で息、食、動、想の注意など、手渡したメモの中からえらんでみました。おっくうがらずに希望をもちながら実行できるように。そして、それを覚えたら、あたりのだれかに教えたくなるように、そんな気持でしるしました。

尊いと思われるのは、計算づくでない、人々への奉仕の気持で操体法を勉強されている保健婦さん、地域の保健推進委員の方々、一人の人間として、出会ったまわりの人々に操体法の考え方をすすめている人々、これらの方々に心から頭が下がります。そんな人々との出会いが、ちょっと体力の落ちぎみの私をふるいたたせてくれます。

こんな輪が、社会をすみよくする人びとの心につながっていくように望みます。

本書を御利用くださった方々が、身心の病気から脱けるには、他を頼るのではなく、治そうとする自発からでた誠意と情熱こそ、最高のテクニックとして受けとめていただけば幸いです。

昭和五十六年五月

小崎　順子

ひとりで 操体法——＊もくじ

序——橋本敬三
まえがき

第1章　しなやかに体を動かして
＊操体法＝ふだんの事例で知りたい方へ

わたしたちは、日常無意識のうちに操体法を行なっています……14
●ヨッパライはなぜケガをしない？……14
●操体法とは——しなやかに体を動かす……15
●坐っている姿勢から立ち上がるとき……16
●歩く姿も寝返りも……17
●重い荷物を持ち上げるとき……19
腰が疲れたら——ちょっとお試しを腰痛を働きながら治す操体法……20
●一～二度前にかがんでから腰を伸ばす……21
●鶴のポーズとフラダンス……22

●肩コリは脇腹を伸ばす……25
●膝裏のコリをとる……25
●膝の左右倒しで差をなくす……28
●背スジのコリはカエル運動で……30

第2章　気持いい方向に動かせば

＊操体法＝理屈で知りたい方へ

操体とは、体をうまく動かして
もとの設計どおりに戻すこと……34
●体の仕組み……35
●脊柱の歪みが病気の原因……35
●病気になる道、治る道……35
●操体法の原理……38

第3章　あらゆる病いを元から断つ

＊操体法＝治療例で知りたい方へ

操体法は、常識の裏側から病気なおしを考えます……42
●無理して痛くしていませんか……42
●森を見ず木ばかり見てはいませんか(部分ばかり気にする)……48
●順序、段階をふまえていないのでは……52

第4章　マスターしてほしい常用操体法三題

操体法は原理はひとつ。たくさん覚えなくても一つの型で万病を治せます……60
●操体の基本運動……61
●一人でできる型……64
●二人で行なう型……66

第5章　症例別操体法と食事改善

操体法は、下半身の歪み直しが基本。だから下方から症状を追っていきます……70
●足首の痛み、捻挫しやすい……70
●膝の痛み、坐れない、水が溜まる……75
●腰痛になりやすい……79
●腰痛をがまんすると……81
●椎間板ヘルニア……85
●脊椎分離症……86
●坐骨神経痛①……95
●坐骨神経痛②……99
●腰　痛(予防と暮らし方)……100
●便　秘……107
●下　痢(腰痛による)……110
●下　痢(ストレスによる)……114

●痔……116
●子宮筋腫……119
●前立腺肥大……122
●生理痛、生理不順……123
●糖 尿 病……125
●肝臓が悪い……129
●肝 炎……134
●胃が痛む(神経性胃炎)……136
●胃カイヨウ……140
●胃弱(背中が痛む)……141
●乗りもの酔い……144
●乳腺のしこり……146
●動 悸(背骨の歪みによるもの)……149
●肩 コ リ(一般的なもの)……152
●内臓下垂……156
●肩コリ、頭痛……159
●慢性頭痛……160

●高血圧、のぼせ……163
●めまい……167
●冷え症、低血圧……170
●気管支喘息……173
●目の疲れ、目がかすむ……176
●鼻炎、蓄膿症……178
●汗をかきやすい……180
●アレルギー体質……181
●関節リウマチ……182
●顔面神経マヒ……187
●頸椎捻挫(ムチ打ち症、寝ちがい)……191
●食べものを嚙めない……195
●仮性近視……198
●夜尿症……203
●小児喘息……206
●けだるい、疲れやすい……207
●全身硬化症(農薬による)……210

第1章　しなやかに体を動かして

＊操体法＝ふだんの事例で知りたい方へ

わたしたちは、日常無意識のうちに操体法を行なっています

●ヨッパライはなぜケガをしない？

いかにも危なっかしい足どりで歩いているヨッパライ。千鳥足の人をみると今にもころんでケガをしそうですが、酔ってころび大ケガをしたという話は意外と少ないものです。

酩酊して階段からころげ落ちる――お酒飲みの方なら一度ぐらいありそうな話ですが、それでも、一生腰が立たなくなるような大ケガをしたということは、まずないようです。

同じように、就寝中ベッドから落ちてもケガをしない、という話はよくききます。

いったいこれは、なぜなのでしょうか。

そんな疑問を解くカギを、操体法の発見者である橋本敬三先生の次のことばは興味ぶかく示唆していると思います。

「医者を必要とする人は人間の世界だけだ。野生の動物っていうのは、自分で自分のからだを治す方法を知っている。自分の勘で治してしまうんですね。勘――私はこれを**原始感覚**とも言っているが、この感覚は本来人間に

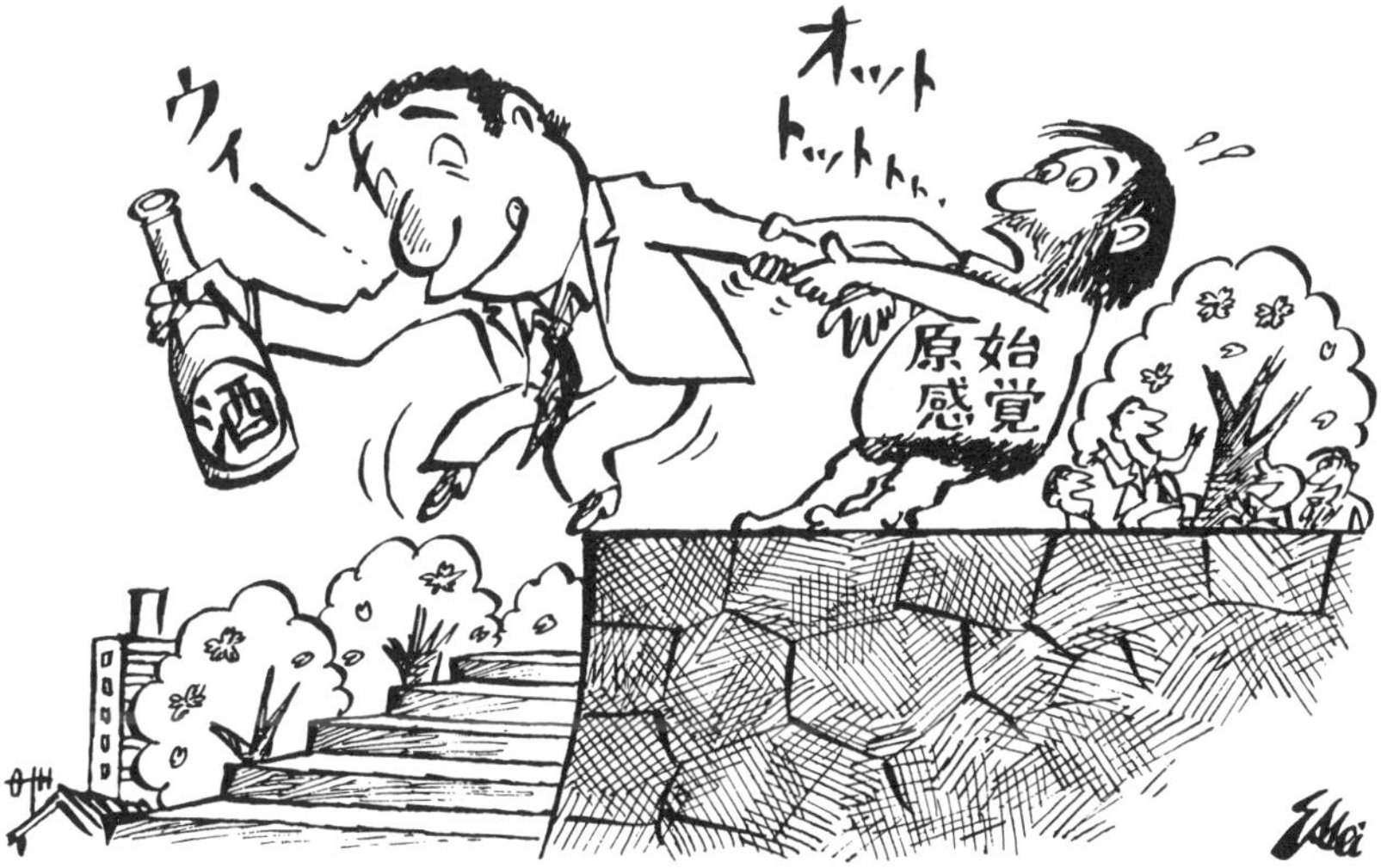

大ケガしないわけは……

も備わっているものだ。自分の原始感覚に従って、自分のからだに合った行動をとったり、食物をとったりする。**人間はこの感覚に素直に従っていれば、その身心の可能性を最高度に発揮することができる**のに、ただ意識過剰、知識過剰のために、この感覚の働きが抑えられ、くらまされているのです。だから、かえって**無意識の時**が一番バランスがとれている。無意識の時は、この感覚が少しも邪魔されずにスムーズに働くからです」（橋本敬三『からだの設計にミスはない』柏樹社刊より一部省略して引用、太字の強調は小崎）

●**操体法とは**――しなやかに体を動かす

操体法（そうたいほう）とは、この無意識のときのバランスをとる行動を病気治しに適用しようという療法なのです。酔った人の動作を〝しなやか〟といってはほめすぎの感もありますが、操体法とは、そんな感じの体の動きを大切にする動力学的療法なのです。もともと人間の体は、誰でも健康で気持よく一生をおくれるように設計されています。ところが、いろいろな理由で、このもともとの正しい設計がくずれ、体の構造に歪み(ひずみ、ゆがみ)ができると病気が発生するというわけです。

操体とは、この歪みを、体をうまく動かしてもとの設計どおりに戻すことなのです。

じつは、さきのヨッパライやベッドの例でもそうですが、わたしたちは、わたしたちの体のもともとの正しい設計・構造がこわれないような体の動かし方を、日常無意識のうちに行なっています。たとえば――

●坐っている姿勢から立ち上がるとき

とくに長時間坐っている姿勢から立ち上がろうとするとき、急に立つと腰がギクッと音がしてヘナヘナとなり、立てなくなることがあります。いわゆるギックリ腰です。

わたしたちの体は長い時間同じ姿勢でいると、動いているときより筋肉の疲れがひどく、コリとなって、動かすと痛みを感じるようになります。

そこで、試みにあなたも確かめてみてください。坐っている姿勢から立ち上がろうとす

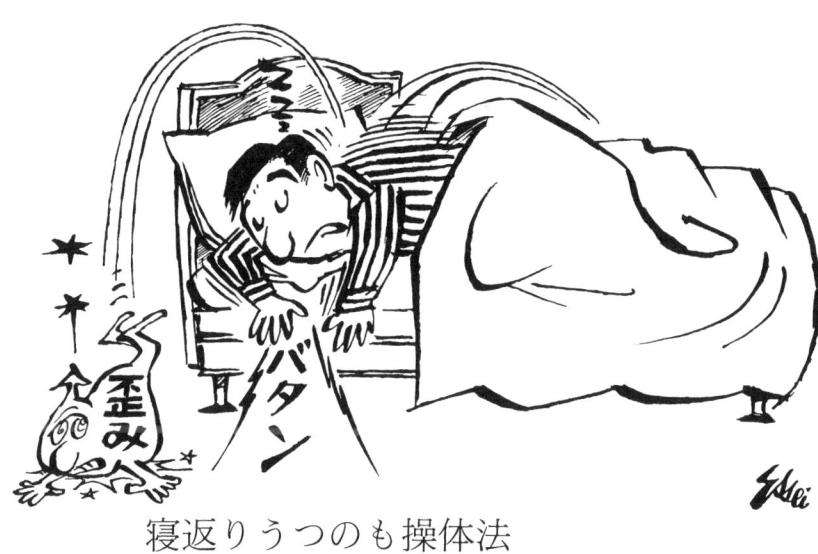

寝返りうつのも操体法

るとき、もしあなたが右ききならば、左足を先に立て、あるいはそこへ重心をおき、右手を床または机につき（両腕をついてもどちらかといえば右腕に重心をおく）、そういう力の配分で立ち上がるはずです。これは、わたしたちが、自然に、無意識のうちに体の左右、上下のバランスをとり、歪みを少なくしている〝無意識の操体法〟といえます。

●歩く姿も寝返りも

もっとありふれた例として、歩くとき、走るときの手足の動作があります。右足を前に出すときは左手を前に出し、その逆のときは逆というぐあいにです。

また、就寝中わたしたちは何十回となく寝

図1

重い荷物を持ち上げるとき

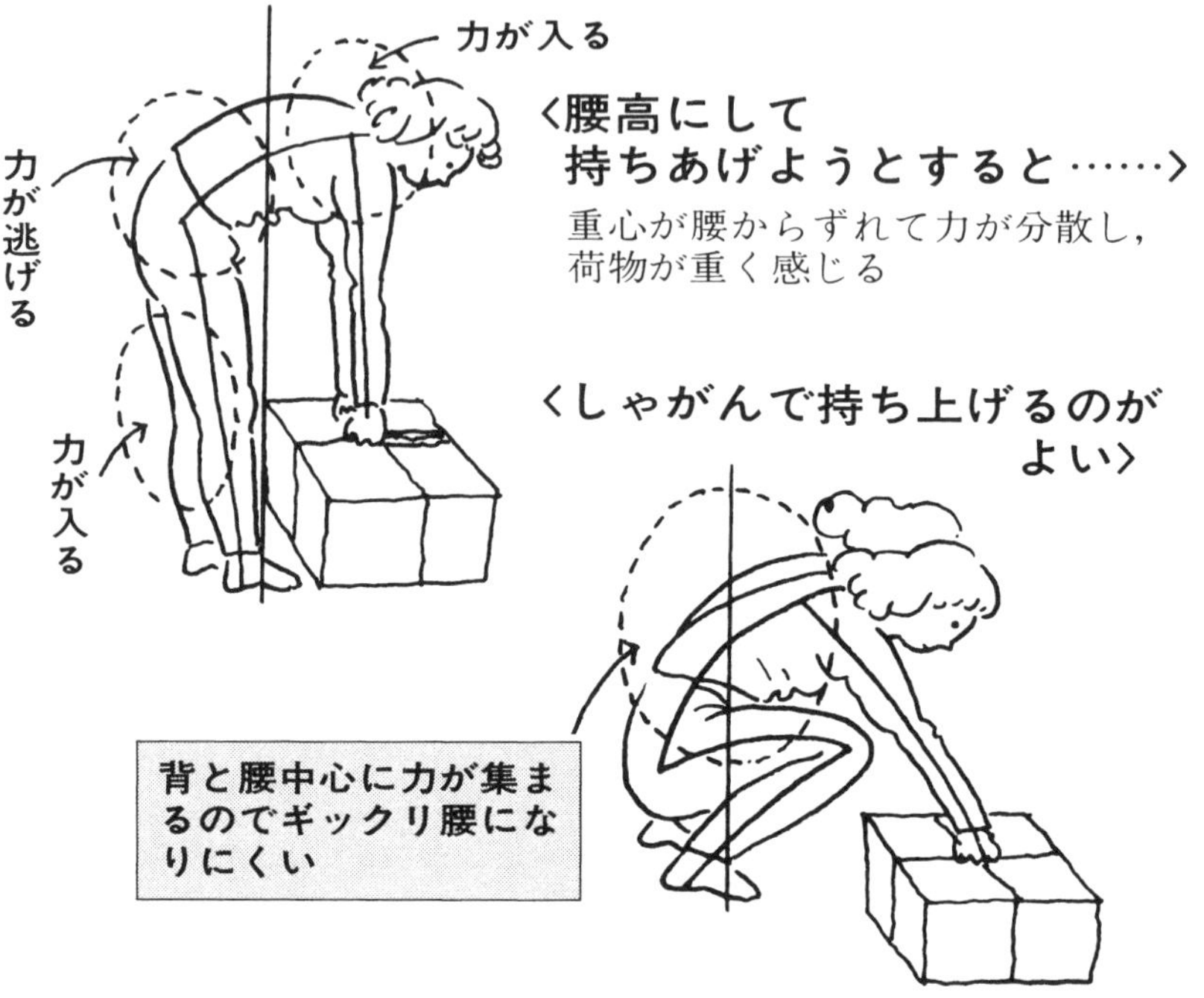
力が入る
力が逃げる
力が入る
〈腰高にして
持ちあげようとすると……〉
重心が腰からずれて力が分散し，
荷物が重く感じる
〈しゃがんで持ち上げるのが
よい〉
背と腰中心に力が集まるのでギックリ腰になりにくい

重心を腰と背骨に集めて立つと，
腰を中心にして力が分散しない

坐ってる姿勢から立ち上がるとき

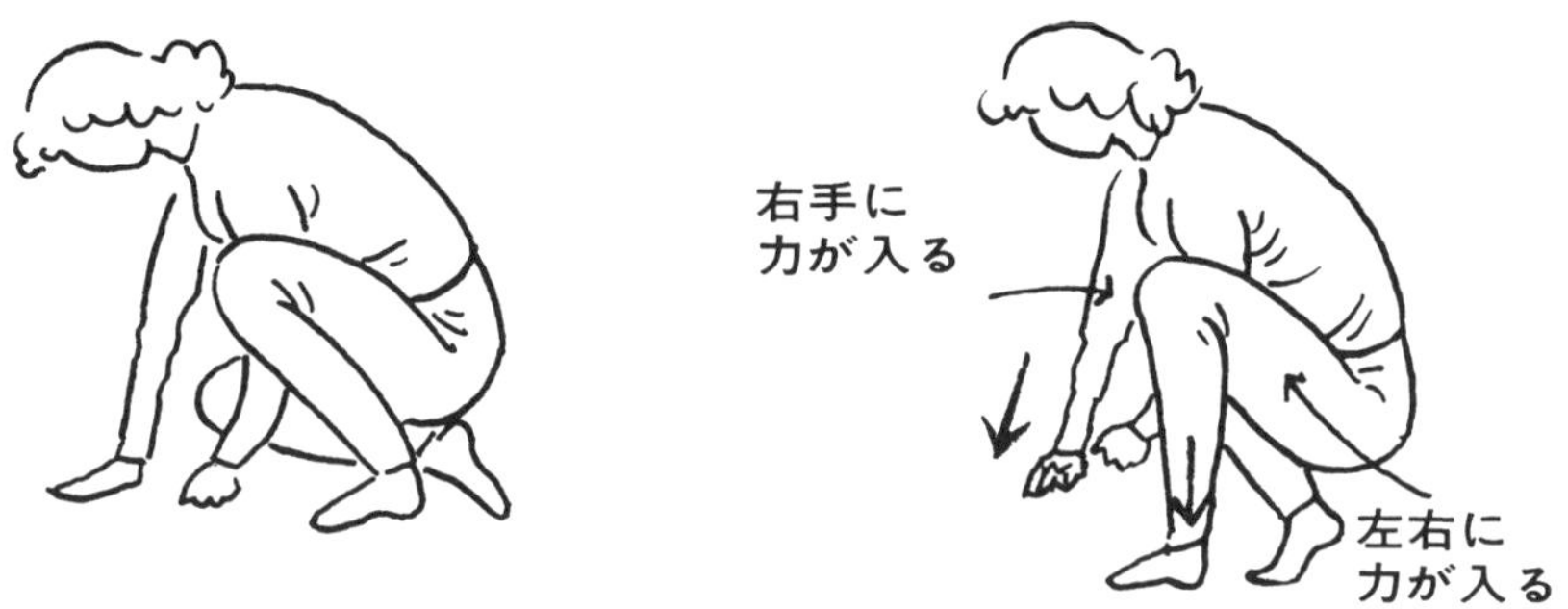
右手に
力が入る
左右に
力が入る

返りをうつものですが、これも一種の操体法を行なっていることといえるのです。もし、まったく同じ姿勢で七時間も八時間も寝ていたとしたら、体全体がたいへん緊張し、朝めざめたときにはとんでもない状態になっているでしょう。そうならないように無意識のうちに適宜寝返りをうって、体が緊張しないように、コリができないよう、操体（体をうまく動かして歪みを少なくする）を行なっているわけです。

●重い荷物を持ち上げるとき

　やはり無意識のうちに、いったんしゃがみ、やおら荷物を持ち上げようとします。立ったまま、腰高のまま物を持ち上げようとすると、腰に集中させるべき力があちこちに分散して、腰に力が集まらないのです。そして、そういう姿勢で物を持ち上げようとすると、荷物の重さが力の集中していない腰にかかって、ギックリ腰や腰痛を起こすもとになるのです。

腰が疲れたら——ちょっとお試しを
腰痛を働きながら治す操体法

Q 中腰の姿勢など長時間同じ姿勢をつづけると腰が痛くなりますね。どうしてでしょうか。

A 長時間の同じ姿勢は背スジの筋肉をカチカチにする。

中腰の姿勢で典形的なのは昔の田植えの姿勢ですね。あの姿勢は、上体を水平に倒して作業をするでしょ。そんな姿勢のとき、骨盤の上の背スジに手を当ててみるとわかるんですが、その姿勢のときは背スジが張っています。上体が前にクニャっと曲がらないようにするために、背スジの筋肉で引っぱっていまず。この緊張が長くつづくと、痛みを感じるのですね。

Q 腰が痛くなると、ふつうは背をそらしますよね。実際はそれもつらいわけですが……。

A もう一度背中に手を当てて動きながら考えてみてください。その姿勢から腰を伸ばすのと、もっと深く前にかがむのとでは、背スジの筋肉はどちらが楽になりますか。

Q 腰を伸ばしきってまっすぐに立ったら筋肉はゆるむけど、伸ばそうとするときは前よりももっと突っ張る感じですね。こ

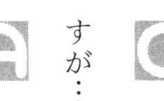

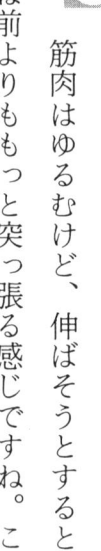

れではダメなんですね。

●一〜二度前にかがんでから腰を伸ばす

A　そうなんです。今度は膝を曲げて前にかがんでみて……。力を抜いて息を吐きながら、ゆっくり楽にかがんでみて……。

Q　なるほど！　こちらのほうが筋肉はずっと楽ですね。筋肉は伸びているようだけど、ゆるんでいるというか、ほぐれている。どうしてなんでしょう。

A　長時間前かがみになっていると、背スジの筋肉はカチカチに緊張している。**もし、腰が痛いからといって急に腰を伸ばすと、それ以上に筋肉は緊張しないといけないでしょ。かえって痛むわけです。**ひどい場合

図2　腰が痛いときは，1〜2度深くかがんでから伸ばす

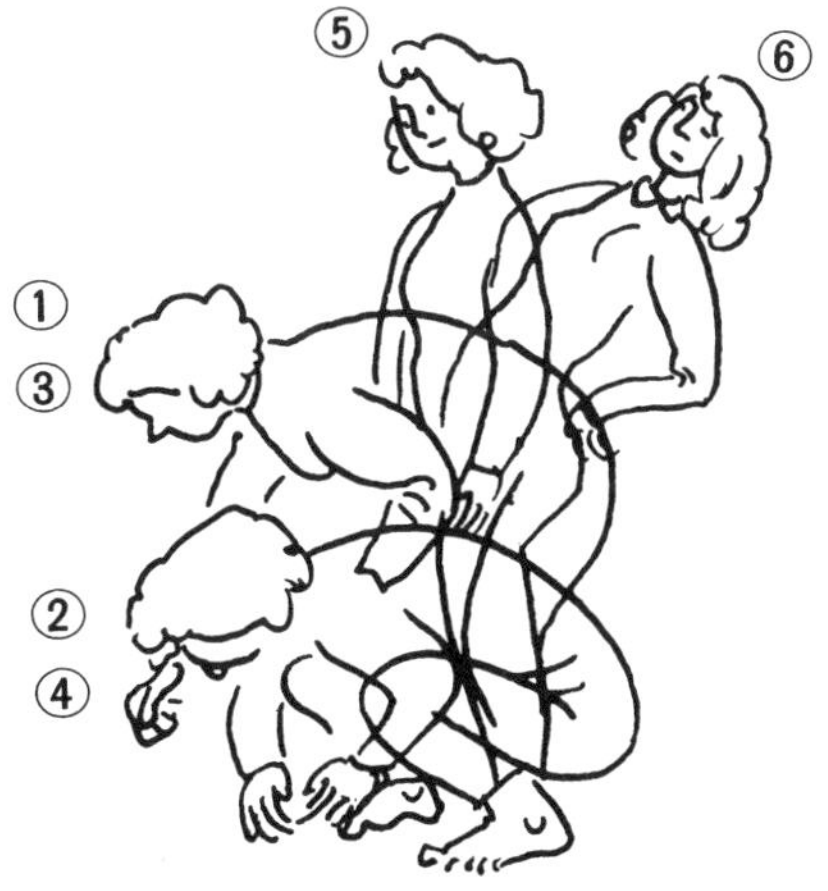

は、ギックリ腰になることもありますよ。

Q　**それじゃ前にかがむほうがよいということに……。**

A　**そう。一〜二度前にゆっくり深くかがんでやる。**背スジも首も、足や腕の筋肉もゆっくり休めてやるのです。ジワーッと気持いいはずです。今まで筋肉がつっ張って

血管を圧迫していたのがゆるみ、血の流れがよくなるからです。

一～二度深くかがんでからゆっくり腰を伸ばすと、今度はずいぶん楽に伸ばせますよ。それから背を後ろにそらせばいい（図2）。

Q 背をそらすと、筋肉がゆるんでほぐれますね。それで楽になるわけですか。

A そう。だけど、ふつうは「背をそらすと筋肉がほぐれるからよい」と、すぐにそらすからダメなんですね。筋肉がほぐれるまでには、一度すごく緊張しなければならない。一度前にかがんでほぐしてから、後ろへそらすのが正しいわけですね。

Q なるほど、**気持のよい楽な動き**をすれば、逆の動きも楽になるわけですね。

A 仕事をつづけていて、また痛くなってくればこれをくり返せばいいんです。このように痛みをやわらげていれば、やらない場合と疲れはまったく違います。この理屈がわかると、いろいろな応用ができますよ。

> **操体法の原理①　楽なほうへ動く＝楽動**
> **痛くない気持のいい方向へ**

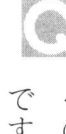

Q そのほかに腰痛を治すやり方はないのですか。

●鶴のポーズとフラダンス

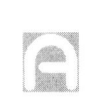

A 鶴のポーズがいいでしょう（図3）。仕事のあいまに、ちょっと片足を上げて休むんです。知らない人が見たら、変に思う

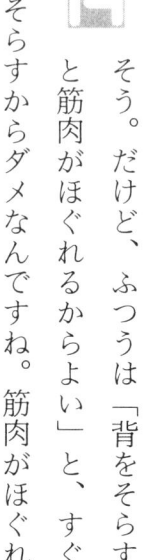

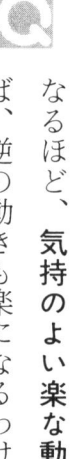

図３　鶴のポーズ

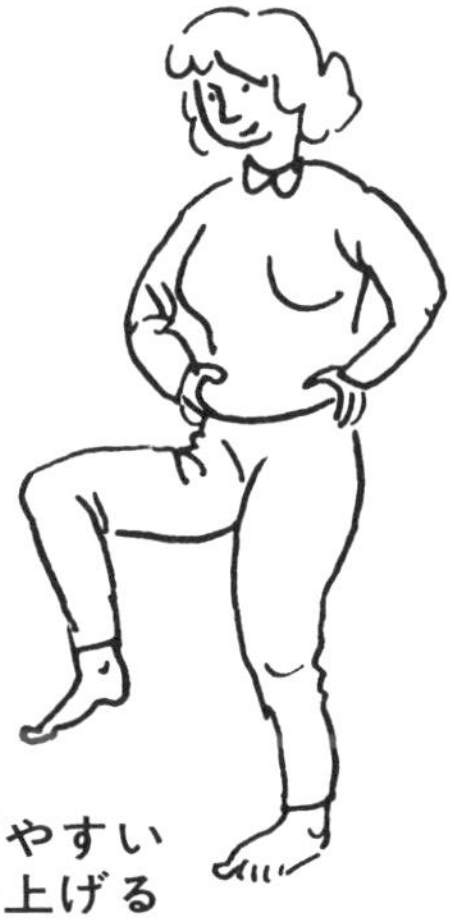

でしょうけどね。

Q　どちらの足を上げればいいのでしょうか。

A　これも上げやすい足を上げるのです。腰痛があると、どちらか上げにくい足があります。まず、左右交互に足を上げてみて、どちらが上げやすいかを確かめます（動かして診る＝動診）。上げやすい足を気持よい範囲で上がるところまで上げて、四～五秒間休みます。そして足を下ろし、ひと呼吸して二～三回これをくり返します。ゆっくりやってください。今度は逆の悪いほうの足を上げてみます。足があがりやすくなっているはずです。

Q　腰をまわしてみるのはどうでしょうか。

A　いいですね。要するに、腰が痛ければ、痛くないほうに動かす動きならなんでもいいんです。ただ、**息を吐きながらゆっくり動いてくださいね。**早く動くと、どちらが気持よい方向かわかりませんから。気持よいほうへ四回動いたとすれば、悪いほうへ一回動いてみて、前よりも楽になったかどうか確かめてください。

操体法の原理②　ゆっくりと、ふ～っと動く
力を入れず息を吐きながら

図4　フラダンス（腰の移動）

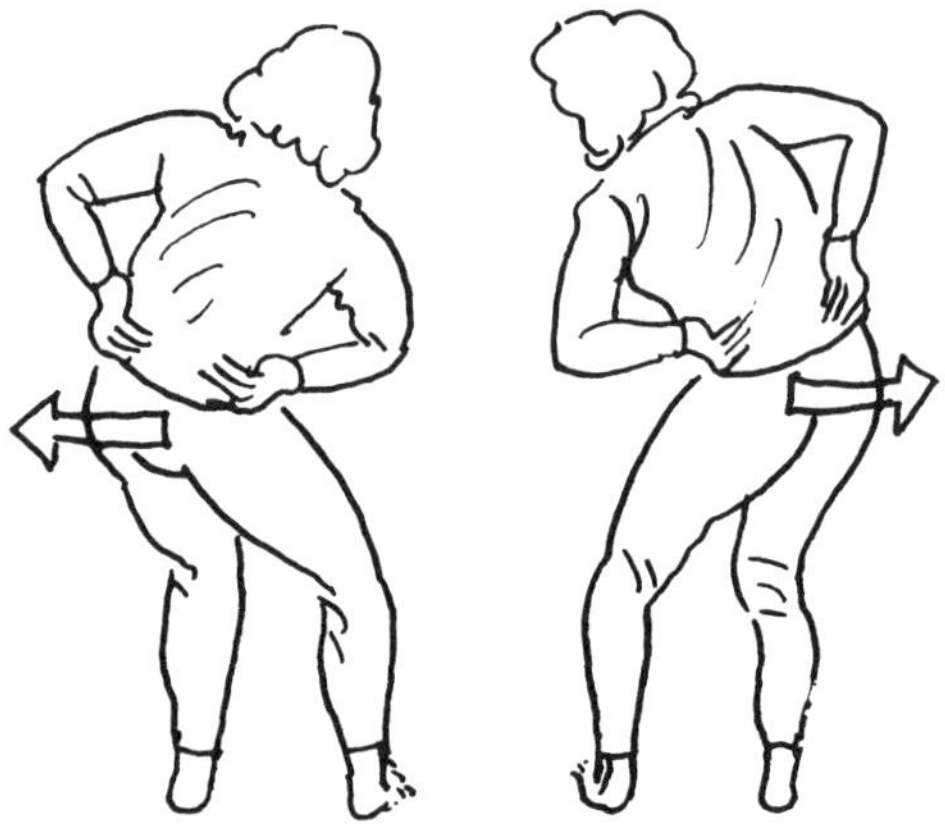

腰はゆっくり動かす。気持のよいほうを多く

Q 気持よいほう、気持悪いほうという違いがわからないこともあります。腰に手を当てながら動くのはどうでしょうか。

A いいですよ。手を当てていると、気持のよい動きのときは、その筋肉のつっ張っている感じがよくわかります。その筋肉がゆるむような動きをしてやればよいのです。

腰（お尻の上）に手を当てて、左右につき出してみてください。フラダンスのようにです（図4）。どちらか気持悪い動きがあれば、気持よいほうへ動かすのです。頭と足の位置を変えずに、**腰だけを左右につき出す**という感じですね。

図5 背中がこっている反対側を伸ばす

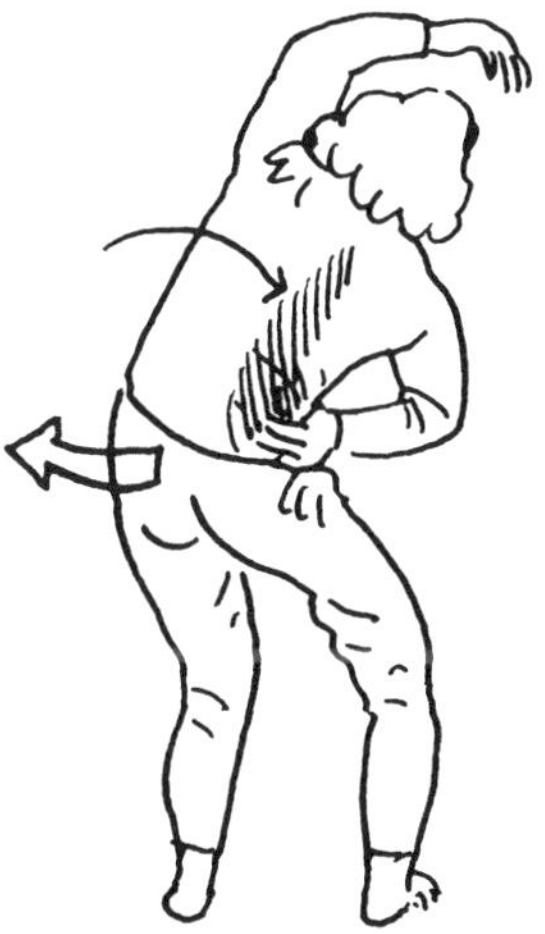

●肩コリは脇腹を伸ばす

Q 肩や首スジのコリなどの場合はどうですか。

A フラダンスに手の動きをつけ加えればいいんですね（図5）。背スジや肩がこっている側があるとするでしょ。その反対側の腕を上げ腰をつき出し、体を倒すのです。そうするとこっている側の背スジや肩の筋肉がゆるみ、ほぐれるのでコリが治ります。

コリや疲れ、筋肉痛などは、その部分の筋肉が緊張して固くなっているわけです。だから、その筋肉をゆるめてほぐすような動きをすると楽になります。これがわかると、自分でいろいろな動きをして治すことができるようになります。ぜひ要領をおぼえてください。

●膝のコリをとる

Q 今までのは一人でやる方法ですが、誰かにやってもらうやり方もあるのですか。

A 操体法は、寝ころぶ場所があればどこでもできます。二人でやるもので、いちばん手軽で効果の大きいのは膝の裏のコリをとる方法です。まず、楽に寝ころんで膝を立ててください。手は腹の上にかるくおくようにすると、全身の力が抜けやすくなります。もう一人の人が足をゆすると、全身がゆれ動くくらいだとうまく力が抜けており、効果があがります。

次に膝の裏に指を入れて、スジをさぐってください。コロコロして強く押すと痛いところはないでしょうか。痛い足が悪い足です。両方とも痛いときがあります。

Q　この膝の裏のコリをさがすのが、慣れない人にはむずかしいようですが。

A　膝を立てると、膝の裏に柔らかいへこんだ部分がありますね。腱《けん》と腱の間の部分です。指でゆっくり深く横にさぐってみると、スジのようなものがある。足が悪いと

図６　膝裏のコリをとる

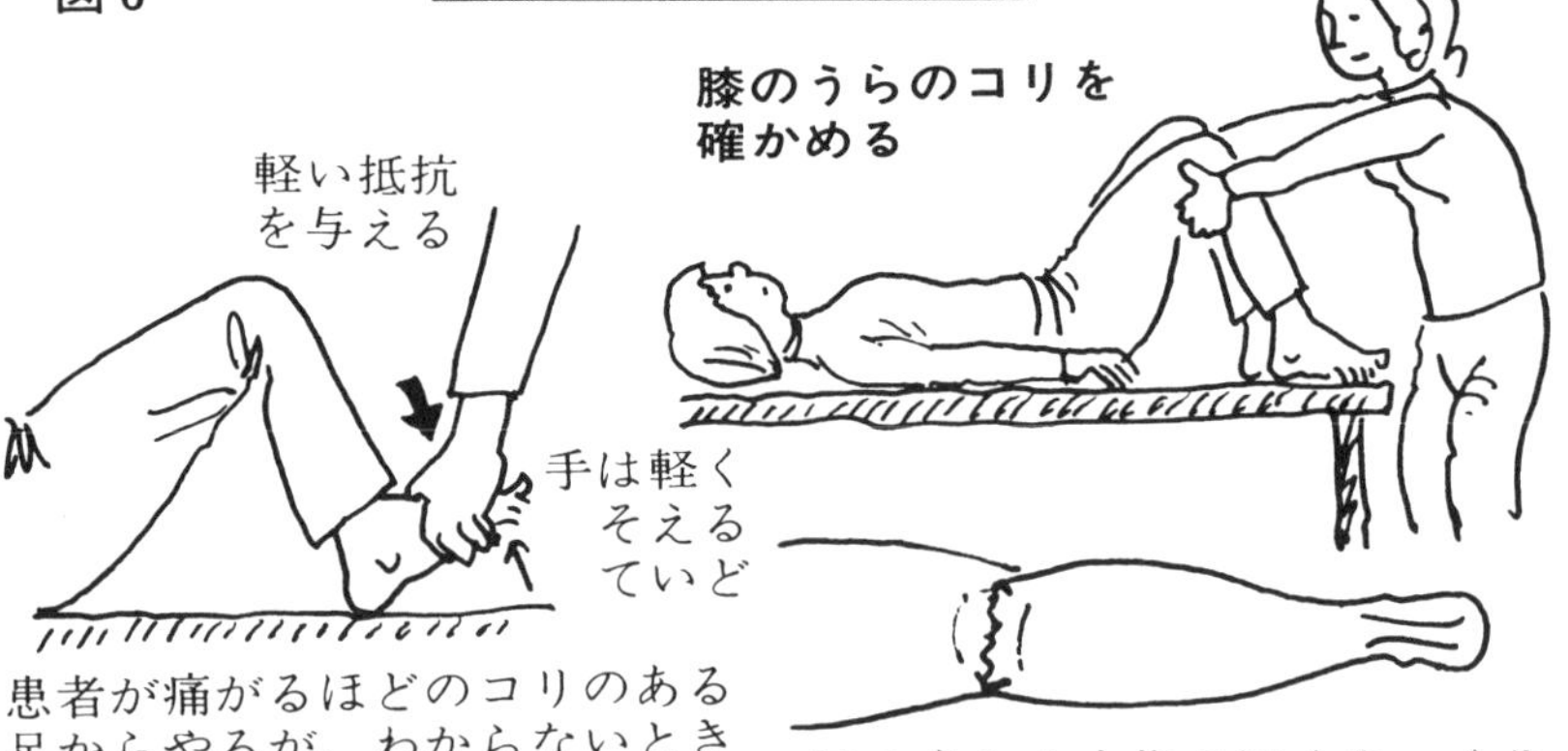
膝のうらのコリを
確かめる
軽い抵抗
を与える
手は軽く
そえる
ていど

患者が痛がるほどのコリのある足からやるが，わからないときは左足からやればよい。７つくらい数えて瞬間脱力させる

膝のうらを中指で深くゆっくり横断的にさぐる。コリはないか？

きは、このスジを強く押すと痛い。足が悪くないと、あまり感じません。

　悪い足がわかれば、本人に足の指をスネにつけるようにつま先を上げさせます。治す人は足の甲に手をかけ、真上から下に向かって押さえます。つま先を持ち上げたまま三〜四

図7
膝裏のコリがとれにくいとき

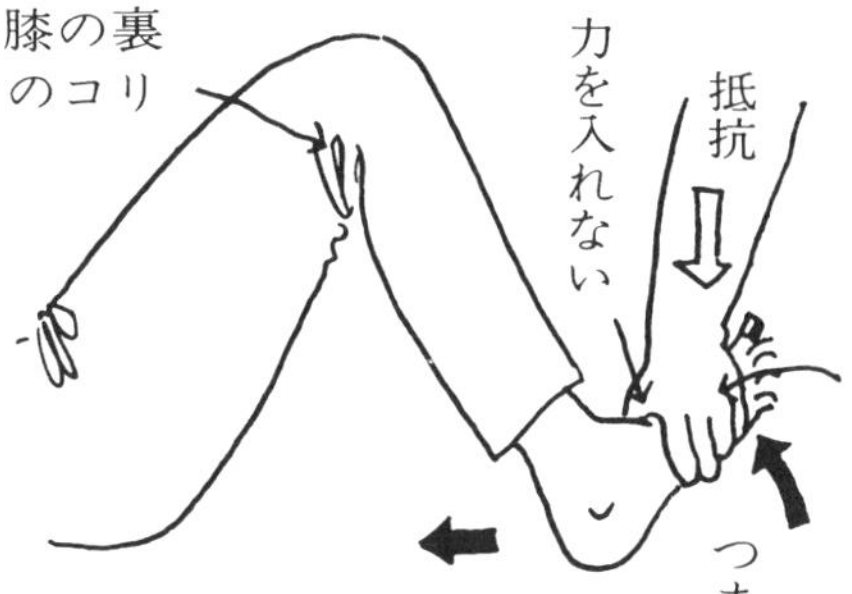
押す人は
小指側に力を入れて押す
抵抗
力を入れない
膝の裏のコリ
つま先を上げる
カカトをお尻に引きつけさせる

秒間がまんし、その後全身の力を抜くようにして、いっきにつま先を落とします。ジワーと下げるのはダメ。足首の力をいっきに完全に抜くと、押されているためにカクンとつま先が落ちる感じです。このとき、その反動で頭がゆれるくらい体の力が抜けていると、膝の裏のコリがうまくとれます。三〜四回くり返すと、コリがとれています。

> **操体法の原理③　バサッと脱力**
> **気持のよいところで三〜四秒とめて全身グニャッと瞬間脱力**

Q　うまくとれないこともありますが、そんなときはどうすればいいのですか。

A　つま先を上げている足を、お尻のほうへ引きつけさせるのです(図7)。手は

図8　膝の左右倒し

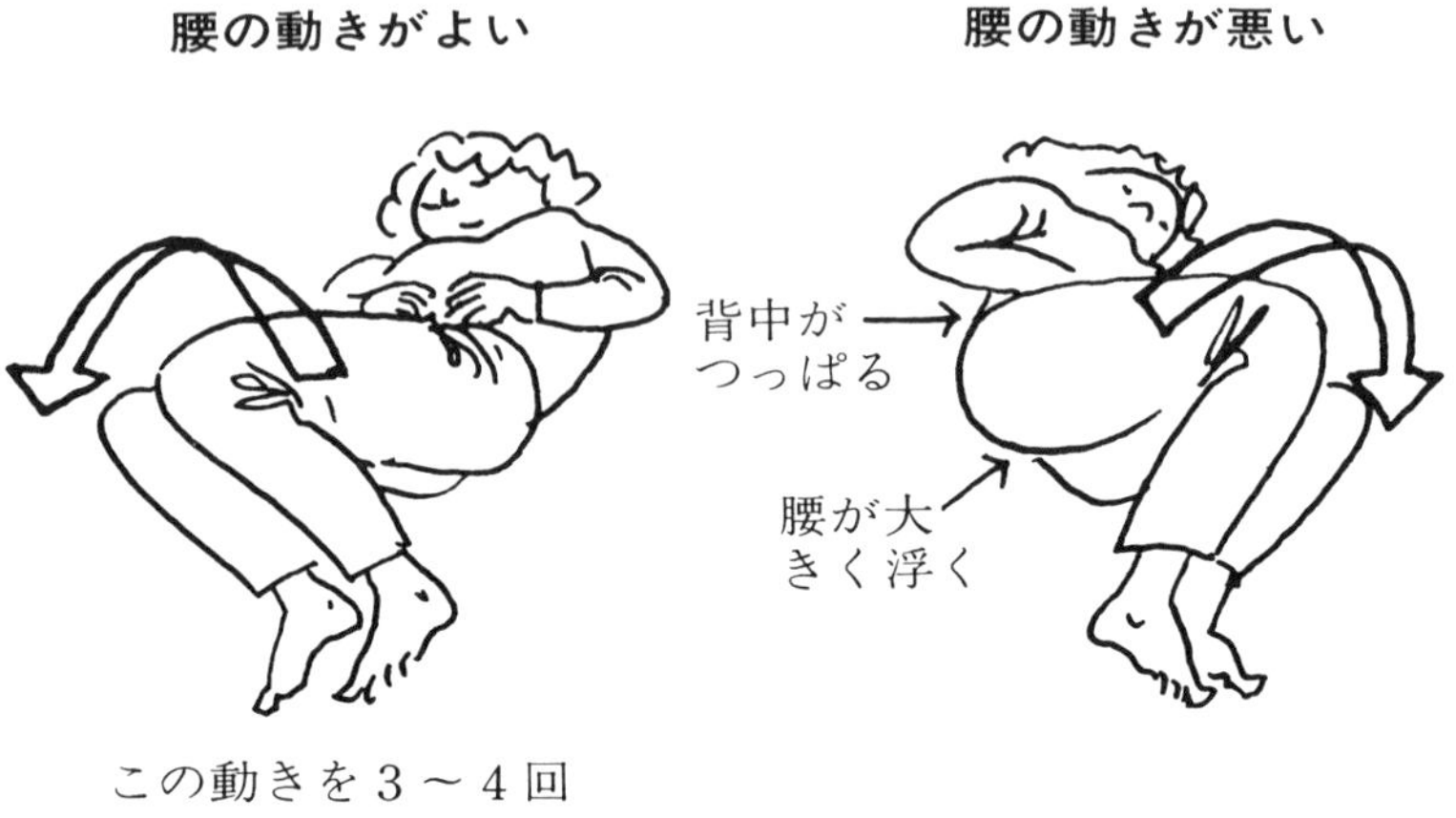
腰の動きがよい
腰の動きが悪い
背中が
つっぱる
腰が大
きく浮く
この動きを3～4回

抵抗を与えたままです。治す人は足の甲を手でおさえているでしょ。治される人は、その足をお尻のほうへ、ずるずると引きつける。そして三～四秒後にストンと足首の力を抜く。

治してやる人が、「はい力を抜いて！」と合図すると、息をいっきにハーッと吐き出し、体がグニャッとなるといいんですね。

●膝の左右倒しで差をなくす

次は同じように膝を立てたまま、左右に交互にゆっくり倒します。これは一人でも二人でもできます。どちらか倒しにくい側はないか調べてください。本人の感覚としては、気持悪い、動きにくい、腰が痛い、

図9　膝の引きつけ（カエル運動）

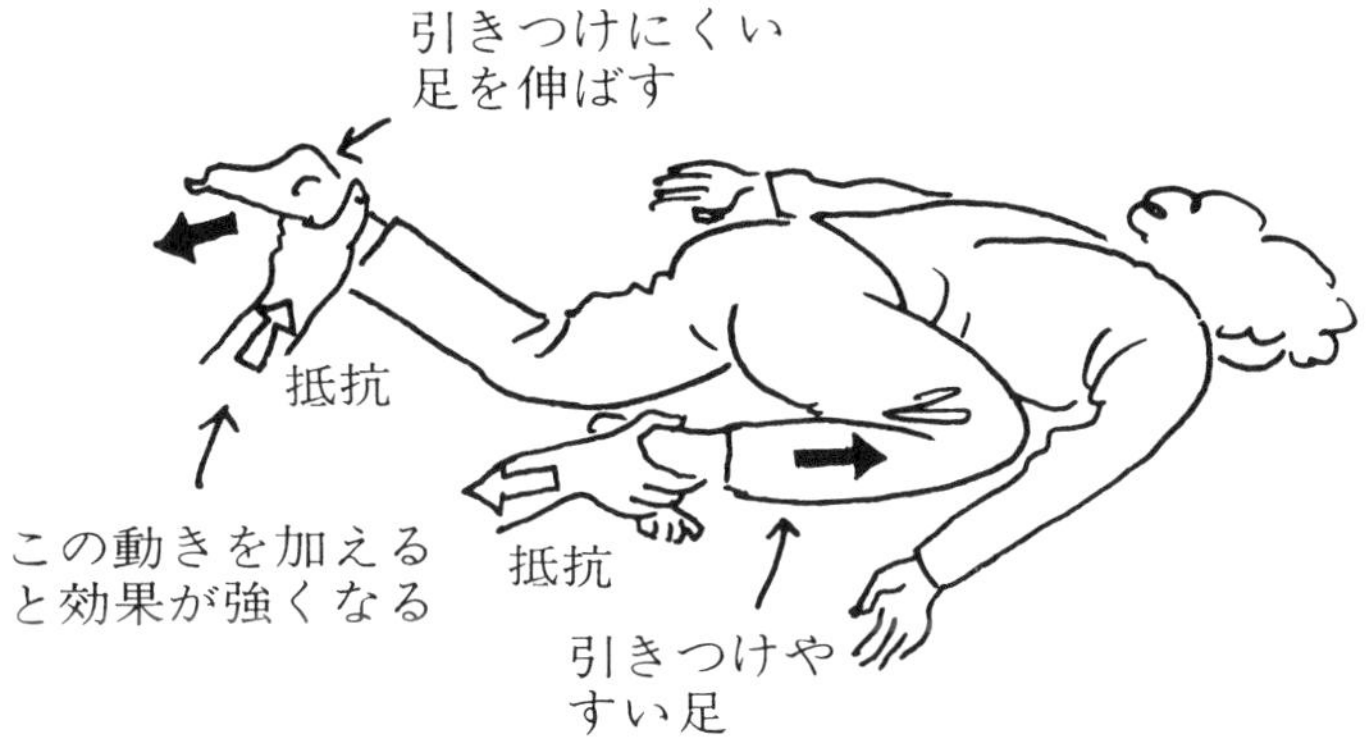

腰の上の背スジや脇のスジがつっ張るという感じ。これが悪いほうです。治す人は本人の訴えをよく聞いてどちらが悪いかを確かめます。

膝がスムーズに倒れなかったり、腰がつられて大きく浮いたりする側が悪いと考えてもいいでしょう（図8）。

悪い側がわかれば、もうそちらへは倒さないで、倒しやすい側へ倒します。一人でやる場合は、倒せるところまで倒し（気持悪くならないところまで）、力を入れてがまんし、三〜四秒後に息を大きく吐いて、いっきにペタンと腰の力を抜いてください。

二人でやるときは、膝に下から手を当て、倒すのをかるく邪魔してやります。患者の膝を手に押しつけさせ、三〜四秒後に力をいっきに抜かせる。三〜四回くり返して、左右の倒れやすさが同じになれば、腰痛が消えています。

●背スジのコリはカエル運動で

Q　それでも腰の痛みや背スジのコリがとれないときは、どうするのですか。

A　今度はうつ伏せになって、膝頭を脇の下へ引きつけます。左右を交互にやってみて、どちらか引きつけにくいほうはないかを調べます。

楽な側の足を引きつけます。三〜四秒後に腰の力をペタンと抜く。

Q　二人でやる場合は？

A　足首に手をかけ、引きつけるのを邪魔してやるのです。力の抜き方は同じ。ただ、足が引っぱられているから、力を抜いたときカクンとうまく骨盤が調整されるのですね。

この動きを強調するため、よい側の足は引きつけ、引きつけにくい足は伸ばす（図9）。補助する人は両方の足に抵抗を与えてやるわけです。そして三〜四秒後に力を抜かせる。三〜四回くり返すと、左右の上がり方が同じくらいになります。

Q　力を入れすぎると、逆に悪くなりませんか。

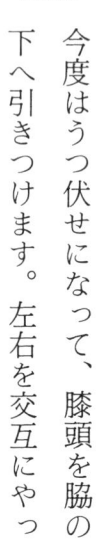

郵便はがき

おそれいります
が切手をはって
お出し下さい

1078668

（受取人）
東京都港区
赤坂郵便局
私書箱第十五号

農文協

読者カード係 行

http://www.ruralnet.or.jp/

◎ このカードは当会の今後の刊行計画及び、新刊等の案内に役だたせていただきたいと思います。　はじめての方は○印を（　）

ご住所 （〒　－　） TEL： FAX：	
お名前　男・女　歳	
E-mail：	
ご職業　公務員・会社員・自営業・自由業・主婦・農漁業・教職員（大学・短大・高校・中学・小学・他）研究生・学生・団体職員・その他（　）	
お勤め先・学校名	日頃ご覧の新聞・雑誌名

※この葉書にお書きいただいた個人情報は、新刊案内や見本誌送付、ご注文品の配送、確認等の連絡のために使用し、その目的以外での利用はいたしません。

● ご感想をインターネット等で紹介させていただく場合がございます。ご了承下さい。

● 送料無料・農文協以外の書籍も注文できる会員制通販書店「田舎の本屋さん」入会募集中！
案内進呈します。　希望□

■毎月抽選で10名様に見本誌を１冊進呈■（ご希望の雑誌名ひとつに○を）

①現代農業　②季刊 地 域　③うかたま

お客様コード

17.12

お買上げの本

■ご購入いただいた書店（　　　　　　　　　　　　　　　　書 店）

●本書についてご感想など

●今後の出版物についてのご希望など

この本をお求めの動機	広告を見て（紙・誌名）	書店で見て	書評を見て（紙・誌名）	インターネットを見て	知人・先生のすすめで	図書館で見て

◇ 新規注文書 ◇　　郵送ご希望の場合、送料をご負担いただきます。

購入希望の図書がありましたら、下記へご記入下さい。お支払いはCVS・郵便振替でお願いします。

（書名）	（定価）￥	（部数）　　部
（書名）	（定価）￥	（部数）　　部

おさらい――操体法の動き方

①楽なほうへ
痛くない気持のよい方向へ動く

②しなやかに
力を入れずにスローモーションで

フ～ッと動き
動くときは息を吐きながら

③バサッ(グニャッ)と脱力
気持のよい所で二～三秒止めて全身瞬間脱力(バサッ、グニャッ、ストン)

人によって力の加減をしてください。若い人、力のある人は強めに、年寄りや女の人には弱めに。本人が筋肉の痛みや不快感を感じない程度にやればよいでしょう。

第2章　気持いい方向に動かせば

＊操体法＝理屈で知りたい方へ

操体とは、体をうまく動かしてもとの設計どおりに戻すこと

人間の体は、もともと誰でも健康で気持よく一生をおくれるように設計されています。腰が痛い、肩がこる、体がだるい、メマイがするなどの半病人は、体に歪み（ひずみ）があるから起こるのです。その歪みをもとどおりに戻して病気を治そうというのが操体法です。

この操体法は、仙台市にお住いの橋本敬三先生が、半世紀以上も実験を重ねて、ようやく系統的に創案された方法です。

図10

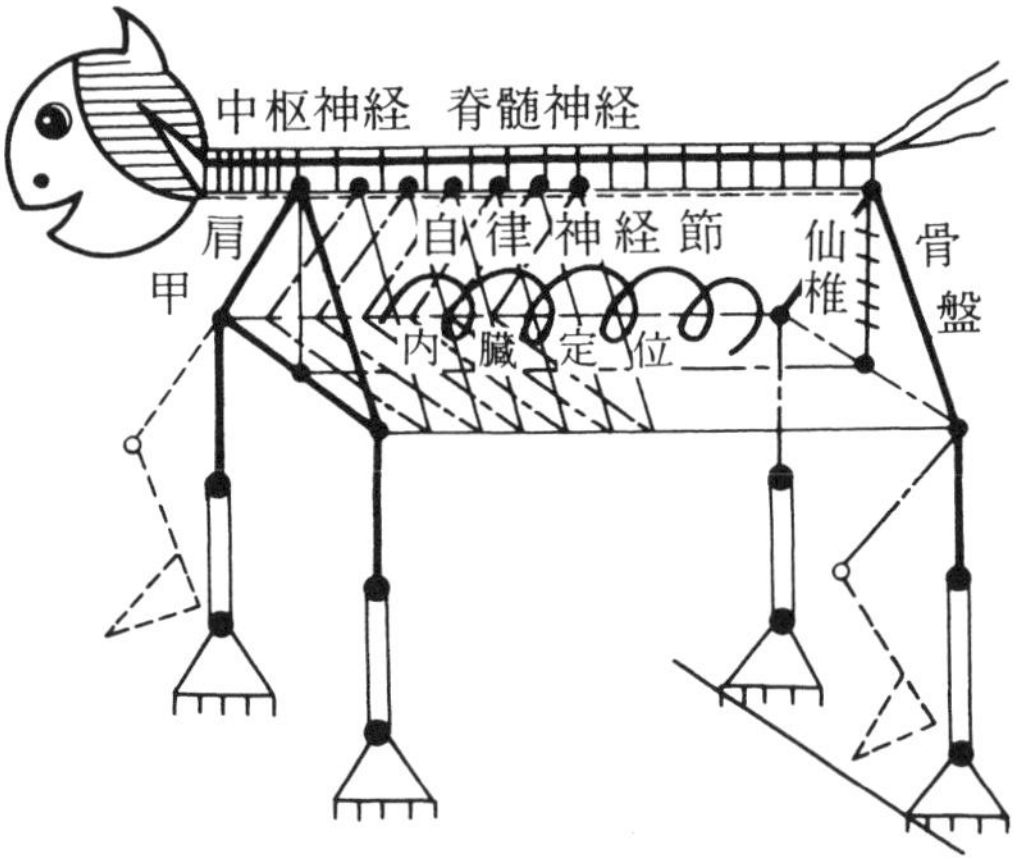

後ろ足で立ち上がったのが人間

●体の仕組み（図10）

「人間は、動く建物である」といわれ、体じゅうの骨や筋肉が連動されて動きまわるので、むりな動きでは壊《こわ》れてしまいます。人間の動き方には自然の法則があり、それを無視すると筋肉や骨格に歪みができ、そこからいろいろの痛みが起こってきます。

●脊柱の歪みが病気の原因

体の中心は脊柱です。人間は立つために、その脊柱を骨盤で支えており、どんな動きも腰を中心に行なわれます。

椎骨の一つ一つが重なり、そこに一センチぐらいの穴があります。その穴には頭からきた脊髄神経が通り、一つ一つの椎骨から両側に二本ずつ神経が伸びております。ギックリ腰のような故障や筋肉萎縮で神経が圧迫されると、その神経に支配される臓器や筋肉の働きが悪くなり、体を壊すわけです。

●病気になる道、治る道

運動系、体のつくりから病気になる経路をみてみましょう。人間が病気になるときは、まず筋がつっぱり、それにひかれて骨格に歪みが起き、膝や腰が痛いとか、のぼせ、めまいなどで体の調子が悪いとか、症状があらわれます。

それを放置していると、腸や肝臓の働きがにぶり、たとえば肝炎と診断されます。この

図11

椎骨の間からのびる神経

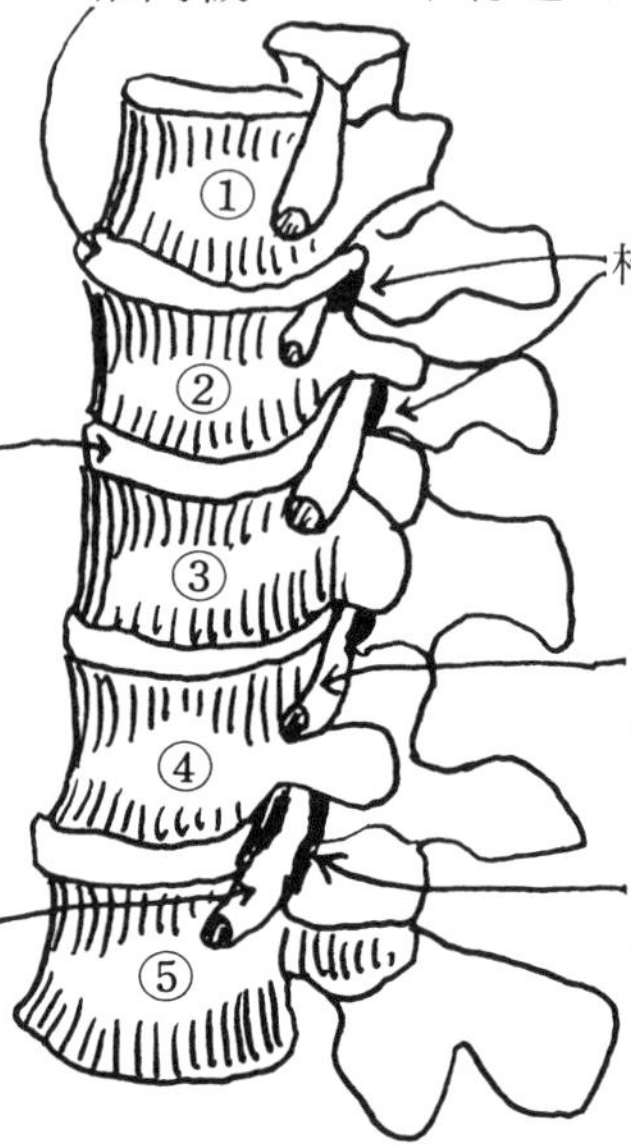
椎間板ヘルニアはこのとび出したものをいいます
①
椎間孔
②
椎間板
③
椎骨と椎骨の間にはさまれて神経が圧迫されて痛む
④
ヘルニアの一番多い部分です
④と⑤の間
神経
⑤

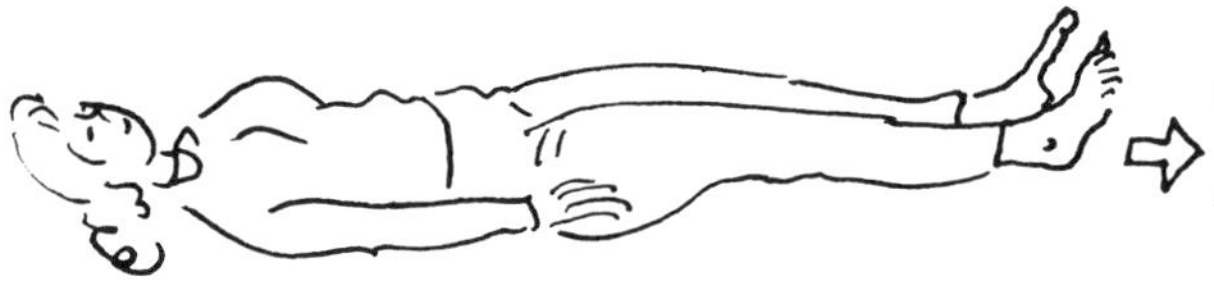
伸びやすい方だけ伸ばす

① あおむけに寝たまま，左右の足を交互にゆっくり伸ばしてみる。
② どちらが伸びやすく，痛まないかを静かに感じとる。
③ 伸びやすい足がわかれば，その足だけゆっくり伸ばして，逆の足の膝なども動いてよい。

一番気持のよいところで止めて，２～３秒そのままにして，「ストン」と腰の力を抜きます。急にグニャッとなる感じに

図12

骨格と筋肉神経の関係

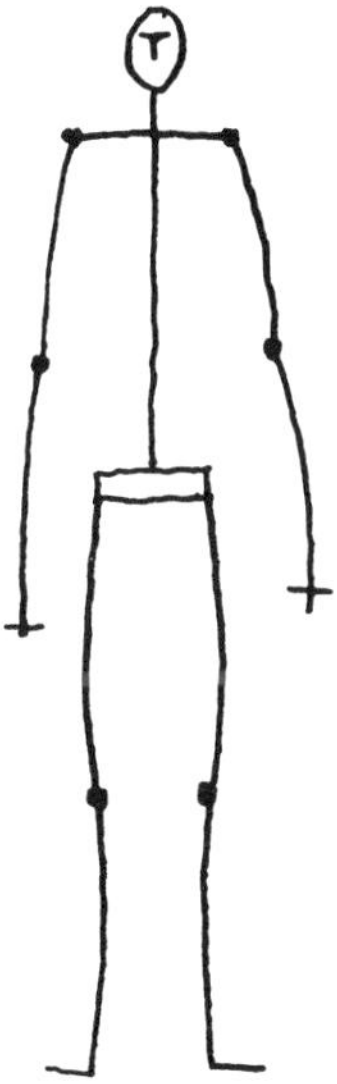

正しい骨格の場合
神経と筋肉がバランスよく働き
健康である

歪みのある骨格の場合
腰部，土台が歪んでいるので
上部全部が狂う
膝，腰，背の痛み，肩こり，
首，頭痛，内科的にも当然不
調になる（腸，胃，肝臓，肺，
心臓，腎臓）

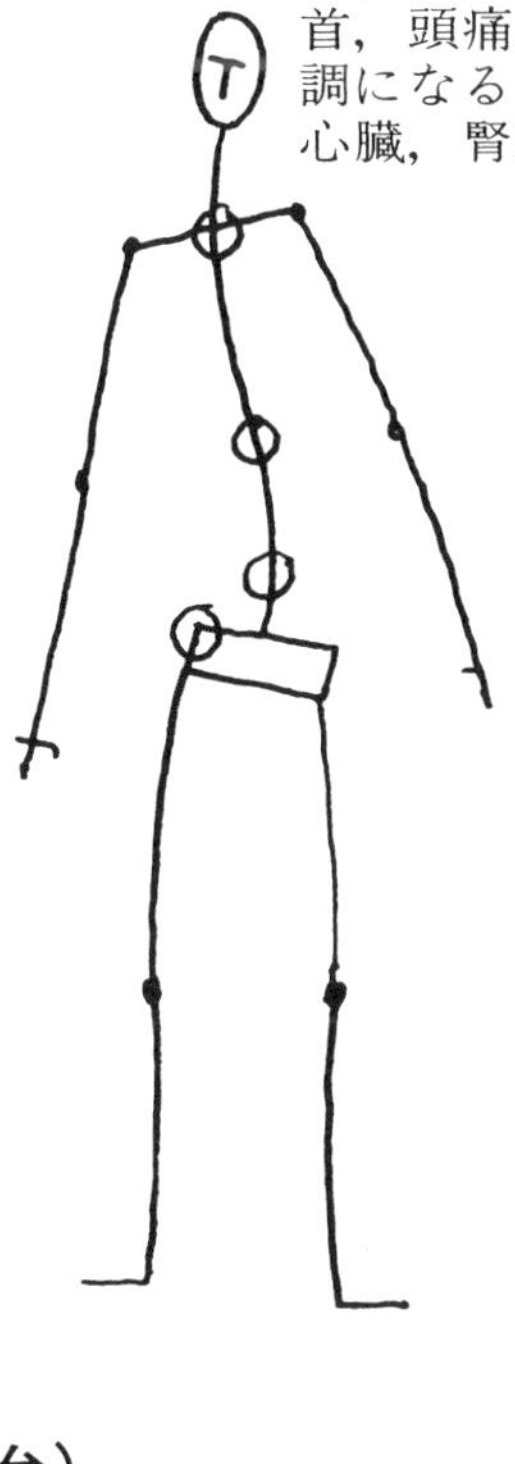

足の裏で地をふんでいるから，ここが一番土台になっている。ここがバランスがとれていなければならない

（首）　　　　（土台）
↓　　　　　　↓
一ヵ所を治すには，全部を治さなくてはならない（連動性）

とき、ふつうは肝臓が悪いから体の調子が悪くなったと思いがちですが、じつはそうではなく、体が歪んだから、体の各部の動きがにぶり病気（肝炎のように器質破壊）になると考えるほうが正しいのです。

骨格（筋とひとつになっている関節）が歪み
↓
神経や筋肉の働きがにぶる
↓
痛みを感じる、病気になる

●操体法の原理

人間の体は正直で、痛む動きや苦しい動きはきらい、楽な動きが好きなようにできています。楽にしていると大半の病気がいつの間にか治っています。ですが、現代の暮らしでは待っておれませんし、早く苦しみからのがれたいのが人情です。そこで、たちどころに痛みの消える方法を、この原則に基づいて行ないます。

患者は、運動がしにくい痛みのある動きの方向から、痛まない気持のよいところまで体を動かし、かるく抵抗を与え、力をため、急に脱力すると、神経や筋肉の異常な緊張が消え楽に動けるようになります。たとえば、

あおむけに寝て、左右交互にまっすぐに足を上げたり、左右に倒してみたりするとわかるように、腰から脊柱はもちろん首のほうま

で、目、顔、頭の筋肉や骨が微妙に動くのが認められます。これは、人間の体の一ヵ所を動かすと、全体がそれにつられて動く〝同時相関・連動の法則〟といわれます。

原理

一、体を動かして診る　↓　動診

二、体を楽なほうに動かす　↓　楽動 ←

あれこれ楽なほうへ動かして（前後左右に体や手足を曲げたり、ねじったり）いるうちに、体の歪みも治り、痛みがとれ、体の働きが活発になり、病気が治っていきます。

「気持のいい方向に動きましょう。すると歪みが正体に戻ります」

関節は固有の動きをするが、動きそのものを分類すると八つしかない。前後左右の屈伸で四つ、左右のひねりで六つ、上下の伸びと縮みで八つ。個人の合目的運動はそれらの組み合わせでできる。合目的運動ができれば自然人だが、なかなか誰もがそうはいかない。それを〝まあまあ及第点〟までとれるようにしたいものです。

病い（不健康）は生き方の法則を知らないで反則するから起きる。「息《そく》、食《しょく》、動《どう》、想《そう》の法則」を学ぶことだ。生体は悪くもよくもなるように可逆的にできているという基礎構造（ボディ）の生理学を、現代医学は度外視しているから医療効果をあげられないでいる。内より外が先に悪くなる。操体法はボディのバランスをもとに戻す手段です。

第2章では、操体法の理屈のうち最低知ってほしいことだけをのべました。体の見方、病いの見方、息食動想の法則と操体法の原理については、すでに橋本敬三先生が次の二つの本に詳しく書かれておりますので、ぜひお読みになって理解を深めていただきたいと思います。

『万病を治せる妙療法―操体法―』農文協　九〇〇円

『からだの設計にミスはない』柏樹社　一四〇〇円

第3章　あらゆる病いを元《もと》から断つ

＊操体法＝治療例で知りたい方へ

操体法は、常識の裏側から病気なおしを考えます

痛いことをしない

たとえば腕が上がらない、首が曲がらない、腰が痛いなどなどを〝少しぐらいの痛さはガマンして上げたり曲げたりしなければますます悪くなるぞ〟というのは真赤なウソ。

まず体の土台からなおす

たとえば、頭痛、めまい、動悸、肩コリなど、いっけん足腰とは関係のない病気や症状でも、必ず足腰の歪みなおしから始めます。体の根っこからなおす、これぞ医道の根本の義。肩コリにトクホンとか高血圧症に血圧降下剤とかいうのは枝葉の対策。ときには本末転倒の悪療法となる。

以下、実際の患者さんとのやりとりの例で紹介いたしましょう。

●無理して痛くしていませんか

Aさん　五十肩で困っています。ちょっと肩が痛いなと思いながら暮らしているうちに腕がだんだん上がらなくなってきたのです。二ヵ月過ぎて、ズキズキする痛みはなくなったんですが、腕は前後、左右ともどうにも回

五十肩のばあい——＊
動作の確認（その1）

図13

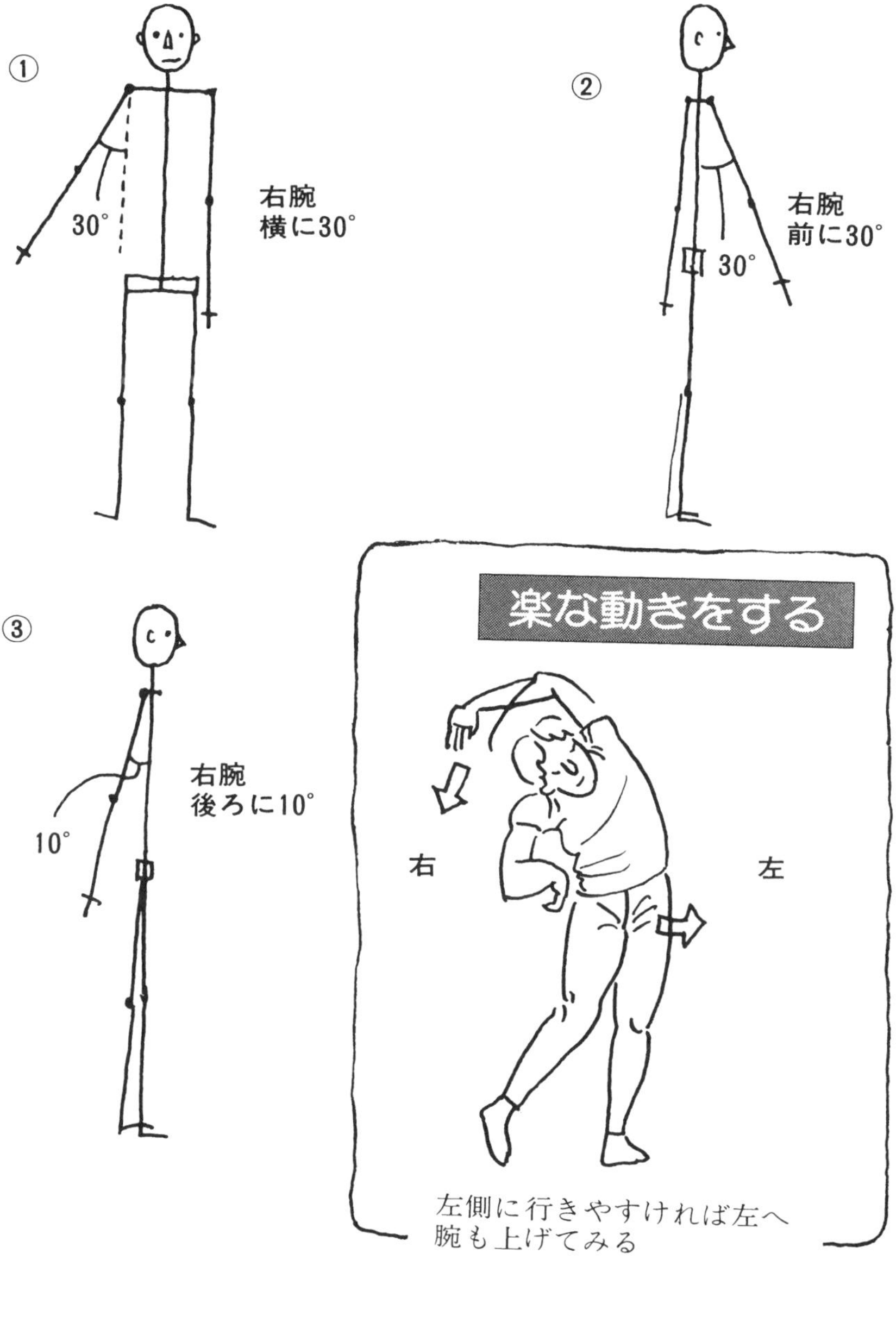
①
30°
右腕
横に30°
②
右腕
前に30°
30°
③
右腕
後ろに10°
10°
楽な動きをする
右
左
左側に行きやすければ左へ
腕も上げてみる

図13

らず、仕事を休んでいます。病院に毎日通いマッサージと注射をして一ヵ月になりますが、いっこうによくなりません。

小崎　動かさないと痛くなくて、腕を上げようとすると痛いのでしょう。それを無理してやっていませんか。

Aさん　痛くてもがまんして上げています。このまま動かなくなるとたいへんだと思いまして……。

小崎　ではまず、今の段階で腕がどのくらい上がるか、確認してみましょう（図13）。

次に腰に手を当てて左右にゆっくり移動して診てください。どちらに動かしやすいですか。

〈動かして診《み》る＝動診《どうしん》〉

Aさん　左側に行きやすいです。

〈楽な動きを知る〉

小崎　では腰を、中心から左側にだけ、息を吐きながらゆっくり移してみましょう、四回ほど（図13下）。

〈楽な動きをする＝楽動〉

もう一度、腰を左右に動かして診てください。

〈再び動診〉

Aさん　あれ？　どちらにも同じようにいきます。

小崎　それで足腰の歪みがとれたことになります。今度は肩のほうまで歪みをとりますから、腕も上げながら腰を動かしてください。

五十肩のばあいの動作の確認（その２）

図14

①動かして診《み》る

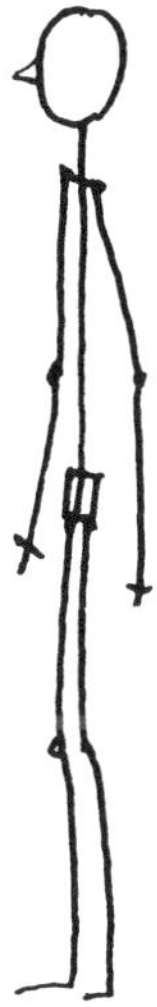

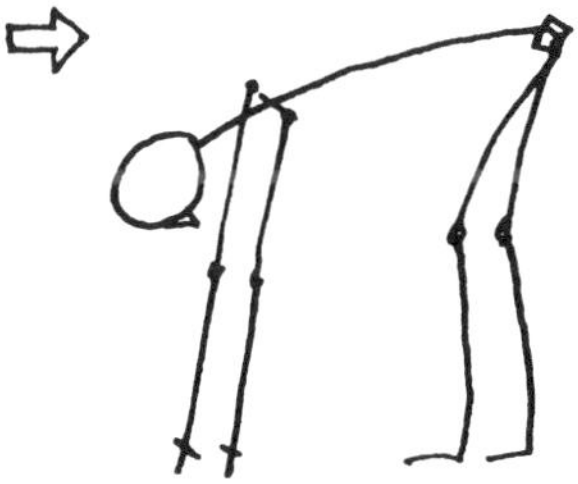

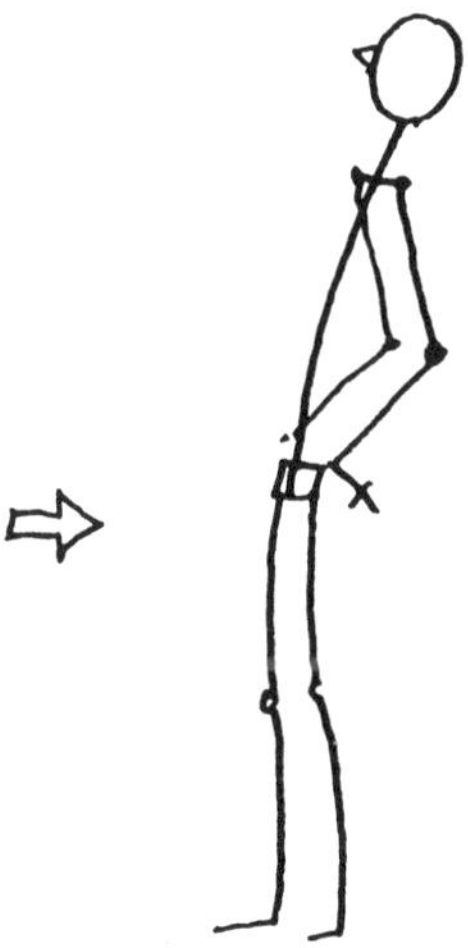

前にはよく曲がるが，後ろには曲がらなければ

②楽な動きをする

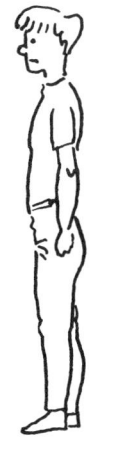

息を吸う

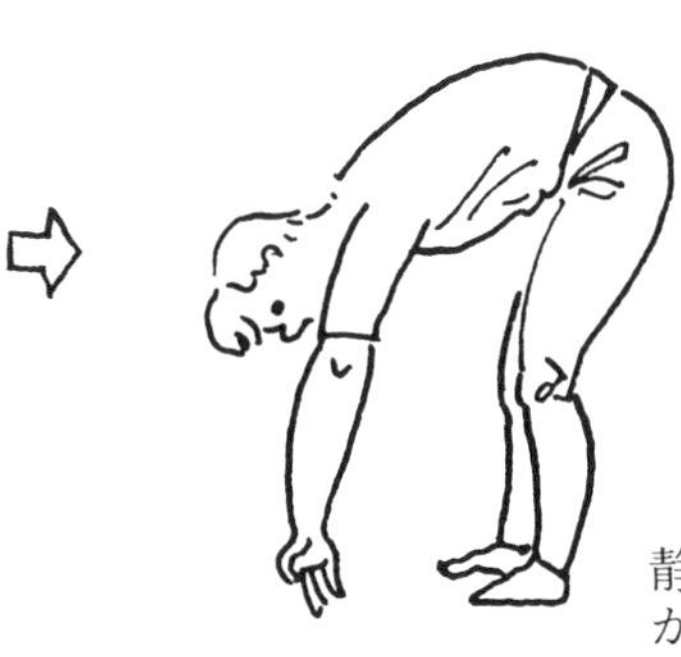

静かに息を吐きながら前屈する（５～６回）

図15

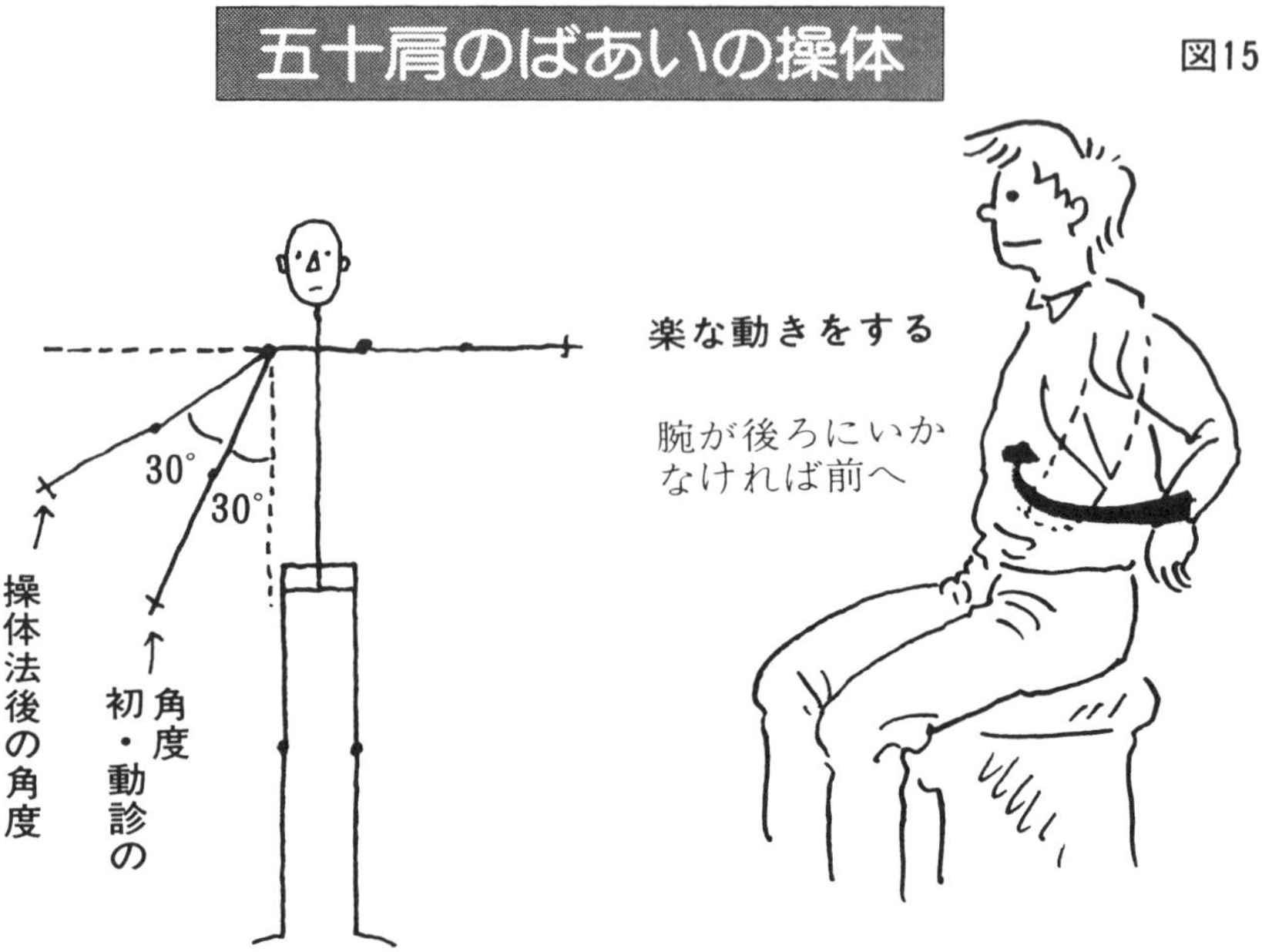
五十肩のばあいの操体
30°
30°
操体法後の角度
初・動診の角度
楽な動きをする
腕が後ろにいかなければ前へ

次に体を前後に倒してください。どちらがよく曲がりますか、弾みをつけないでゆっくり一回ずつ試してみてください。

Aさん　前にはよく曲がるが、後ろへは腰が痛くてほとんどいきません（図14）。

小崎　では操体法の原理に基づいて、苦しい痛いほうの動きをせず、逆に楽な気持のよいほうに動かしてください（図14下）。

Aさん　さっきより後ろにいくようになりました。

小崎　今は土台の歪みとりをしたわけです。次に上げやすいほうの手を水平に上げて体の横倒しをしてください。

Aさん　左腕のほうが上げやすいので左腕を上げるのですね。

小崎　そうです。楽なほう、楽なほうに逃げていくのです。最初のとき（図13）と比べてみてください。

Aさん　あれ、ずうっと上がりました（図15）。

小崎　横に上がるということは、後ろにも前にも少しずつ動かせるということです。

Aさん　でも、どちらかというと後ろにいきやすいのですが。

小崎　いくら早く治る操体でも、三ヵ月間も上がらなかったものが、今すぐ完全に治るわけにはいきません。操体法の原理に基づいて毎日くり返すと三日から一週間ぐらいで完全に上がるようになります。

Aさん　全体的に治すということはわかりましたが、部分は――私の腕の場合、後ろにいきにくいときは――前に動かせばいいのですか。

小崎　そうです。

操体療法の基本の動かし方で、

①初め息を吸い、腕をいくところまで後ろにもっていきます。

②息を吐きながら前方に、いくところまで動かします。

③行くところまでいったら、そこで三～四秒力をためて、息をいっきに全部吐きだすとともに全身急に脱力してグニャッとなります。そこでまた、ひと息ついて再び①からくり返します（図15）。

腕を後ろに回してみてください。

Aさん　あれ、さっきより楽に動きますし、ずっと後ろまでいきます（図15）。

小崎　いま要した時間は、五分です。それも、自分で動いて治しているのです。毎日病院通いした時間――三ヵ月の月日と比べてみてください。

私たちの体は、自然の法則どおりに動きたい、むりはしたくないといっているのです。痛みをともなう、いやな動きをむりやり行なわず、**自分の体にきいて**、気持よく早く治るようにできております。

Aさん　よくわかりました。ところで、操体法では、どの動きも「息を吐きながら動くように」といわれますが、どうしてですか。

小崎　**息を吐きながら動くと筋肉がやわらかくなる**から、治りがとても早いのです。だから動作はすべて息を吐きながらやります。吸いながらではうまく動けない。たとえば、息を吸いながら人をなぐれますか？

●森を見ず木ばかり見てはいませんか

〈指が腫れて痛む四八歳の主婦〉

Bさん　一週間前から右の人指し指の動きが悪く、腫れてきたので外科に行ってレントゲンをとってもらったのですが、異常ないといわれ、湿布をしております。でも、ますます指が動かなくなってきて、おまけに右側の首や肩がこり、頭痛もして仕事を休んでいます。

小崎　現代の検査は非常に進歩し、脳や体

指の腫れをとるための全身操体法（その1）

図16

①足の長さが違う

右の足を，かかとを先へ出すようにして伸ばす（5～6回）

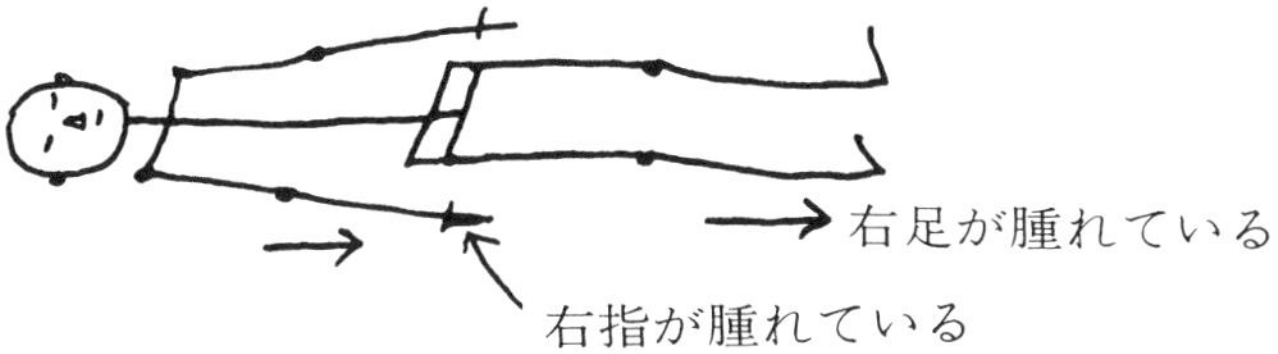
右足が腫れている
右指が腫れている

骨盤のずれがなくなり，足の冷え治る。背中の重苦しさなくなる

②膝を立て，右に倒す（5～6回）

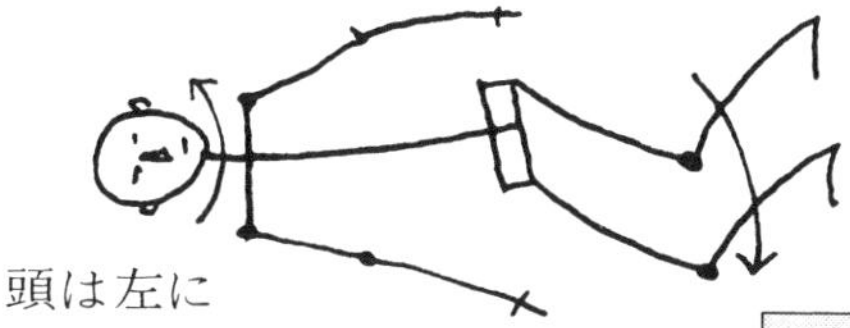
頭は左に

背中の重苦しさとれる
胸椎がそろう
体が柔らかくなる

③うつぶせになり，左の足を脇腹に引き上げる（5～6回）

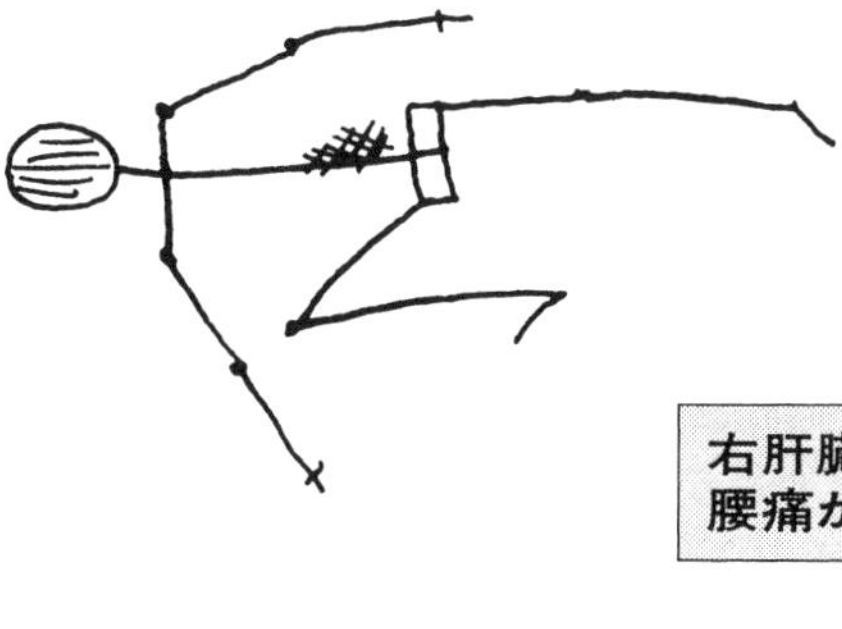

右肝臓の疲れがとれる
腰痛がとれる

指の腫れをとるための全身操体法（その2）

図17

①

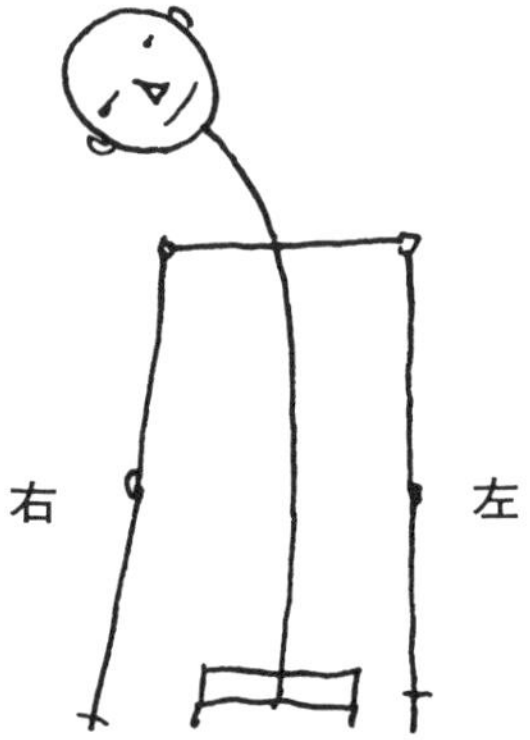

頭を右に曲げる
（５～６回）
１日に何度もする

②

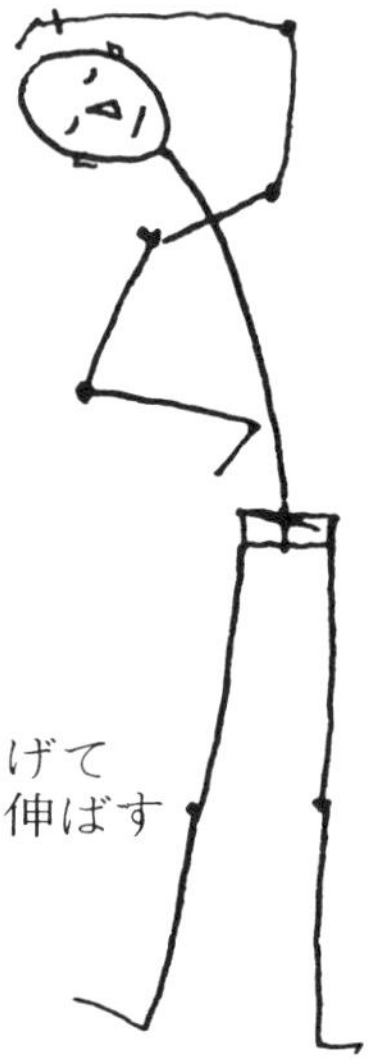

右に体を曲げて
左の体側を伸ばす

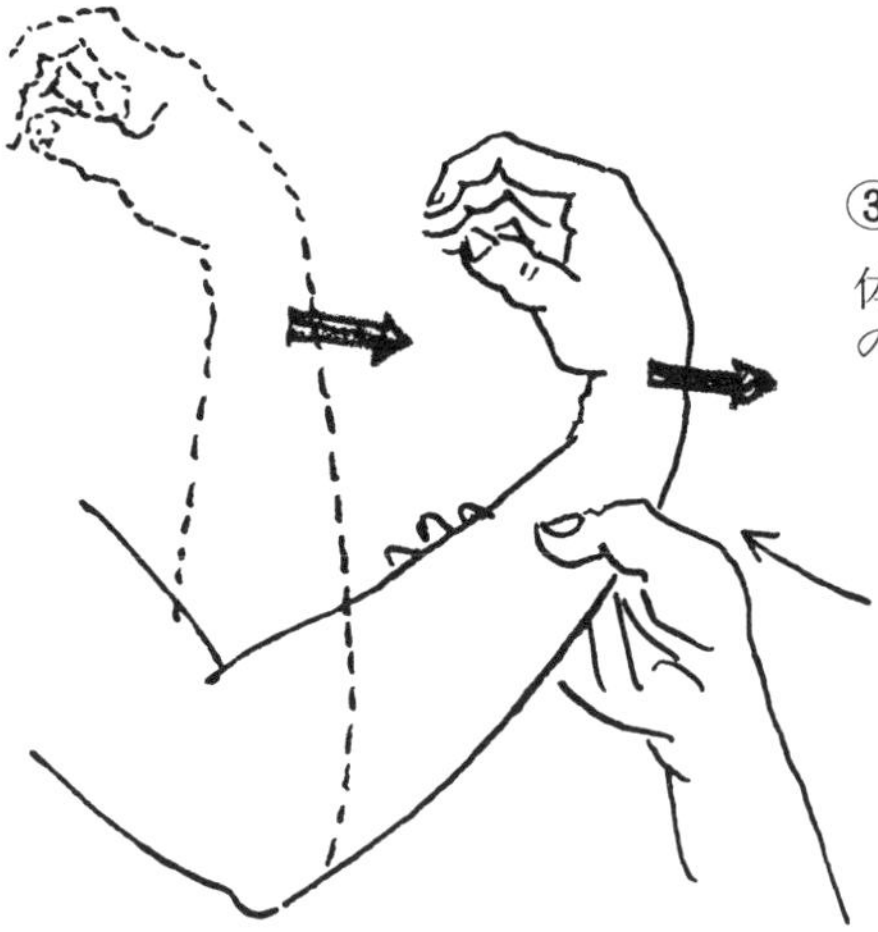

③

体の土台から歪みを治しましたので，こんどは肘を伸ばします

〔**注意**〕 肘を縮めるのが楽なときは縮める
とにかく楽なほうへ動く

指の腫れをとるための全身操体法（その3）

図18

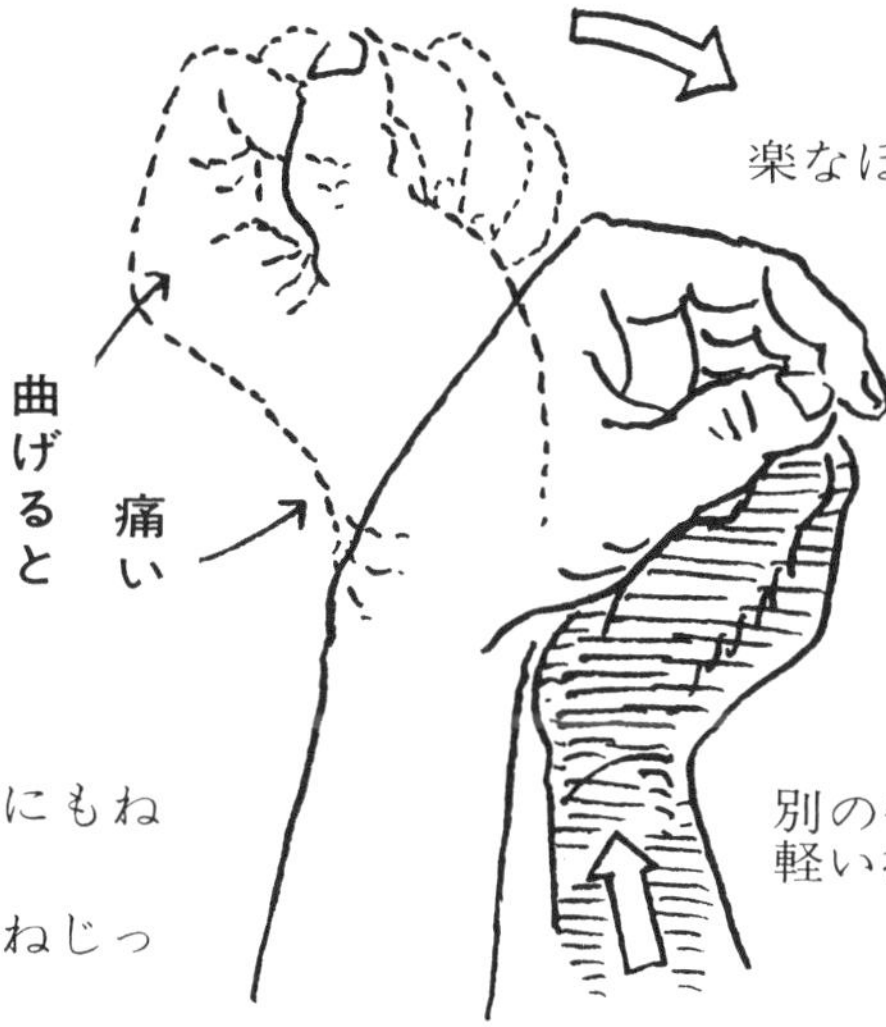
楽なほうに曲げる（前後）
少し力を入れ，3～4秒がまんし，急に力を抜く
曲げると
痛い
別の手で押す
軽い抵抗を加える
前後・左右にもねじってみる
楽な方向にねじってみる

の細部までコンピューターで見ることができます。でもその万能の機械の検査で「どこも悪くない」といわれても、現実に指が腫れ、体全体が痛むわけですから、どこかが悪いわけですね。

Bさん　それでは、どうすれば……。

小崎　私たちの体は調子がよいとか痛いとかいう信号があるので、それを生かさなければなりません。それに、一部分だけを見ず全体を見てください。

あなたの体全体をみてみますと、足の左右の長さがちがい、背スジも丸くなり痛み、腰が前後に曲がりません。その影響で首の骨の四番が右にずれています。その間から出ている神経が脇にも通じています。

これらを治すことが先決です。体全体のなかでは、指は末端。末端は土台の支店みたいなものと考えなければならないのです。

Bさん　指はどうするのですか。

小崎　何度もいうように土台がスムーズに調子づいてくると体が柔らかくなり、末端の血流もよくなり、神経も正常に働きます。それで初めて腫れもひき、動きもよくなるのです。あくまでも一部分だけ（指なら指だけ）を見ないで図16〜18のような操体をつづけてみてください。

〔四日後〕

Bさん　体全体が少し柔らかくなり、だいたい左右、前後に同じように曲がります。腰痛も軽くなり首も回ります。

小崎　腫れた指はどうですか。

Bさん　それがふしぎなのです。朝晩操体法をしているうちに腫れがひき、今朝は痛くありません。先生がいわれたように、全体の具合の悪さが末端の指にきて動かなくなったのですね。ほんとに〝急がば回れ〟で、気持のよい動きをゆっくりやることですね。

●順序、段階をふまえていないのでは

〈口が開かず顎に力がはいらない五六歳の主婦〉

Cさん　一年前から急に口が開かなくなり、物が嚙めず顎に力がはいりません。食べものは細かく軟らかくして、口に押し込んでいます。大学病院で顔のマッサージや注射を

図19

顎に力が入らず噛むことのできない婦人の体型

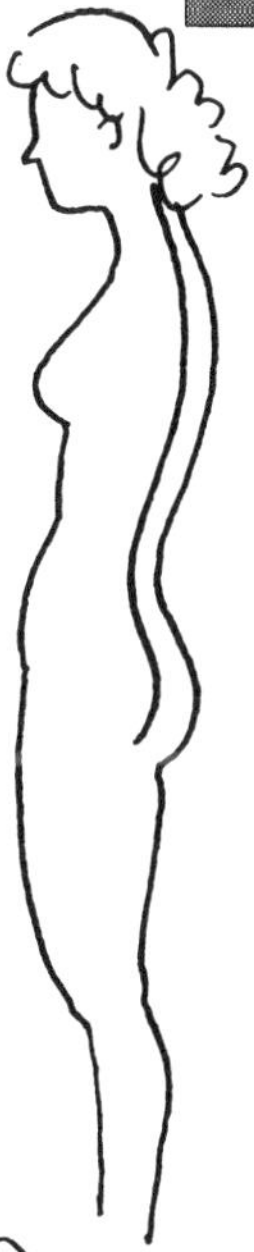

歪みのない　美しい背骨の形

標準的正しい姿勢をしめす。なだらかな後湾をえがく。胸椎やや前湾をえがく。腰椎はS字を二つ重ねたようなカーブをえがき，見た目にスッキリと美しい

動くときは必要な筋肉がスムーズに働き，血液の流れ，神経の働きなどが能率的に営まれ，内臓や他とよく調和を保っている

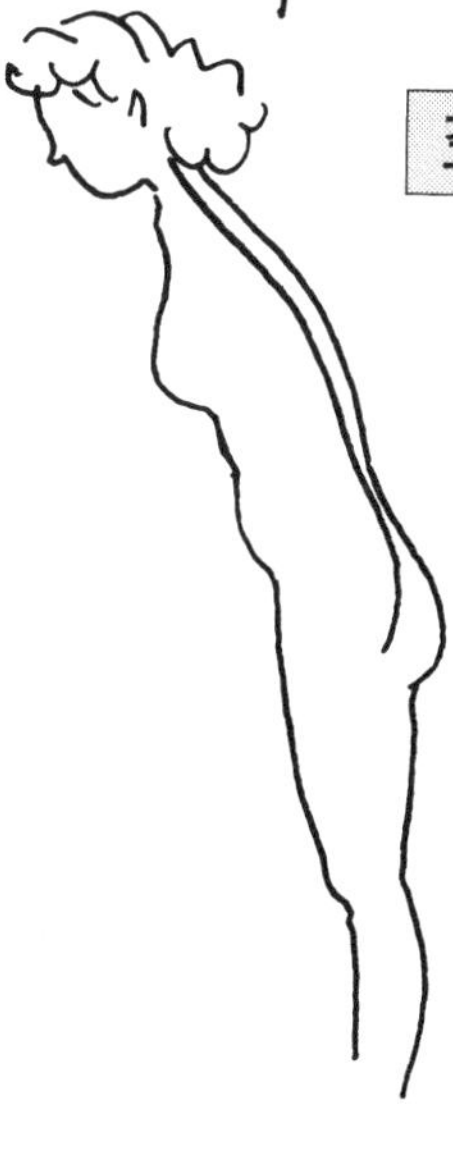

歪みの強い　農村型ヘッピリ腰の形（腰痛の45%）

前かがみはできても，後ろにそれない体になっている
腰椎の後方変位が起きていて慢性化，最も腰痛を起こしやすく肩こり，生理不順，胃腸病，頭痛と，体調の悪化をつくる元になる

動くときは調和がとれていないので疲労が大きい。5分と歩けない

杖をつかないと歩けない

しておりますが少しもよくならず、二週間に一度検査に行くだけです。あとは、近くの病院でマッサージをし消化剤をもらっているだけです。

小崎　腰がだいぶ曲がっていますが、いつからですか。

Cさん　一〇年も前から腰が痛かったのですが、だんだん曲がってきたので、このほうはあきらめています。腰のほうはともかく、物を嚙んで食べられるようになりたいのです。

小崎　口、口といいますが、まず腰を治すことが先決です。腰が少しでもよくなると骨組みがしっかりして、顎は自然に動くようになると思います。でも、科学の粋を集めた大学病院でさえも原因不明で手のほどこしようがないというのですから、正直いって治るかどうか……。とにかく操体法の理論に基づいてやってみるしかありませんね。

基礎構造の足、膝、腰と、下から順々に歪みをみつけ修正していけば、なんとかなるかもしれません。

——と一縷の望みを託し、勇気を出して操体をやってみようと心に決めました。〝神様、勤勉な農家の婦人をどうか、お救いください〟と思わず念じました。

小崎　Cさんの体型は、頸椎の三番目が左にずれ、右肩が上がり、腰は前屈して、骨盤は左後方に、左足が右足に比べて三センチ短くなっています。正常な型からみると土台や

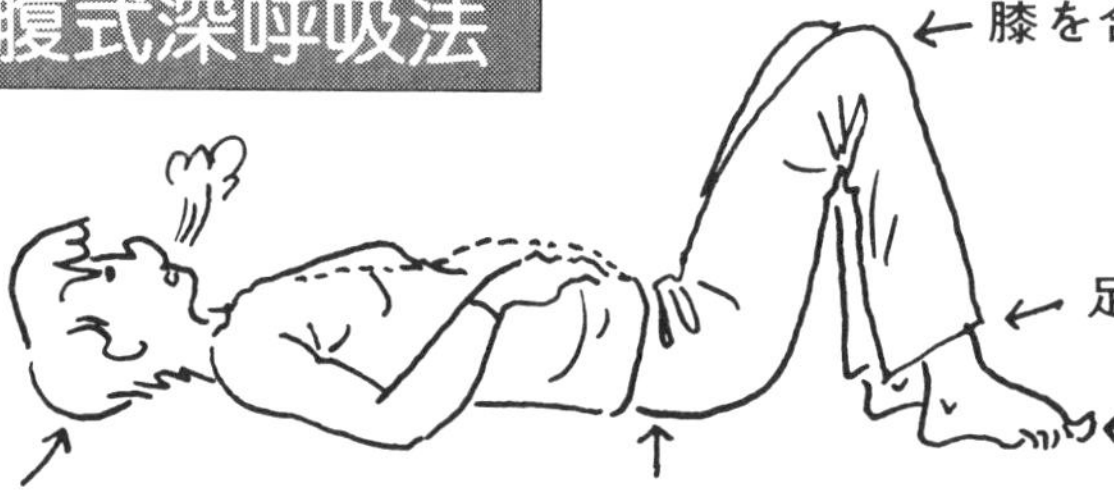
腹式深呼吸法
図20
膝を合わせ
足はやや開く
つま先は軽く
内側に
枕はしない
息を充分吐くと尾てい骨が少し浮き上がる

膝を立て下腹に手をあて，下腹をくぼませ，できるだけ息を吐き切る
吸うときは自然に充分吸う
慣れたら**吐く息を長くゆっくりと，吸う息は早く，胸に力を入れてへその下に息をためる**
1分間に2～3回というゆっくりとしたペースでできるとよい
1日10回朝夕行なう
①体中の血流がよくなり，酸素が脳に多く行くので脳の働きもよくなり，長時間の勉強にも耐えられる
②自律神経の働きがよくなり，下痢やイライラにとくによく効く
③深くぐっすり眠れるので，短時間で疲れがとれる

骨組みの型がこのように歪んでおり、そのため、上方にいくにしたがい調子が狂い、頭骸骨の縫合が悪くなり顎の動きも悪くなっていると考えられます。

Cさん　レントゲン写真では異常なしといわれましたが。

小崎　頭部だけでは一ミリや二ミリの狂いは（個人差にもよりますから）正常としかみることができなかったのだと思います。でも、あなたの体を全体としてみると、このようにとても正常とはいえないのですよ。

Cさん　はい、よくわかります。ひと様から、歩くとき左に大きくゆれるといわれます。腰はすっかり曲がっているので、足が開いて、家のおばあさんよりも年寄りに見られます。

小崎　操体法（一九六ページの「食物を嚙めない」図78、79参照）を毎日三回ずつ行ない、三日後にまたきてみせてください。

〔三日後〕

小崎　いかがですか。少しはよくなりましたか。

Cさん　はい。一年以上も横向きに丸くなって寝ておりましたが、ゆうべから上向きに寝れました。それと夜の尿が遠くなりました。今まで五回だったのが一回しか起きません。膝と腰が少し伸びたようで、一〇分間ぐらい休まず歩けます（今までは五分間と歩けなかった）。まだ物を嚙む力はでませんが。

小崎　操体法を始めて三日しかたっていませんが、歪みが少なくなりましたね。それに、①腹式深呼吸（図20）を加えて、②甘いものや卵類・肉類をひかえてくださ い（体が硬いので）。

〔一〇日後〕

Cさん　足の長さが同じになったのか、ゆれないで歩けます。息子に〝あれ！　母さん。漬物を嚙めるようになったのか〟といわれ、びっくりしました。自分で知らないうちに口に入れて、力がはいっていたのです。涙がでるほどうれしかったの……。けさ、うすく切ったリンゴを食べました。三日後に病人の付添いに東京に働きに行きます。今年は冷害ですから、友人五人と行くのです。あきらめておりましたが。毎日操体法をやりながら働きます。

小崎　家族と離れて働きに行くのは大変ですからね、病気をしないように。顎がすっかり動くようになって、来る春をたのしみにしております。

＊　＊　＊

次の第4章の実際講座で述べるほとんどの症例は

1、逆にしている、

2、一部しか見ていない、

3、順序段階をふまえていない、

のではないか、という観点から診ました。

第４章　マスターしてほしい常用操体法三題

操体法は原理はひとつ たくさん覚えなくても一つの型で万病を治せます

以下に紹介するのはどの症例にも適応できる操体法です。多くの型《パターン》を覚えなくても、カンのよい人は一つの型で万病を治せるはずです（器質破壊や細菌性の場合はやっかいだが、それでも可能性はある）。

歪みの強くある人は病気も深く、
歪みの少ない人は病気も浅い。

体の基礎をなしている骨格、筋肉はうまく連動し治るようにつくられております。逆に、運動の法則に反してやると連動が壊れることも起こります。これを応用し、うまく操《あやつ》り、歪みのない体にします。

この操り方の型＝基本三題を覚えて日常生活に取り入れますと、健康に自信が持てます。ぜひ覚えてください。

操体の基本運動

図21(1)

朝夕２回やると，体が柔らかくなります

①

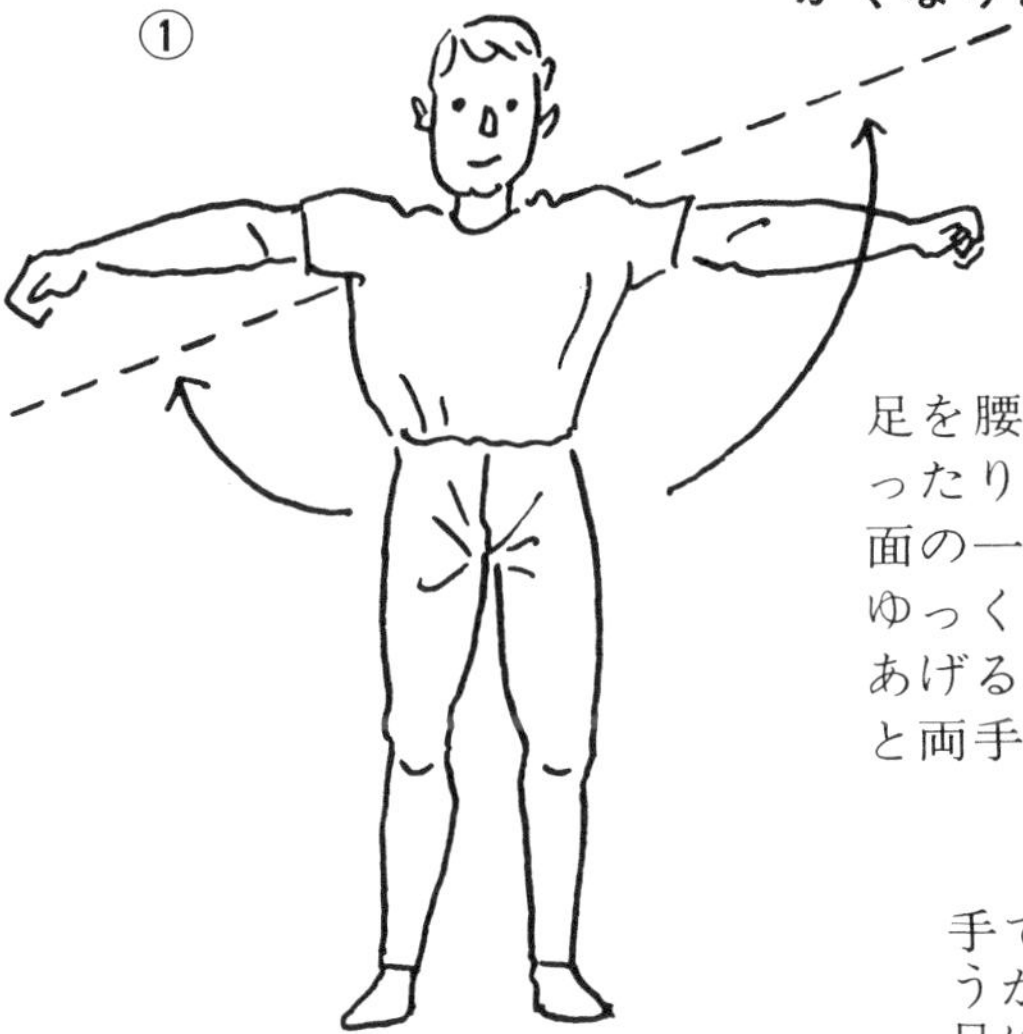

足は平行に

足を腰幅に開き，腰と背骨をゆったりと伸ばして直立，目は正面の一点をみつめる
ゆっくりと静かに両手を水平にあげる。ひと息したらバサーッと両手を落とす（３～５回）

手でどちらか上げにくいほうがあったら，そちら側の足に重心をかけるとよく上がるようになる

②

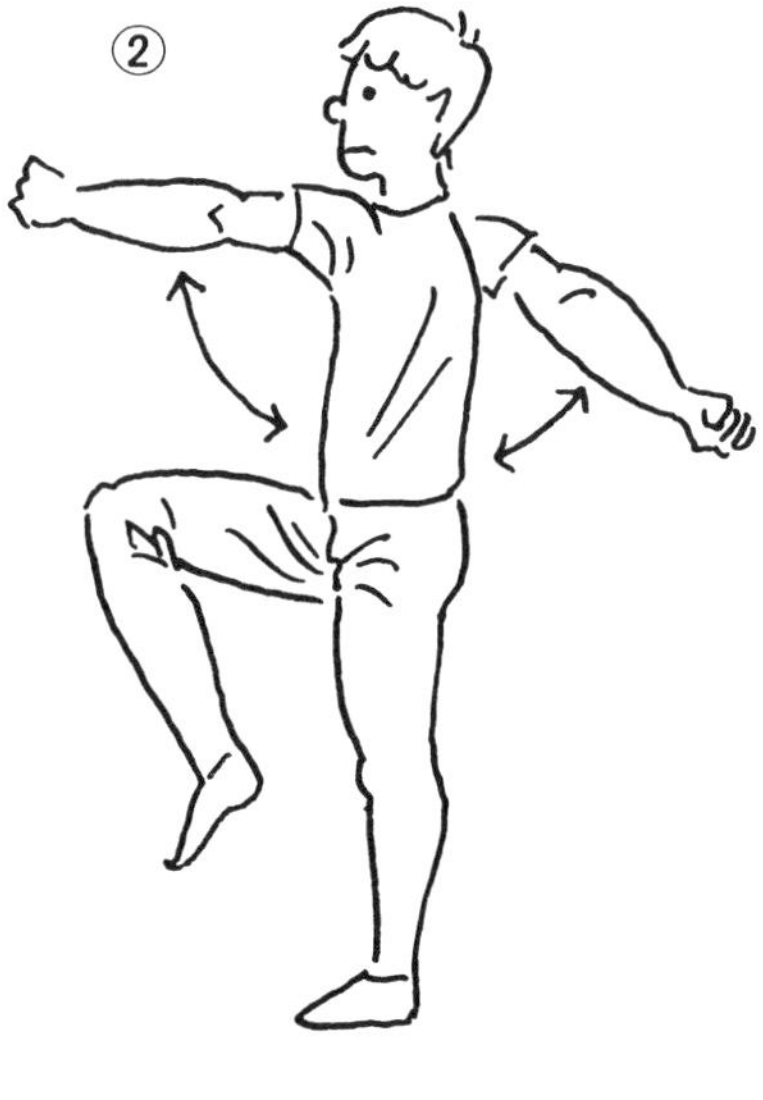

正面の一点をみつめ，両足をピタリとつけ，尻をグッと後ろにひき，膝と背骨をピンとまっすぐに伸ばし，アゴを引く
膝を直角になるほど高く上げ，足のうらが床に平らにつくよう強くドンドン足ぶみする。このとき手は大きくふる(30～50回)

操体の基本運動

図21(2)

③

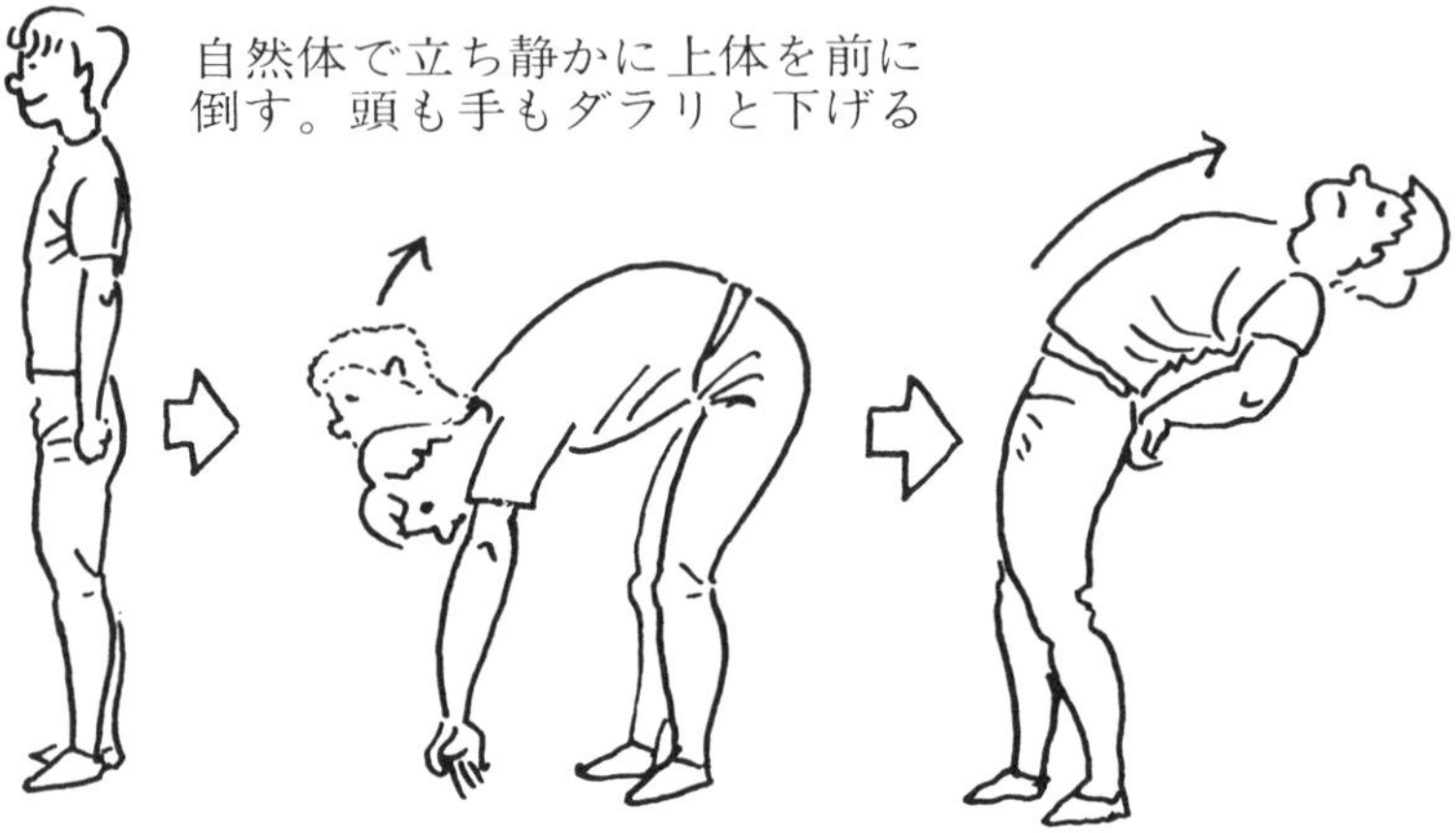
自然体で立ち静かに上体を前に
倒す。頭も手もダラリと下げる

ゆくところまででよい。ムリをしない。止まったところでひと息つく。体を起こすときは先に顔を起こして足うらで床をふんでおきる

次に体をうしろにそらす。止まったところでひと息やすむ

苦しいのをムリにそらさない。だんだん大きくらくに動いてくる（３～５回）

④

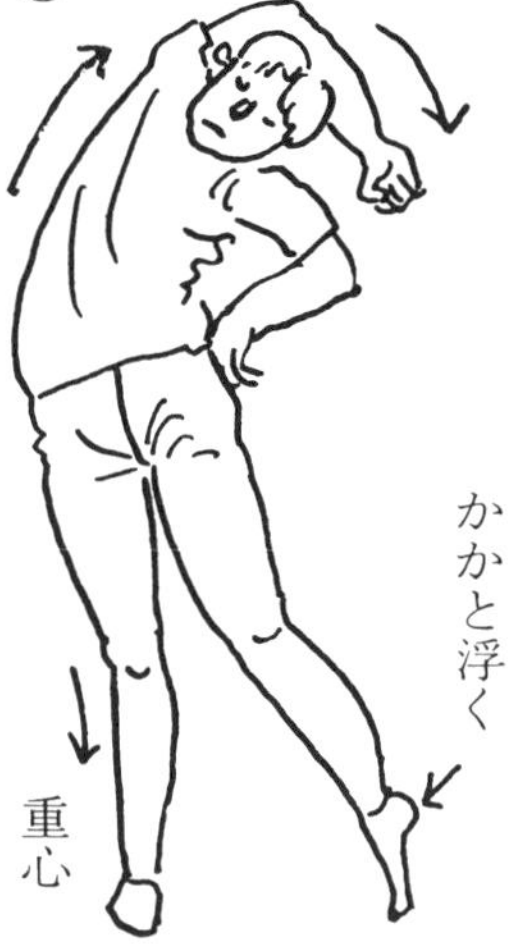
かかと浮く
重心

上体を横に倒す。倒れるほうの反対の足に重心をかけ，左右どちらかやりにくいほうがあったら，反対のやりやすいほうを強く１～２回よけいにやると，やりにくかったほうもやりやすくなる（３～５回）

図21(3)

操体の基本運動

⑤

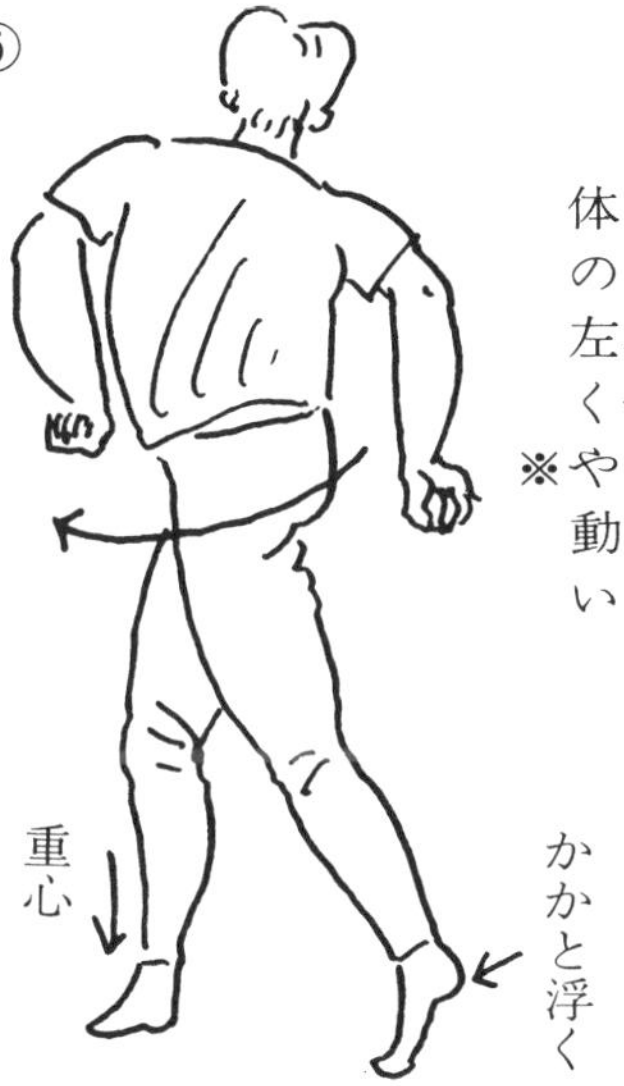

体を横にひねる。ひねって顔の向くほうの足に重心をかける
左右交互にやる。向きやすい方を少し強くやってもよい
※やりやすいほうは，歪みを元にもどす運動となっており，操体法の原理となっている

⑥

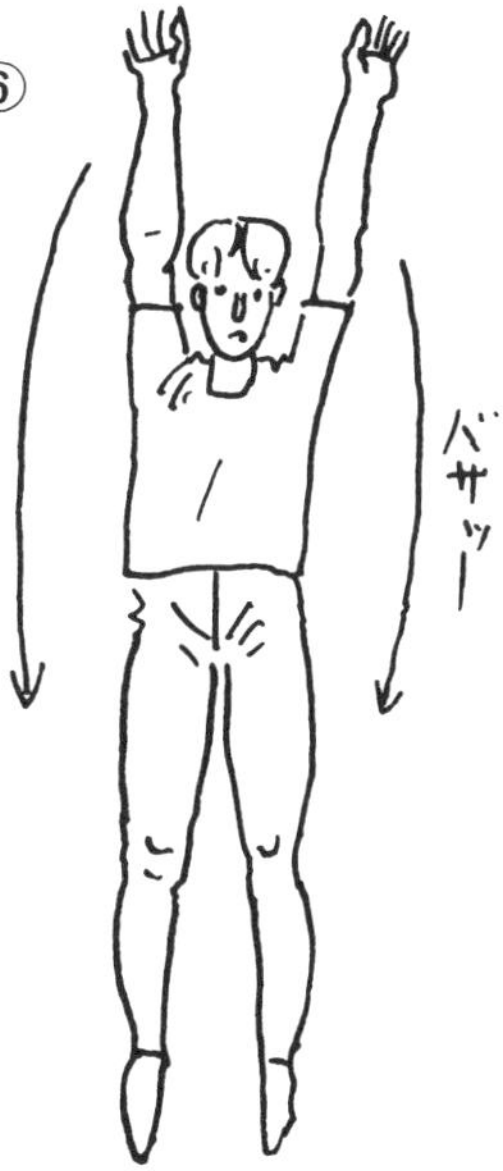

天と地に引っ張られるような気持で，爪立ちしながら両手を上に上げる（グラグラしないように）
バサッとおとす（３～５回）

一人でできる型――＊立ったままでの治し方

前と後ろに，どちらが痛いか？

図22(1)

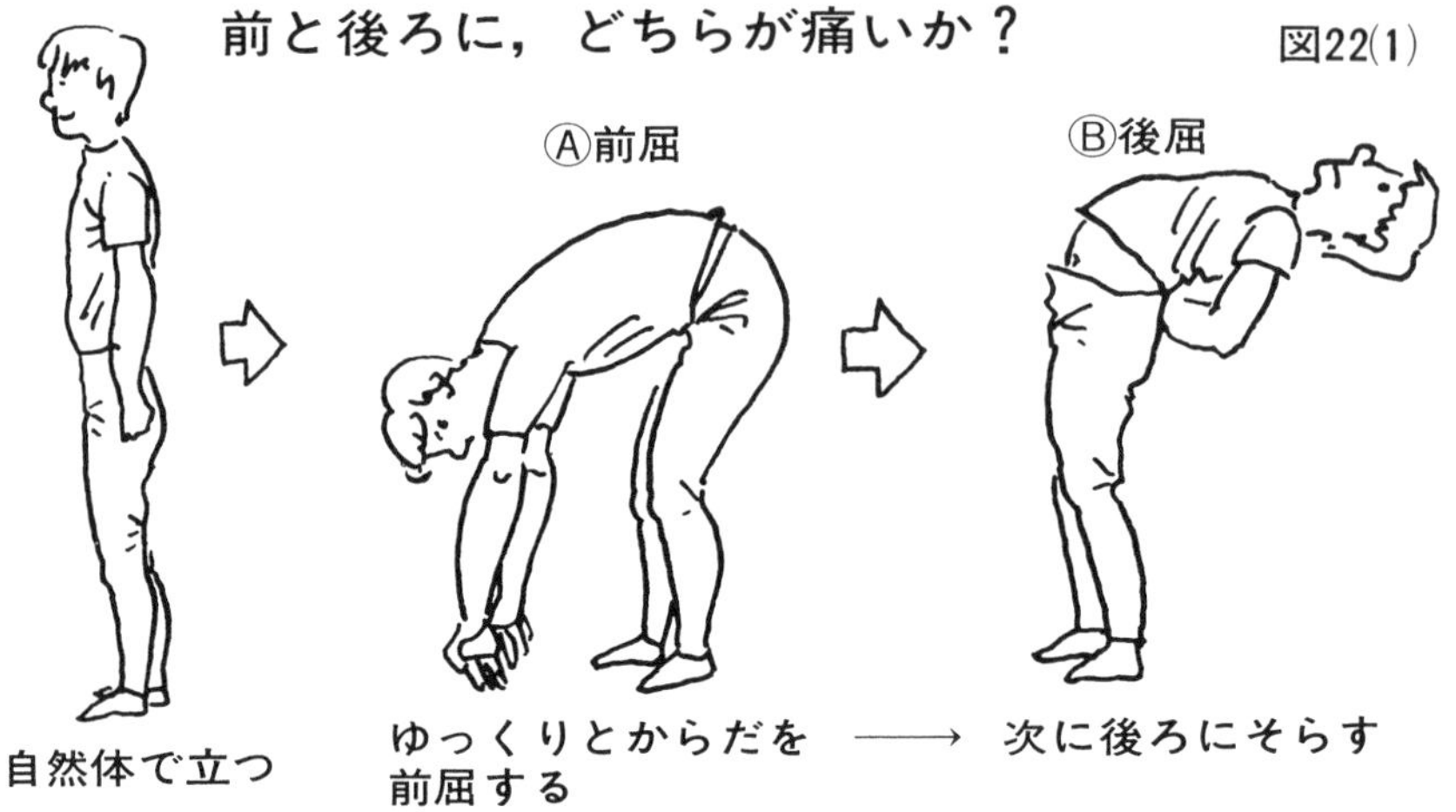
Ⓐ前屈
Ⓑ後屈
自然体で立つ
ゆっくりとからだを前屈する
――→
次に後ろにそらす

痛くないほうの運動をゆっくり５～６回くり返す。痛くない運動はやればやるほど気持がよい。５～６回やると治っている

左右にどちらが痛いか？

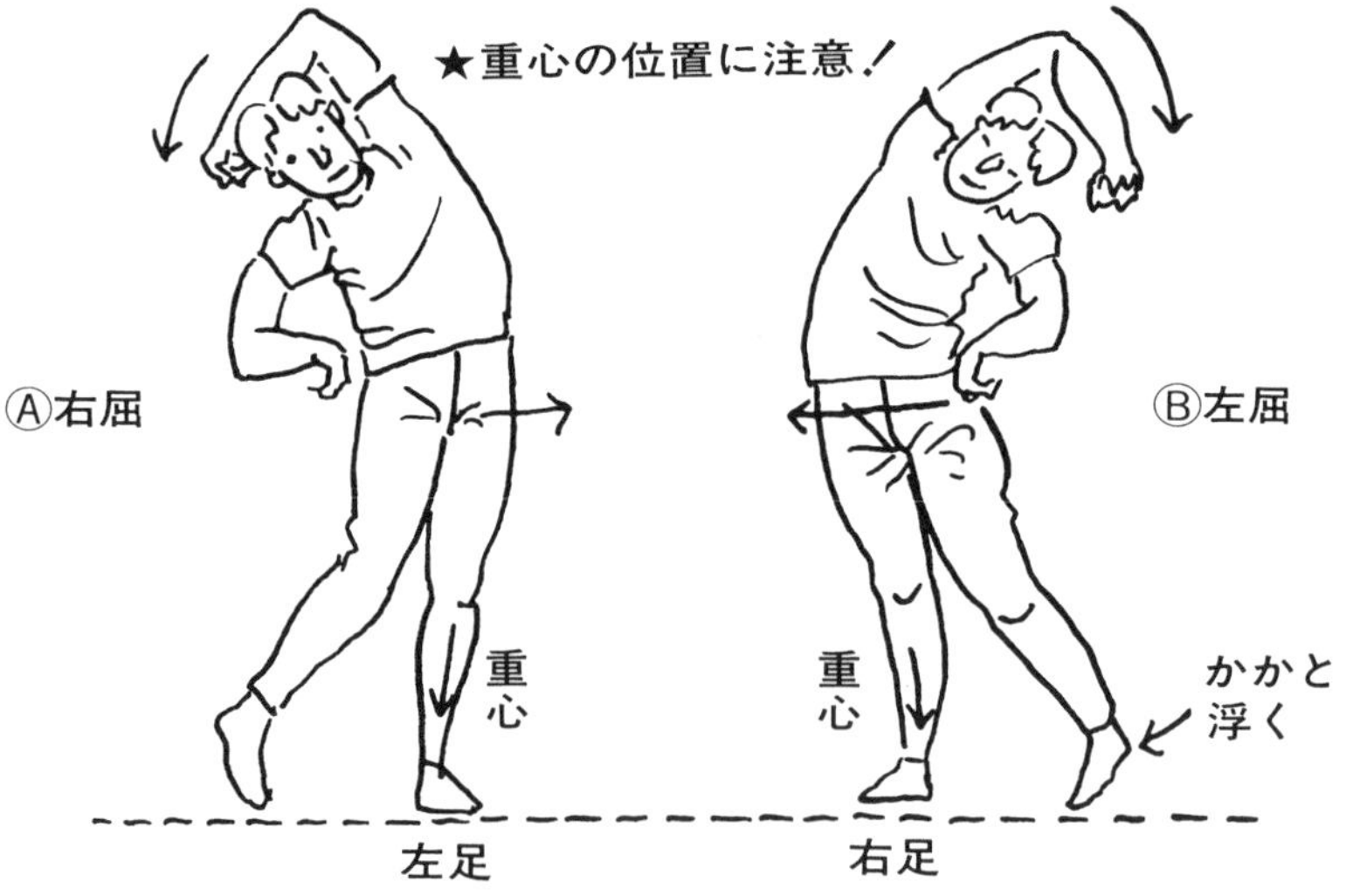
★重心の位置に注意！
Ⓐ右屈
Ⓑ左屈
重心
重心
かかと浮く
左足
右足

ゆっくりと体を左右に倒して，痛いほうは止めて，痛くないほうにゆっくりと５～６回くり返す。

一人でできる型——＊寝ていての治し方

図22(2)

①

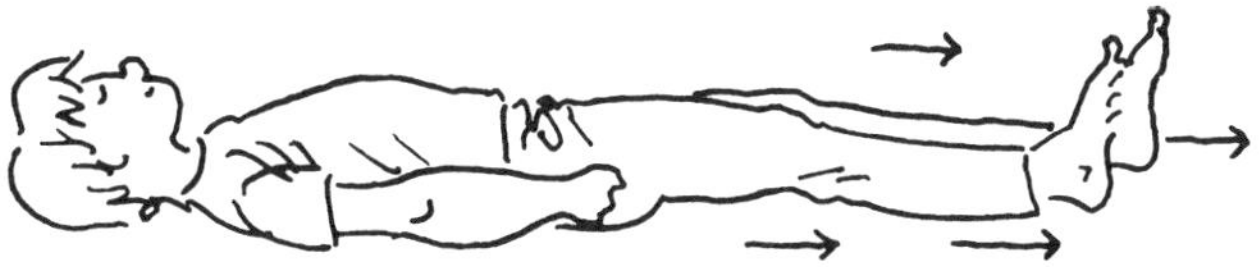

あおむけになり，左右の足をかわるがわるかかとに力を入れて伸ばすようにふんばってみる。気持よく伸びるほうと渋いほうがあったら，気持よいほうを何回かくり返す

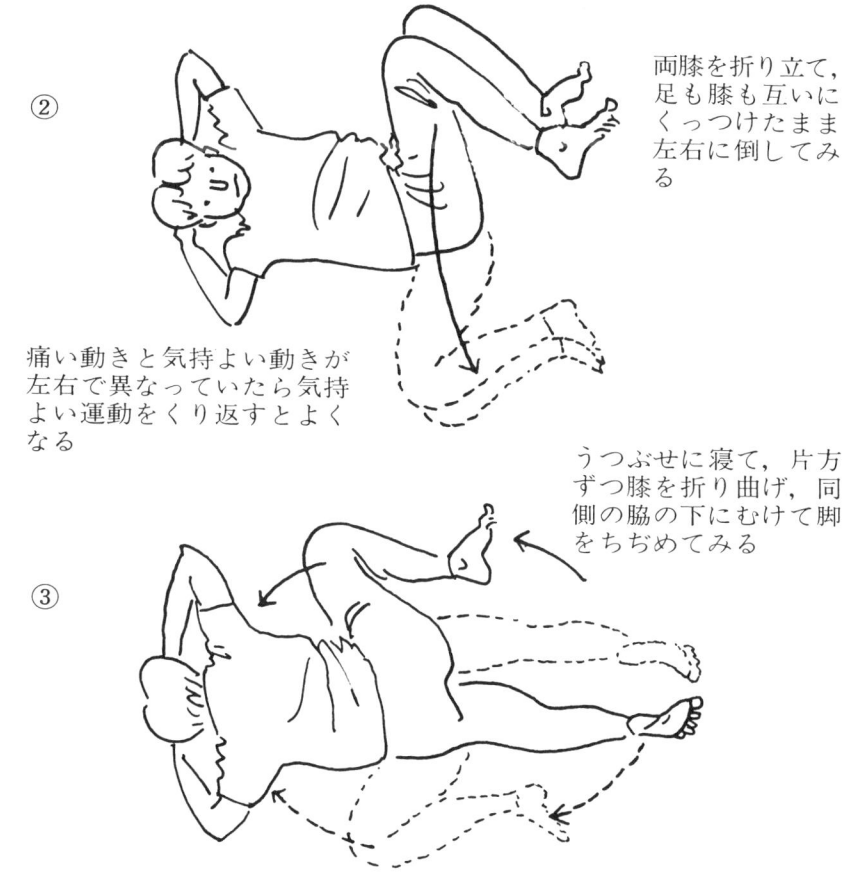

②

両膝を折り立て，足も膝も互いにくっつけたまま左右に倒してみる

痛い動きと気持よい動きが左右で異なっていたら気持よい運動をくり返すとよくなる

うつぶせに寝て，片方ずつ膝を折り曲げ，同側の脇の下にむけて脚をちぢめてみる

③

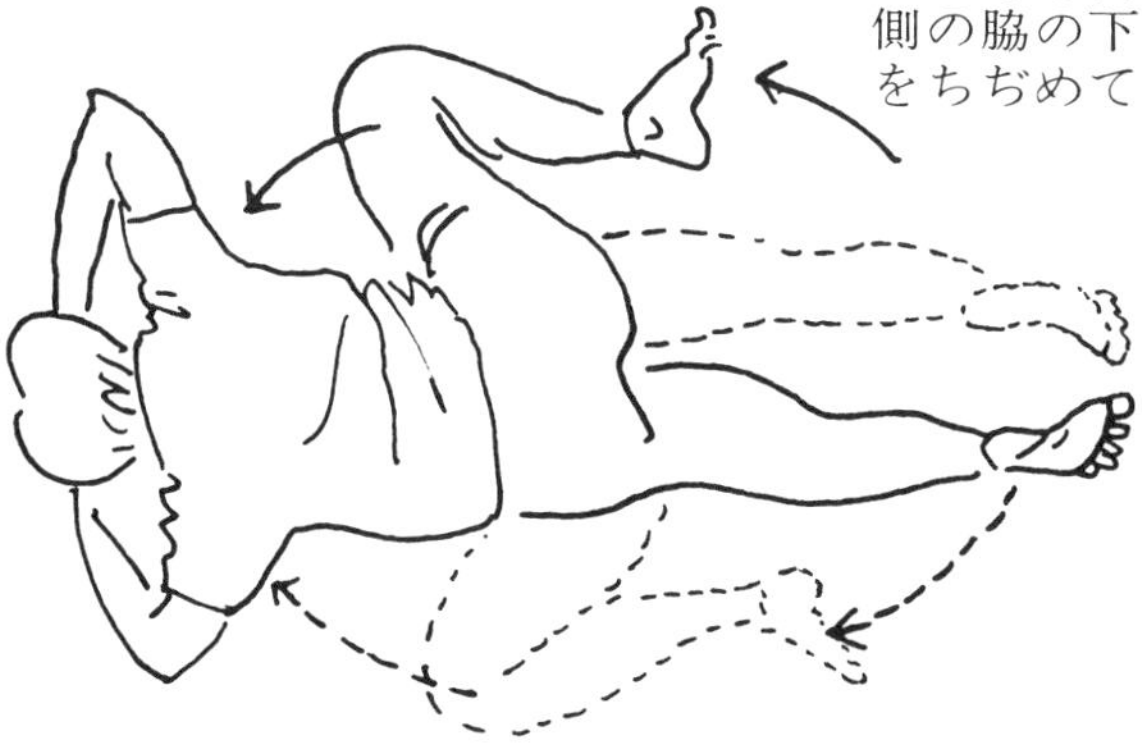

やりにくいほうは頑張らず，やりやすいほうをくり返す。腰痛はよくなり背中もラクになる。動きが左右平均すれば，よくなった証拠

図23(1)

二人で行なう型（その1）

膝《ひ》膕《かがみ》の痛みをとる

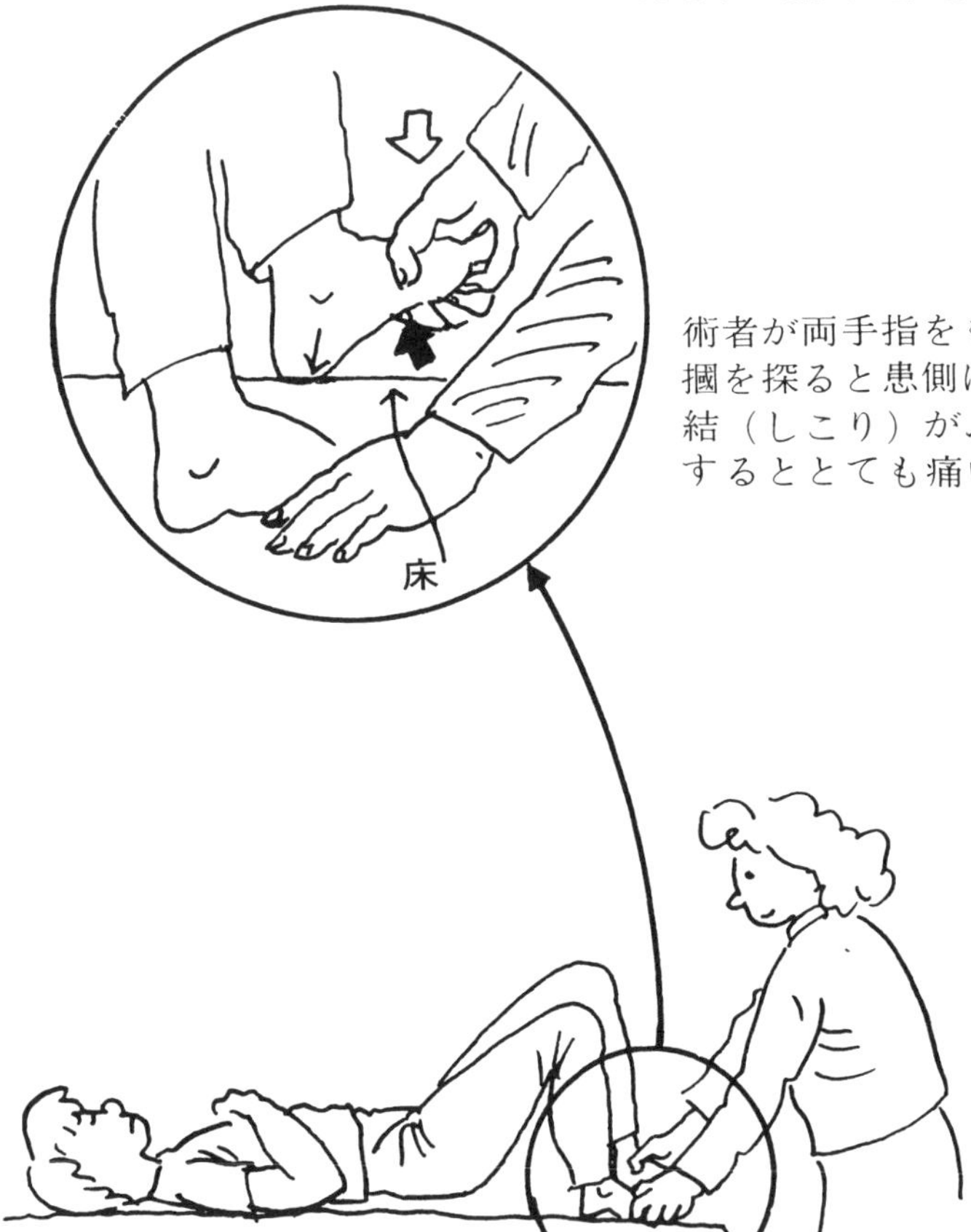

術者が両手指をもって両膝膕を探ると患側に筋腱の凝結（しこり）がふれる。圧するととても痛い

(A)痛い側の足のかかとを床につけたまま，足先を上げさせる。術者は足甲から抵抗を与えてやる

(B)しばらくして，ストンと急速に脱力させて足先を落とさせる。凝結は消失し，圧痛もない

背・腰痛のとり方 二人で行なう型（その2）

図23(2)

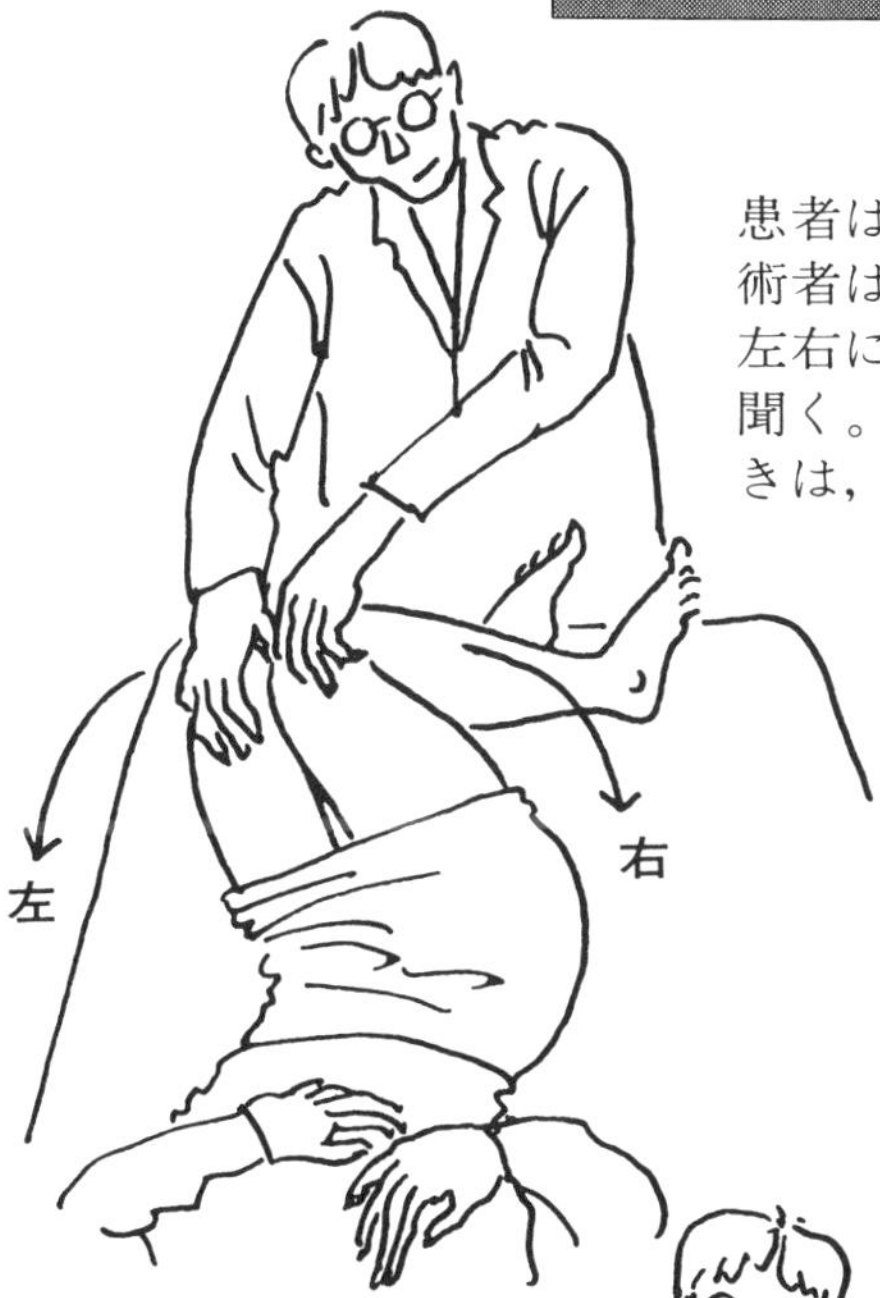
左
右

患者は，膝を立てる
術者は，膝頭を軽くおさえる
左右に倒させ，やりにくいほうを聞く。たとえば左に倒しにくいときは，右に倒させる

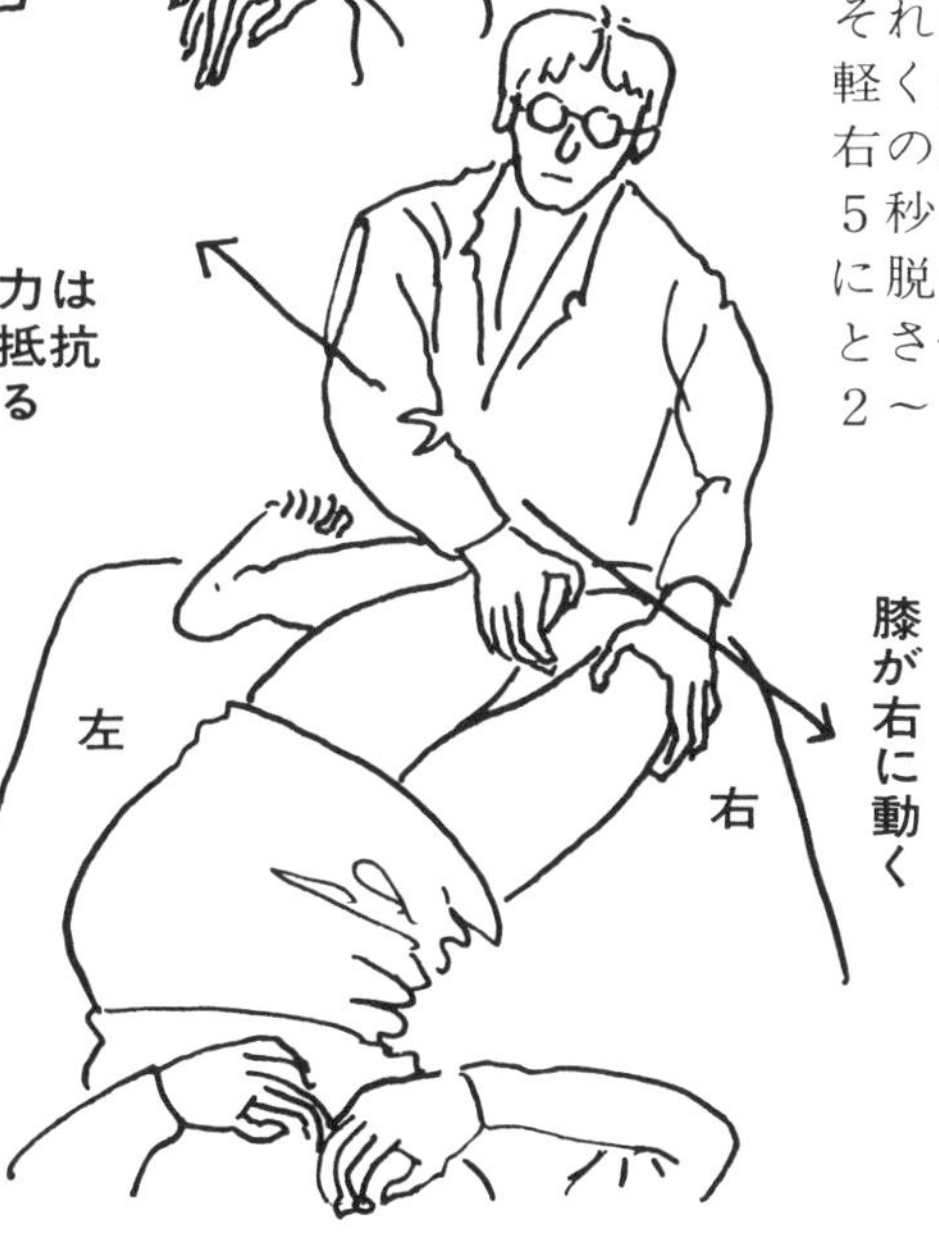
術者の力は左方に抵抗を与える
左
右
膝が右に動く

それに対して術者は，軽く抵抗を与えて膝が右の床まできたら３～５秒そのままにし，急に脱力させてグニャッとさせる
２～３回くり返す

背・腰痛のとり方

二人で行なう型（その3）

図23(3)

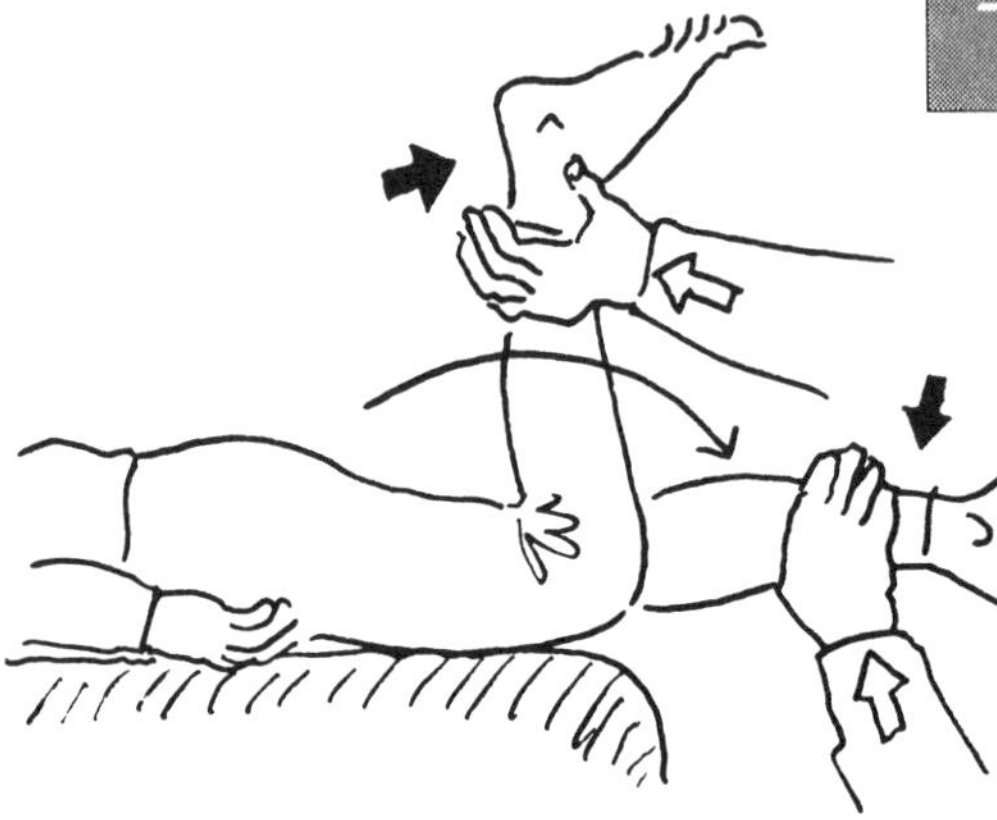

膝を曲げた位置から伸展を行なわせ，術者は足首を持ちあげるようにしながら抵抗を与え，下肢が伸びきった３～５秒後に瞬間脱力させる

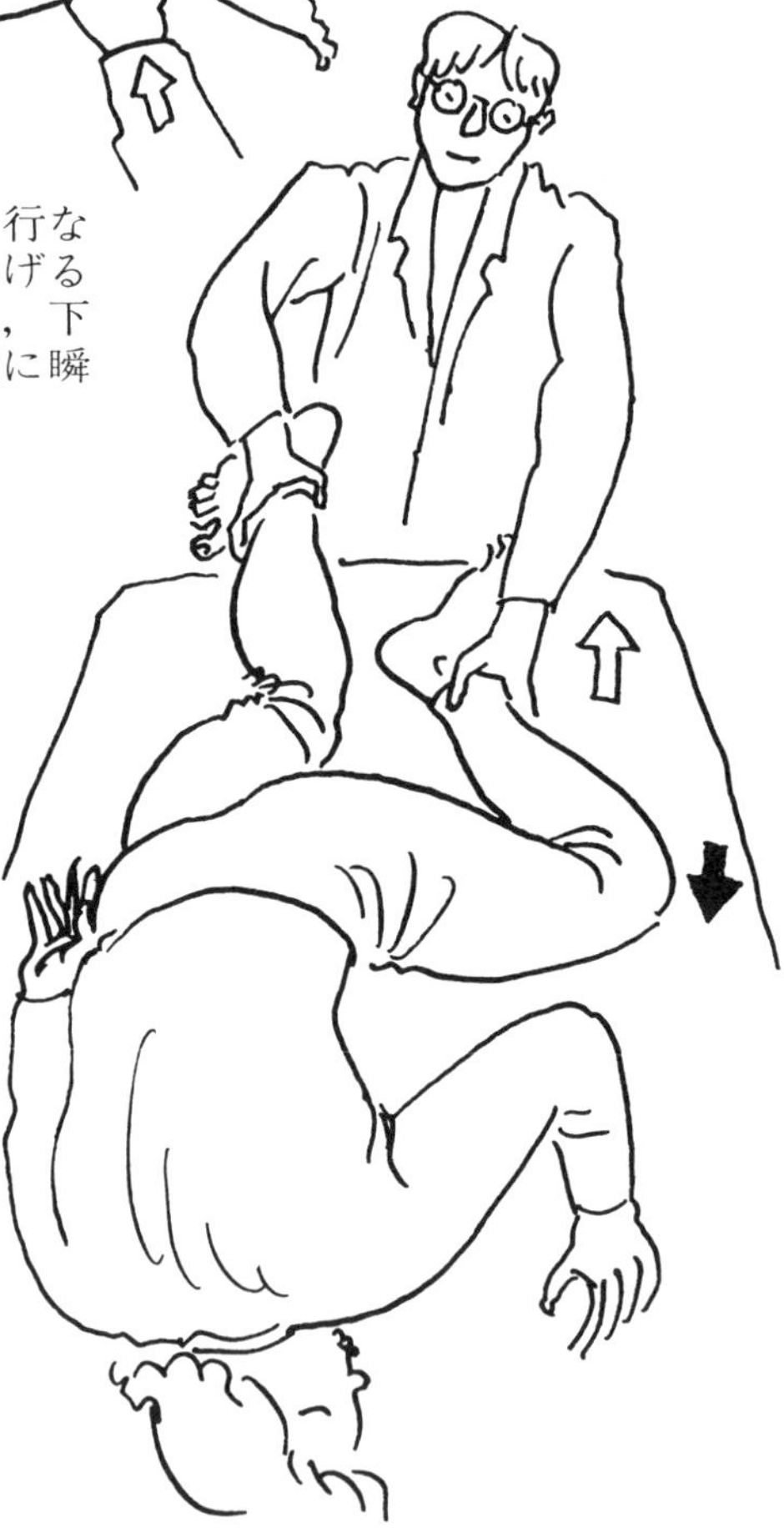

膝頭は体側にそって上にあげさせ，術者は足首を持って抵抗を与え，かかとが他方の膝まできた３～５秒後に瞬間脱力

これでもう一度かかとをお尻につけてみる。つくようになる。つかなくとも前よりよほど曲がるようになっている

第5章　症例別操体法と食事改善

操体法は、下半身の歪み直しが基本。だから下方から症状を追っていきます

下半身の歪みが上半身の病気のもとになることが多いので、下方(土台)から症状を追っていきます。

治し方に共通点が多くでてきます。それがこの操体法、食養で理解していただきたい原点です。順を追ってくだされば幸いです。

部分を治すには、まず全体を正します。全体が歪むと部分に強く現われますので、その観点から診《み》ております。

足首の痛み、捻挫しやすい
患者　三八歳の主婦(Tさん)

〔Tさんの訴え〕

右足首が捻挫しやすく、そのたびに腫れやすく便秘が強まります。左膝が痛いので、右足首に力がはいり、水が溜まるので針をさして吸い取ったが、水は一滴も出なかったというのです。

〔原因〕

左膝の関節がずれて結合が悪く、しっくりしないので、右の腰骨で調子をとって立ち動

図24

捻挫・打ち身・くじきのばあいの いも湿布のし方

ジャガイモは皮をむかないですりおろし，布でしぼり，水気をすてる。これと同量のうどん粉を入れ，この全体の量の10分の１の生姜をすり，すり鉢でよくすり混ぜる

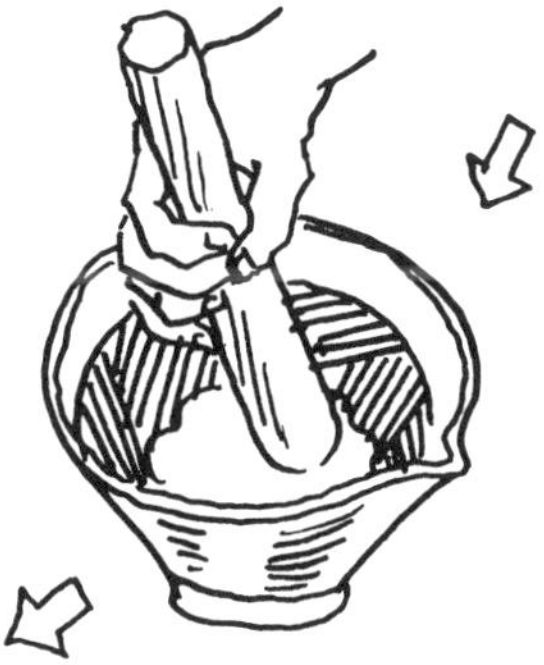

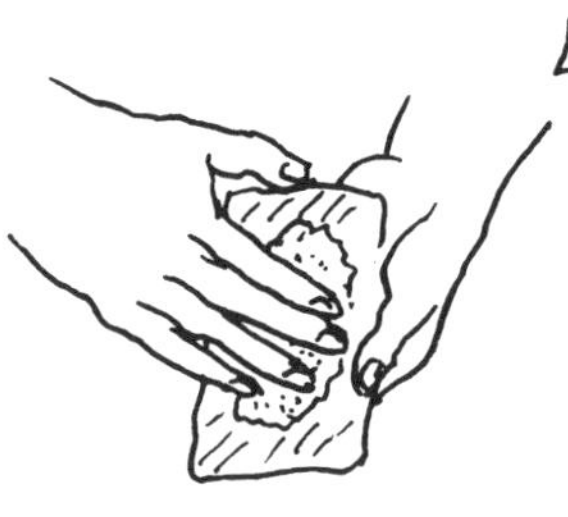

木綿布に厚さ４ミリくらいに塗り，その上にガーゼかちり紙をかぶせ，寒いときはストーブ等で温めてガーゼのほうを皮ふに貼る。その上を油紙等を当て，巻きくくりしておく(かるくホウタイをしておく)

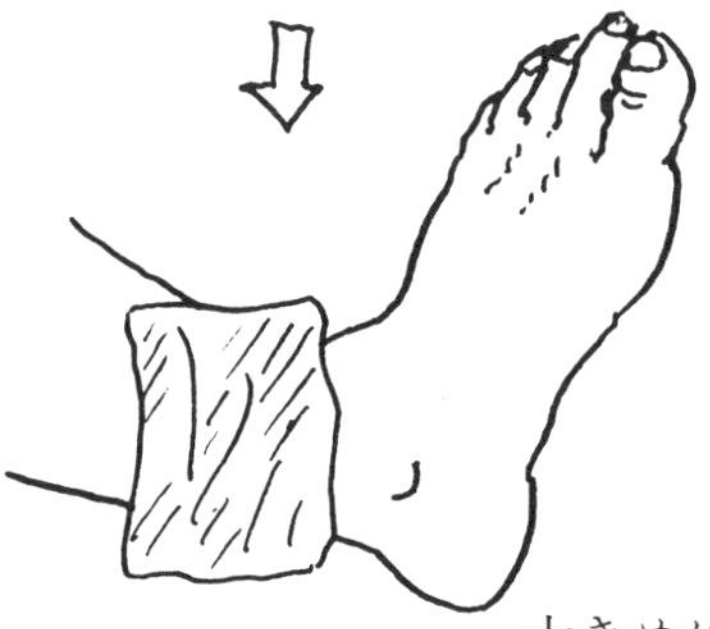

大きめに貼り，乾いたらとりかえる

足首の捻挫

図25(1)

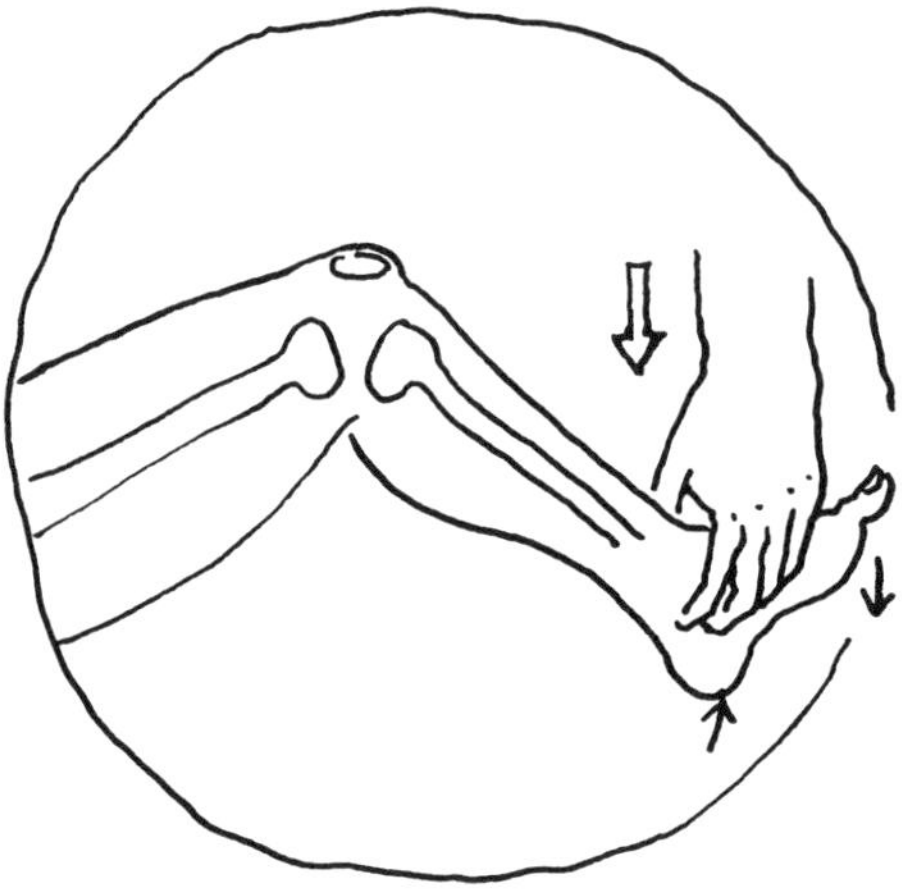

①右　足

足首の捻挫のばあい，基本の操体法と反対に動かすほうがラクで痛くないことが多い

足首を押してもらい(３～４秒)，つま先を下方に振るようにする操体を３～４回くり返す
あまり抵抗を強くしない

内側に回すと痛むから，外側に３～４秒抵抗を与えてフッと力を抜く（捻挫は外側にグラッとなるのが多いので)。４～５回くり返す

②右　足

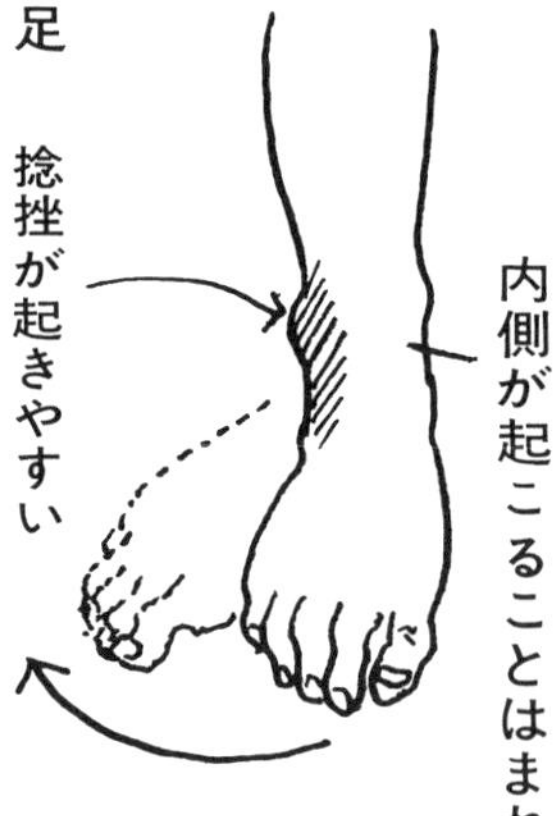

③左　足

図25(2)

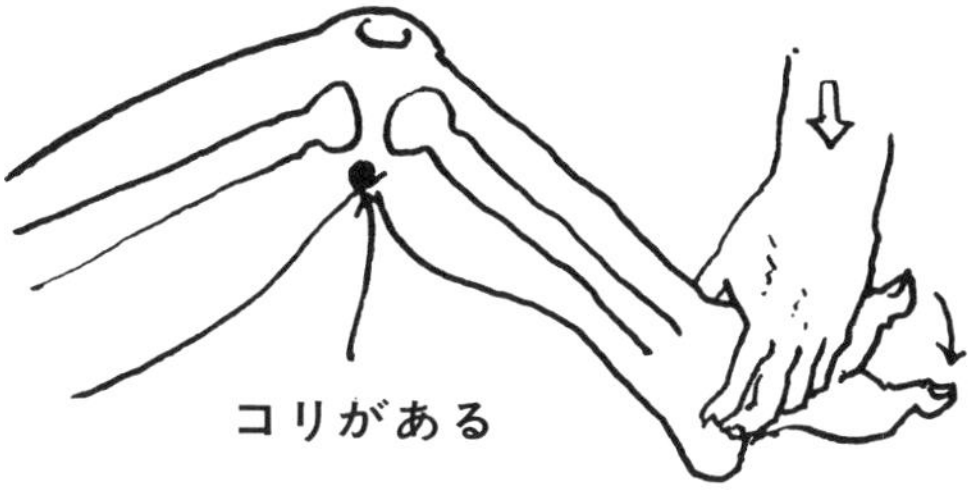

リンパ液の流れをよくして腫れを
早くとる

左足の甲に手をおき抵抗を与えておいて，つま先を上げさせる。3～4秒後にストンと脱力させる（4～5回）

〈注意〉　左足を操体する理由
右足首が捻挫しやすいのは，左膝関節が調節されず，しっくり動かないので，右腰骨で調子をとっていたことによる。それによって力の連動が右足首にたまるから，右足首の捻挫につながる。

④腰部の歪み治し

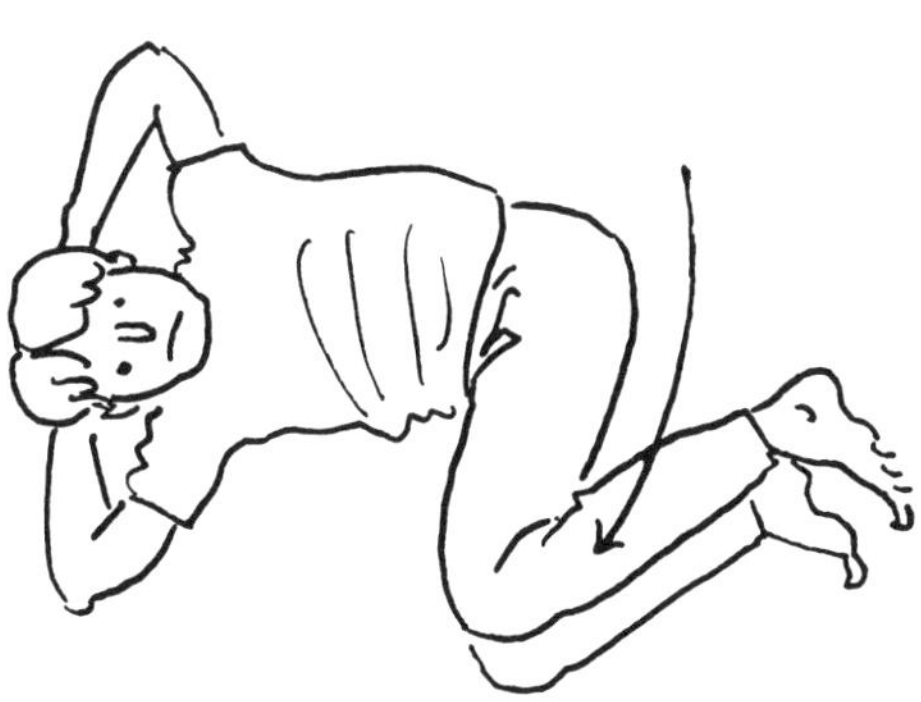

中心から右側にひねり，3～4秒がまんしてストンと力を抜く（5回）

便秘にとくに効く。体中の血液や，リンパ液の流れがよくなる

図26

自宅での捻挫の治し方

捻挫してすぐのばあい，下図の方法をとる。上手にやれば腫れの引くのも早い
裏側の筋肉を引っぱったまま首の角度を変えるだけでもすぐに治る
相手が息を吐ききった瞬間に引っぱるのがコツ

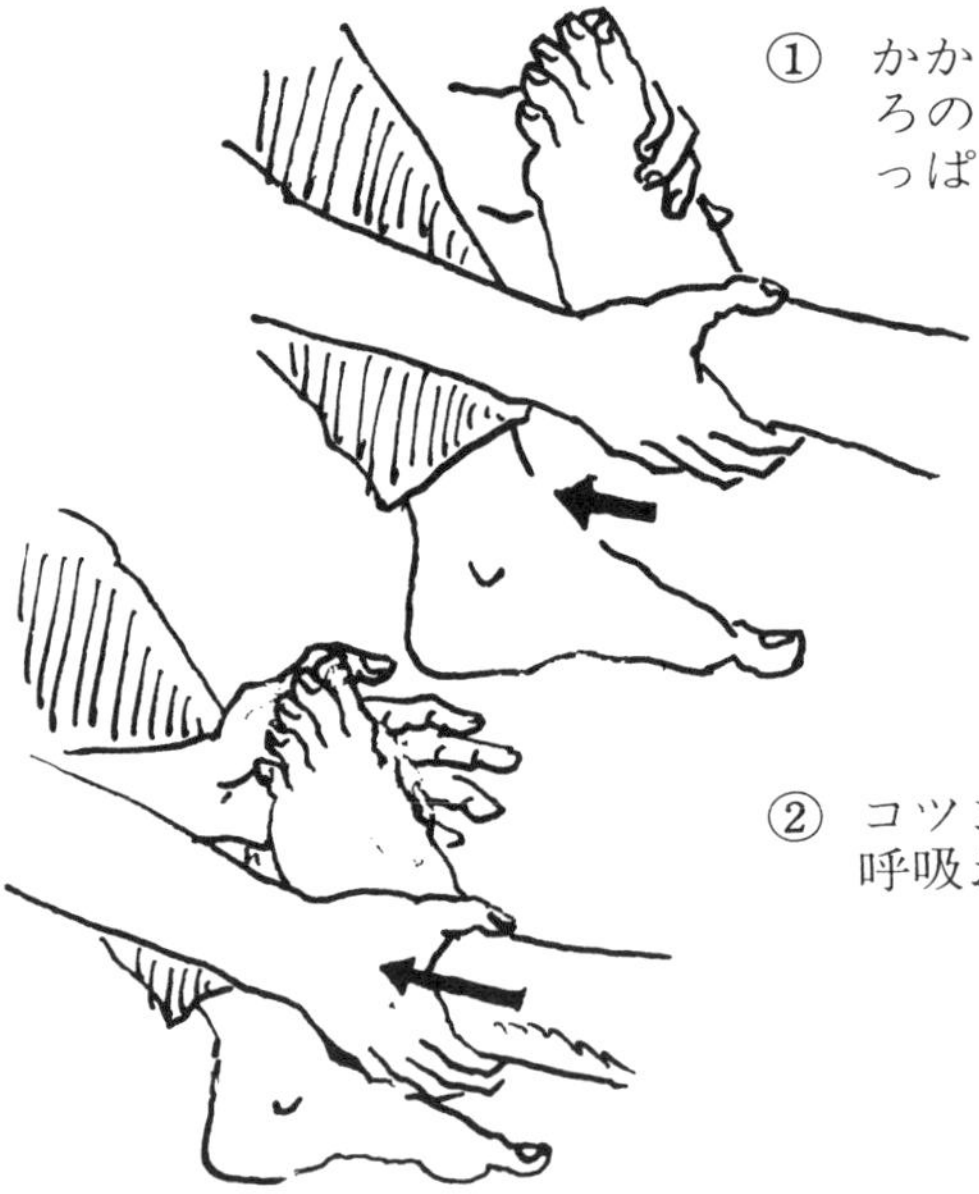

① かかとを手に持ち，足の後ろの筋肉を伸ばすように引っぱる

② コツンと音がしたら，ひと呼吸おいて手をはなす

いていたのです。これが便秘の原因になり、右の下腹部を押すと痛みがあります。このように腰、膝、足首と歪みが強く出て、重心が右足首に集まりやすいことが原因と考えられます。

〔治し方〕

●腫れがあり、熱感のあるときは、いも湿布（図24）で冷やして熱がひいてから操体を施す。

●操体、一日一回（図25(1)、(2)）。

●テルミー線の煙を当てる。または足首に手のひらを三〇分ぐらい当てる（手当て法）。

捻挫をしてすぐの場合は、図26の治し方を試みるとよく、それでも整復されない場合はTさんのように順を追って治します。

膝の痛み、坐れない、水が溜まる

患者　五〇代の農家の主婦（Aさん）

〔Aさんの訴え〕

この症状は農村部の主婦に最も多く、都市部では肥満の人に起こりやすい。どの人の場合も甘いものと果物が大好きという。Aさんは腰痛、肩コリ、首スジの疲れ、頭痛などを訴えていました。

〔治し方〕

原因を知ることが、よい治し方を知る早道です。*膝関節の組合わせが悪いと、上下の骨の摩擦で炎症（赤く腫れ熱が出て痛む状態）が起きて、血液の流れが悪くなります。

関節の周囲を正しい位置に戻す操体（図28）

水が溜まったり，坐れない人の骨格

図27

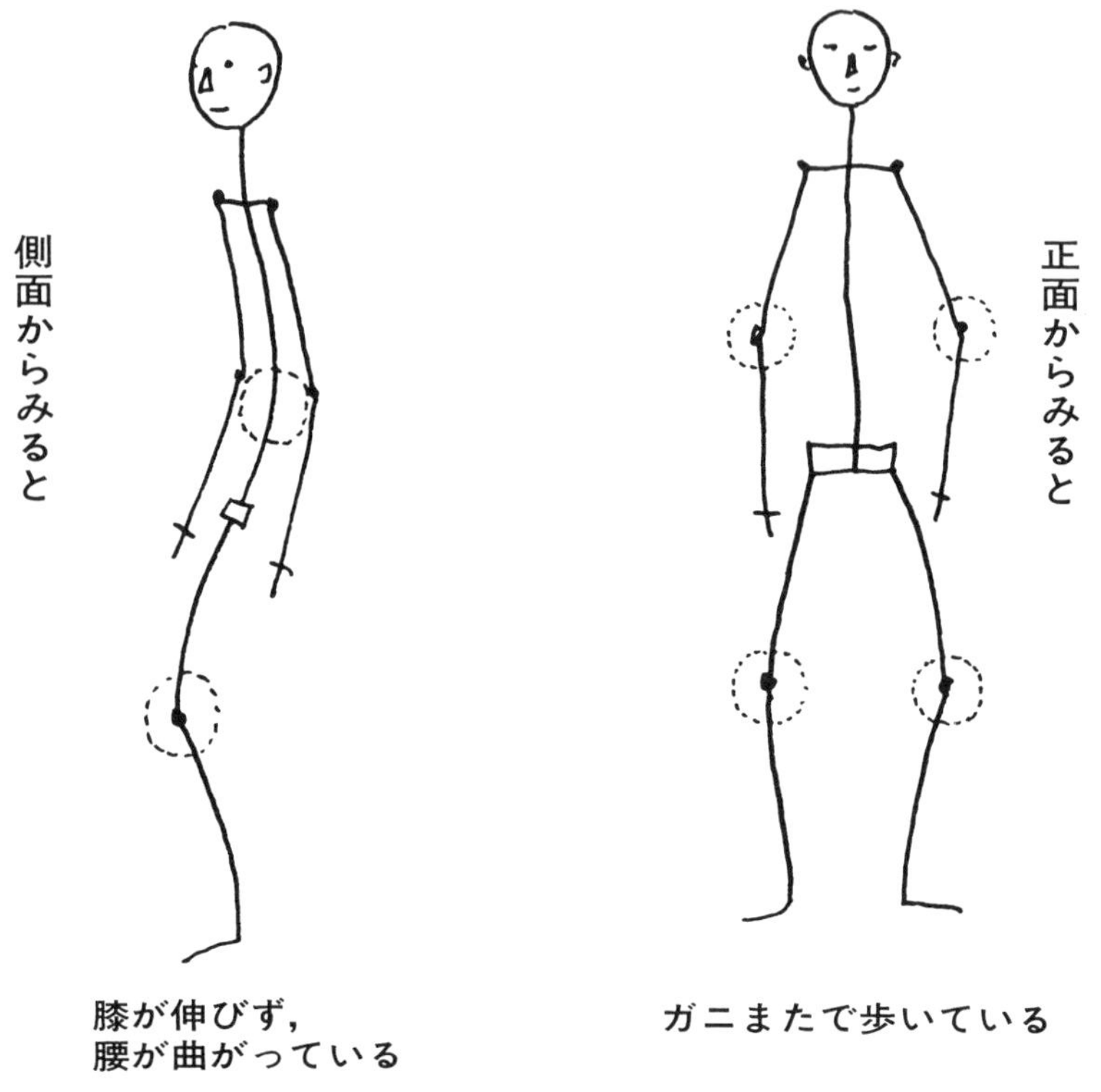
側面からみると
膝が伸びず，
腰が曲がっている
正面からみると
ガニまたで歩いている

腰痛の人，膝の伸びない人のねるときの注意と治し方

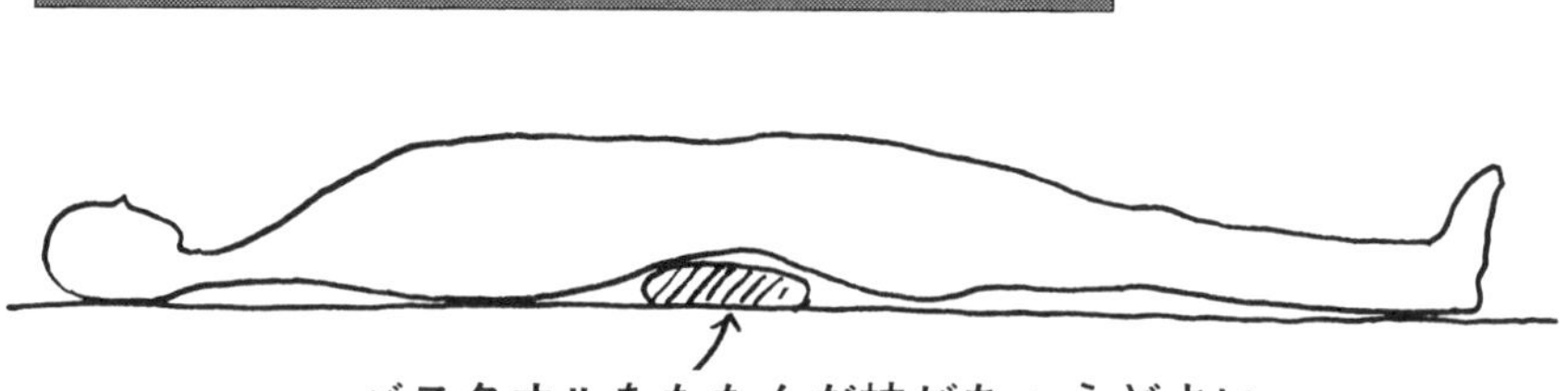
バスタオルをたたんだ枕がちょうどよい

膝関節周囲を正しい位置にもどす

図28

二人でやる方法

膝痛，腰痛のある人は必ず膝の裏にコリ（圧痛点）があり，おさえると飛び上がるほど痛い。体に歪みのある人は膝にむりがかかるのでコリがある。コリのある足が歪んでいる。

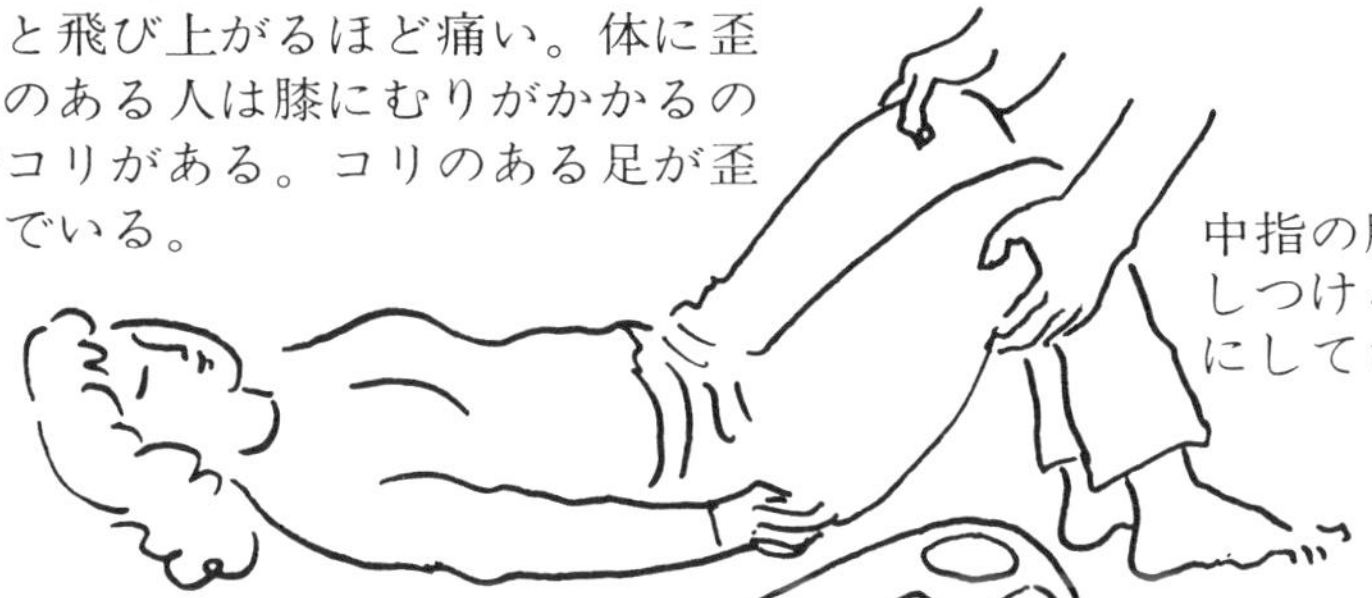
中指の腹で押しつけるようにしてさぐる

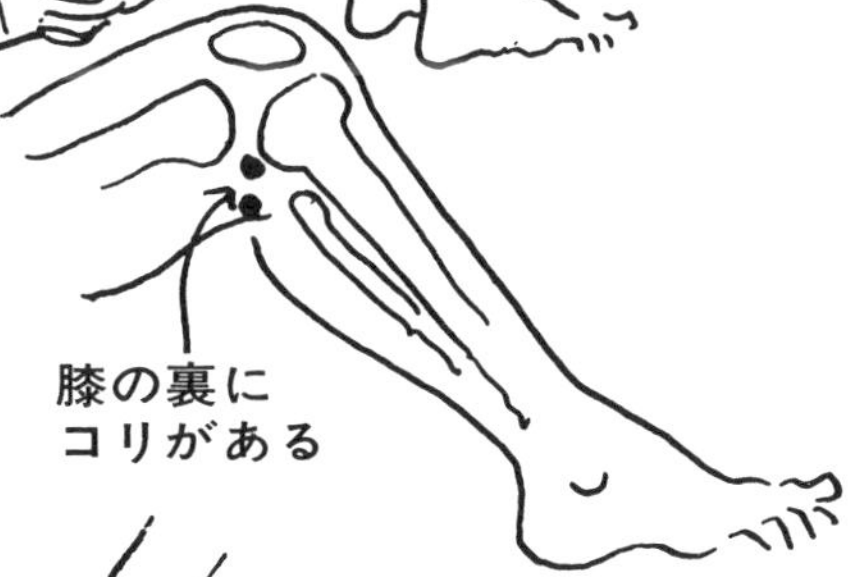
膝の裏にコリがある

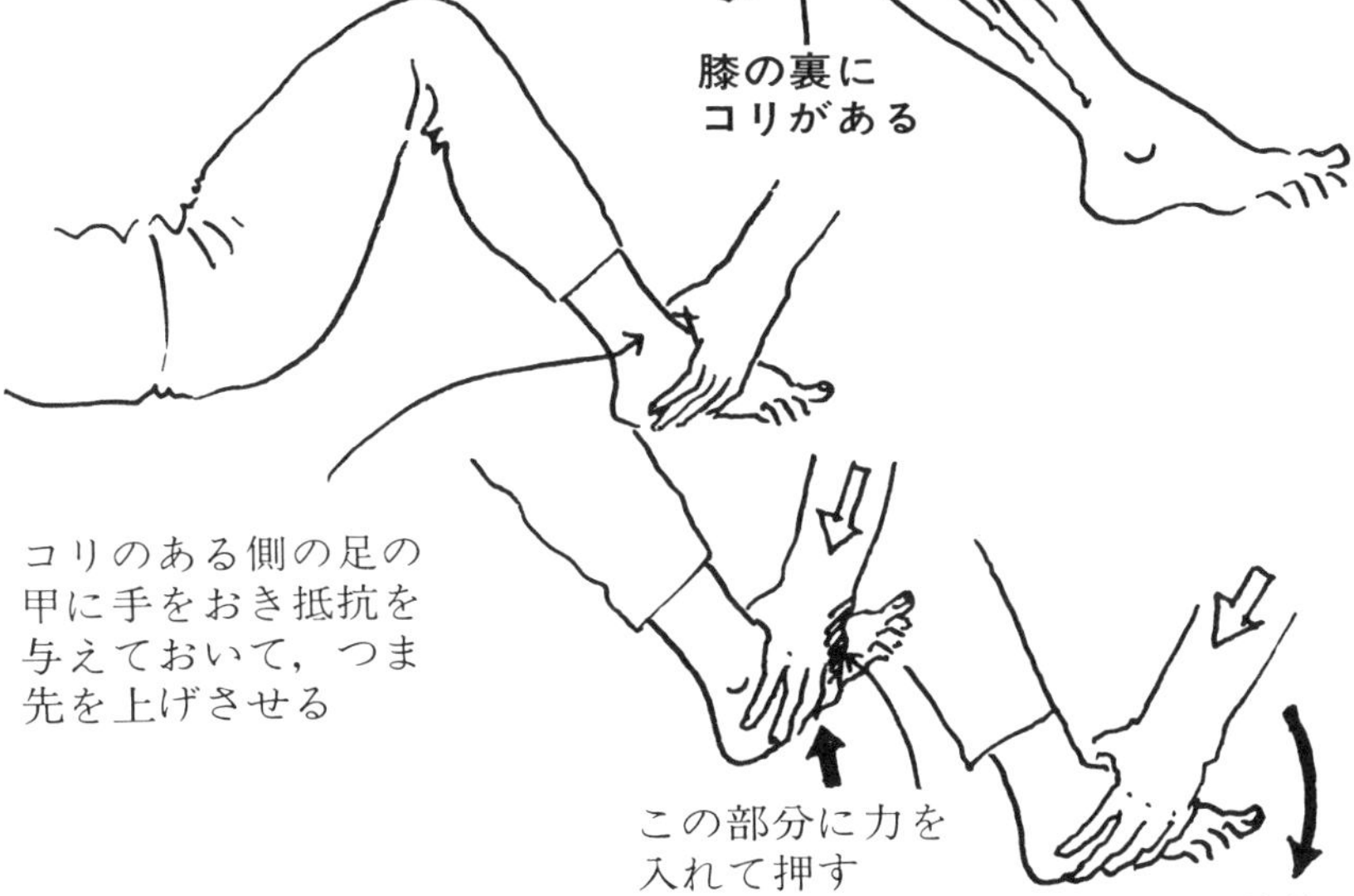
コリのある側の足の甲に手をおき抵抗を与えておいて，つま先を上げさせる
この部分に力を入れて押す
3～4秒後にストンと脱力させる

- **3～4回もやれば膝裏のコリはとれている**
- **それでもうまくとれないときは，つま先を上げたままでかかとを尻に引かせるとよい**

をして血液やリンパ液の流れをよくし、毛細血管に吸収させるようにすると再発しにくい。

リンパ液をふつうは〝水〟といって抜き取ることが多いのですが、水を抜くと骨に変化が起き、必ずしもよい治療とはいえないと思います。

腰痛の人に膝が痛い人が多い原因は、骨盤や腰椎が大きくずれてガニ股にして歩くので、異常に膝に力が入るからです。横側から見ても膝が伸びず、腰が曲がっている人に多く見られます（図27）。

●食事に注意する。血液が酸性にかたむくと、炎症が起きても治りにくいものです。甘い菓子類をひかえ、野菜、海草、大豆、小魚（骨ごと）、卵（少量）を中心に食べると血液がアルカリ性になるので、炎症は消えやすい。

●マットレスをやめ、かためのふとんに寝る。

●腰椎が後方に曲がっている人のばあい、眠る前に10分間ほど、腰枕を当てて腰椎の矯正を少しずつ行ないます。あくまで気持のよい動きをすること。

〈注〉腰枕は欲ばって一晩じゅうしないこと（図27下）。

●操体を行なう（図28）。

腰痛になりやすい

患者　四〇歳の会社員（Dさん）

Dさん　とくに重いものを持つこともないのに、腰痛になりやすいのですが、なぜですか。

小崎　私たち人間は、他の動物と異なり、二本足で立って歩きまわる〝動く建物〟と考えることができます。その建物は、動くので、その長い間には構造上の狂いが出てきます。その狂いは、大きいほど故障が大きくなり、痛みとなって私たちに危険を知らせてくれるのです。

腰以外の部分は多少構造が狂い痛みを感じてもがまんできますが、腰は重い上半身を支えるカナメなので、少しの痛みでも、がまんするとどんどん悪くなります。そしてバランスをとって歩くこともできなくなり、その状態がつづくと体に歪みが生じ、長さが違ってきます（図29）。

重い体重を支えている腰椎は五個あります。その腰椎の間にあるクッション（椎間板）をいためると、椎間板が潰れたりはみ出したりして腰部や両足を通る神経に痛みが走るのです。また、しびれたりサラサラしたりします。これらの症状を一般に坐骨神経痛とよびます。

腰痛を治す操体法を実行すると、おもしろいほど早く治りますし、腰痛の予防にもなります。

人間は二本足で立って歩くから腰痛になる

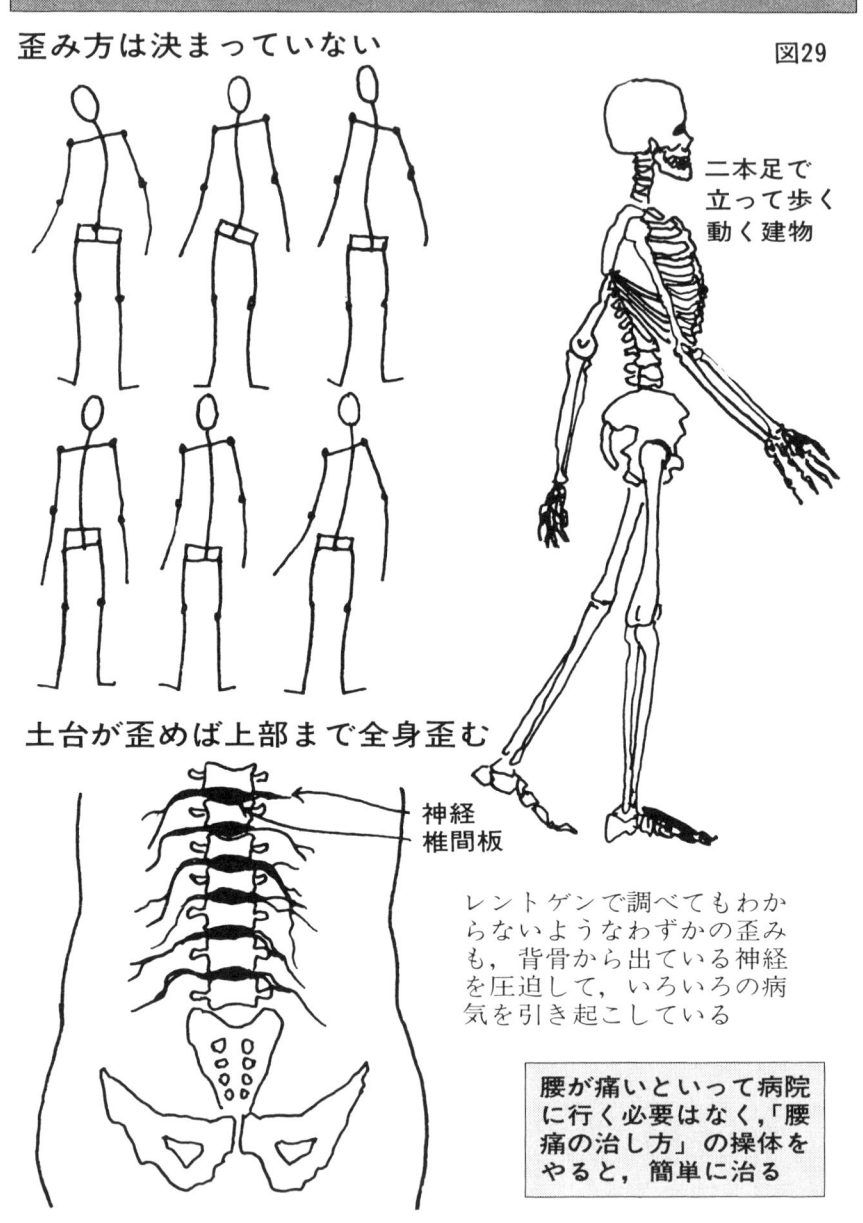

歪み方は決まっていない

図29

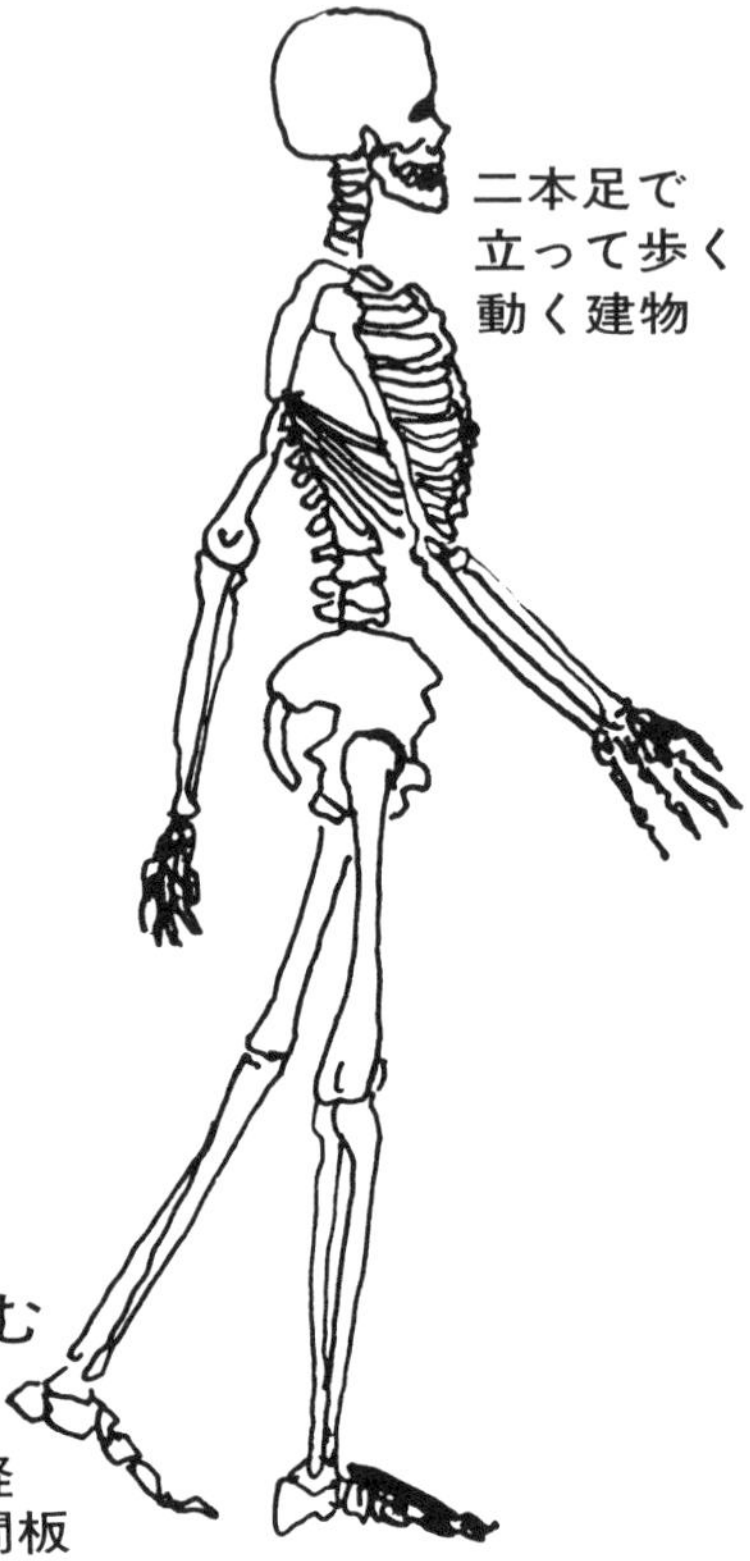

土台が歪めば上部まで全身歪む

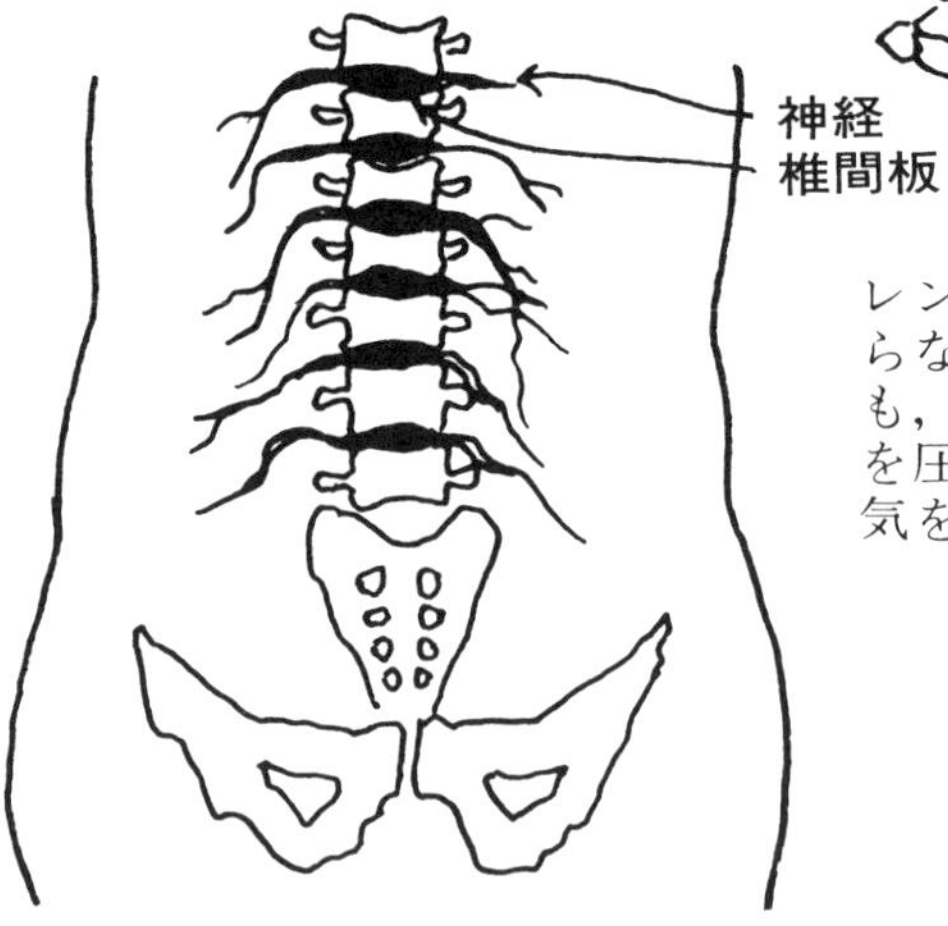

レントゲンで調べてもわからないようなわずかの歪みも，背骨から出ている神経を圧迫して，いろいろの病気を引き起こしている

腰が痛いといって病院に行く必要はなく，「腰痛の治し方」の操体をやると，簡単に治る

日中の仕事のあいまには、操体の基本運動を欠かさずやります。まず対称方向に体を動かして、気持よく動かしやすい方向を確かめてから、そちらに大きく体を動かします（トイレ、昼休み時間などに）。

〔注意〕腰が痛いばあいは重症のこともあるので、病院でレントゲンなどをとる必要もある。操体法で治らぬものもあり、治るにしても簡単でないものもあります。

腰痛をがまんすると

患者　四五歳の公務員（Iさん）

Iさん　仕事が忙しくて病院に通えないので、腰痛をがまんして働いておりますが、どんな影響がありますか。

小崎　単に腰痛といっても、その内容はさまざまです。婦人科の病気、たとえば流産を起こしたときや、不妊症、子宮ガン、卵巣のう腫、子宮後屈、生理不順などにかかりやすくなっているときも腰痛を自覚します。消化器系、泌尿器系、糖尿病など内科の病気が進んでいるときにも多くみられます。ですから、腰痛を軽んじると、後にこれらの病気の進行を早めますので、早めに治さなければなりま

図30(1)

腰痛の治し方
——＊ひとりでやれる操体法

足の長さは同じか？

足の長さがくるうことが万病のもと。
腰痛の人は左右の足の長さがくるうことが多いので，ぜひ調べてみて下さい

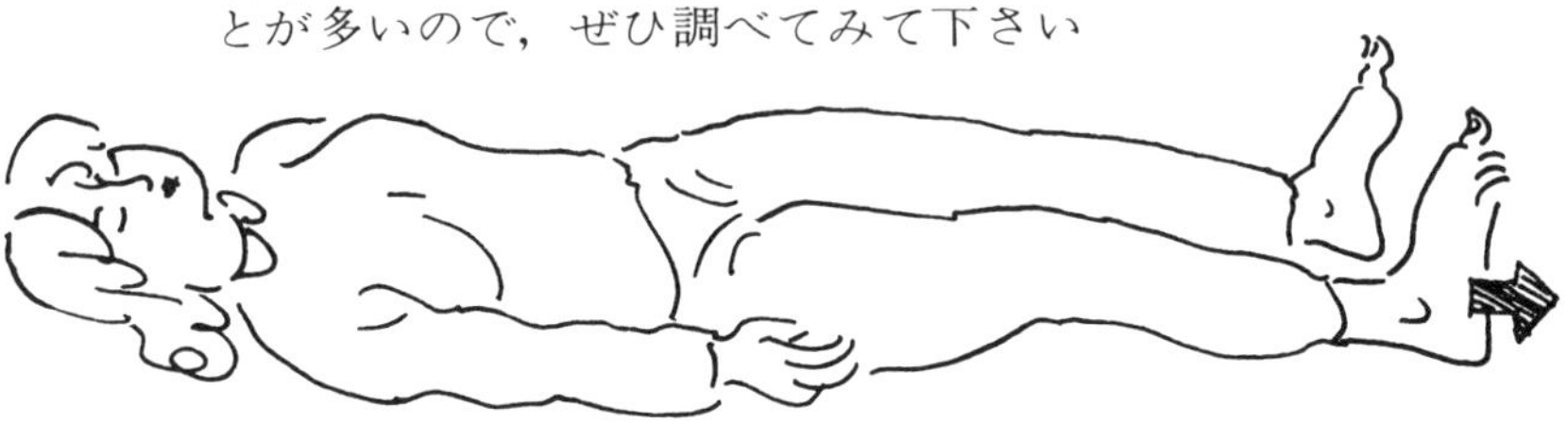

左右のカカトを突き出すようなつもりで，交互にゆっくり伸ばす。よく伸びるほうを３～４回やる

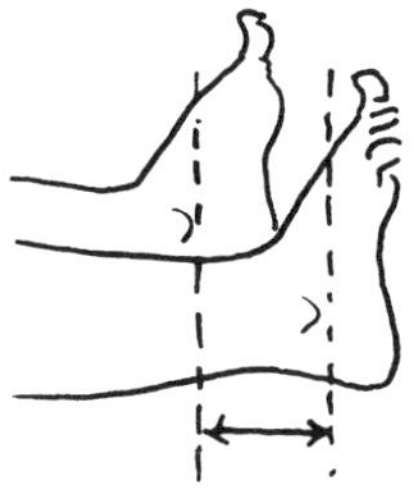

くるぶしを合わせてみると実際には，ずれていることがわかります

足だけでなく，伸びないほうの足の膝や腰，肩が動いてもよい。いちばん気持のよいところで止め，２～３秒間そのままの状態に保ち，ストンと腰の力を抜きます

これを３～４回くり返すと足の長さがそろっているはずです

83　腰痛をがまんすると

膝の左右倒しの感じの違いは？

図30(2)

次に，①のように膝を立てて，
左右ゆっくり倒してみる

・腰痛が激しくて起き上がれない人には，ふとんの中でできるので便利
・トラクターに乗ると腰の痛い人には，とくに効きめがあります

①
②
③

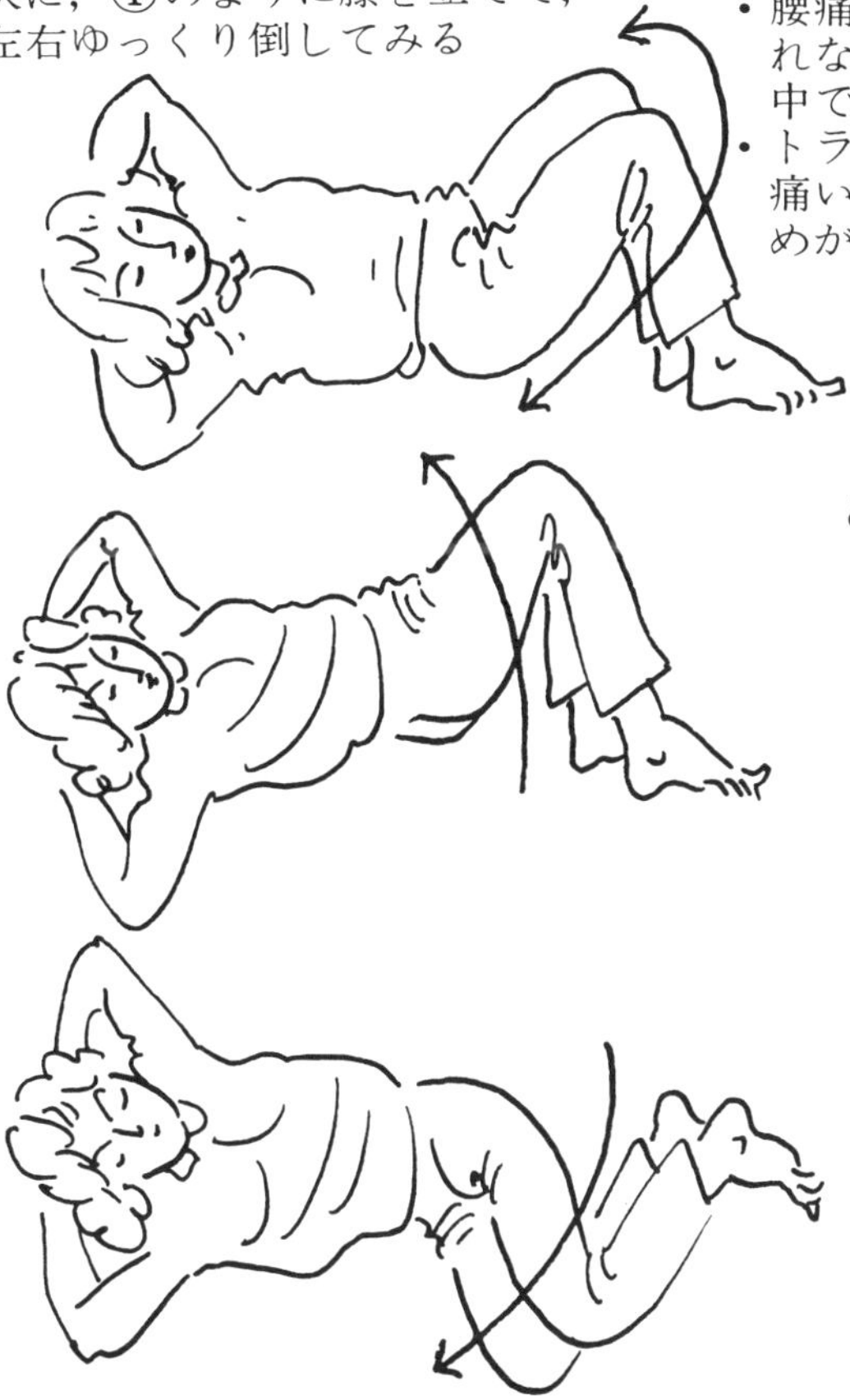

どちらが楽か

楽にできる側があればそちらだけを３～４回やる
気持のよいところで２～３秒止め，その後，ストンと脱力する

“ストンと脱力”というばあいは，じわじわと力を抜くのではなく，一気に全身の力を抜き，グニャッとなる感じである。この要領さえわかれば，操体法でからだの歪みが治せるようになります。

膝の引きつけはどちらが上がるか？

図30(3)

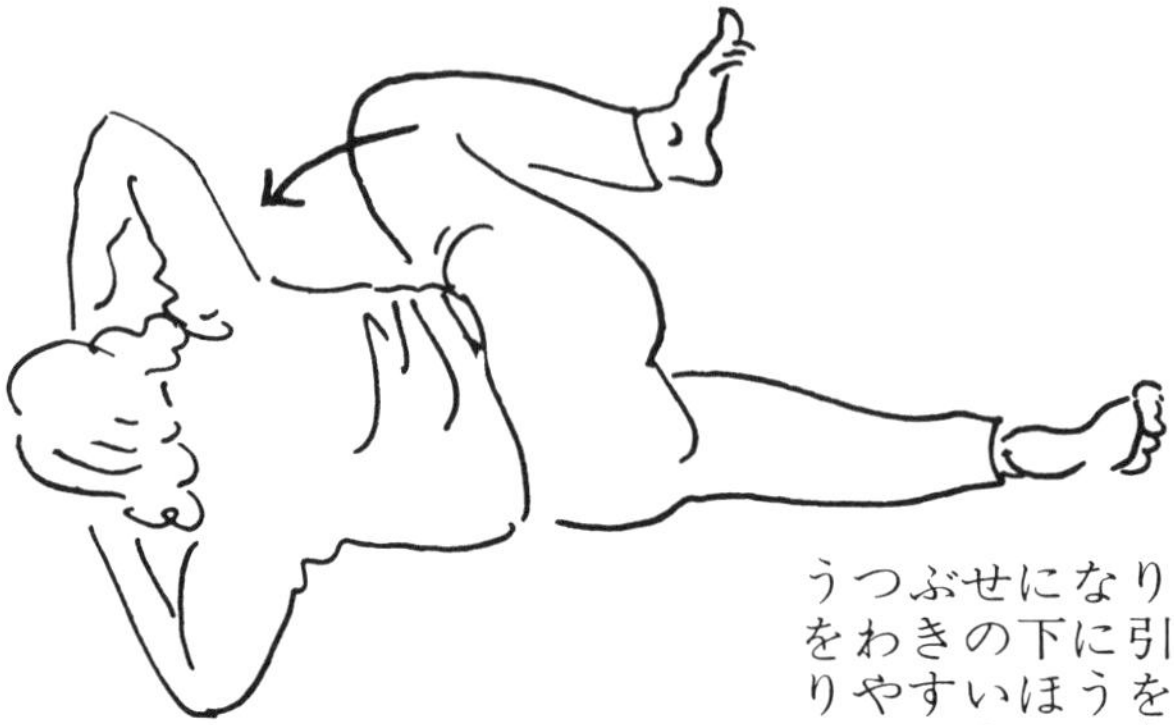

うつぶせになり，片方ずつ膝をわきの下に引きつける。やりやすいほうをみつける
やりやすいほうへ，気持のよいていどに引きつけて，３～５秒その状態を味わい，急に腰の力を抜く（瞬間脱力）

以上３つのやり方はどれも寝ていて，ひとりでやれるので覚えておくと腰痛はどこでも治せるようになる。とくに最後の引きつけのやり方は，腰のまわりの血の流れをよくし，骨盤内のうっ血をなくすので，婦人科に関する病気に弱い人は，毎日くり返すと顔色もよくなり，体の調子がよくなり冷え症などにも効きめが大きい

せん。

一人でもやれる腰痛を治す操体を朝夕つづけますと、腰痛はうそのように治り、大きな病気にならずにすみます（図30(1)～(3)）。

椎間板ヘルニア

患者　三九歳の会社員（Mさん）

Mさん　体力をつけるためマラソンをしておりましたが、三日目に急に走れなくなり、いまは車に乗ることさえできません。椎間板ヘルニアで手術をすすめられましたが、できればしたくないのです。そもそも椎間板ヘルニアとはどんな病気なのでしょう。

小崎　二十代から四十代の働きざかりの人に起こりやすい病気です。腰痛と同じように、背骨、腰部全般のショックなどが原因で起こります。

一般の腰痛症とのちがいは、ハッキリ痛む個所がわかる点です。中腰が苦しい。ただ、ヘルニアかどうかはレントゲン撮影をしてもなかなかわかりにくいようです。

椎間板ヘルニアは脊椎の間にある軟骨（椎間板）がとび出すことによって起こります。この椎間板が背骨からのびている神経のもとを刺激して痛みを起こします。ですから、両足や脚が痛み、しびれて足も上げられず、腹のほうまで痛んで、長びくと坐骨神経痛を起こすこともときどきあります。

ギックリ腰を何度も起こした人は、椎間板ヘルニアになることも少なくないので、注意してください。

悲観したりせず、「第4章　マスターしてほしい常用操体法」の「ひとりでできる操体法」を実行してください（図22(1)(2)参照）。

〔一週間後の経過〕

四日目から痛みがうそのように消え、今日も自分で車を運転してきました。初めの二日間は寝たきりで、入院の準備までしていたのです。

椎間板ヘルニアは手術か入院をしないと治らないものと思っておりましたが、自分で治せるものなのですね。あちこちに病院を歩きまわっている友だちにも教えてやろうと思います。

㊟　腰が痛くて、前にも後にも曲がらない場合は左、右の腰の動きをそろそろとやってみます。

脊椎分離症
患者　二三歳のバス乗務員（Lさん、女性）

〔Lさんの訴え〕

脊椎分離症といわれ、**後方にそると痛みがひどく**、県立病院で手術するようにいわれました。でも子どもを産みたいので手術はしたくないのです。仕事（バスの車掌）をやめることも考えましたが、好きな仕事なのでつづけたいと思います。

〔治し方〕

脊椎分離症とは、いったん自然分離した**腰椎が切れた状態**をいい、これが原因となって背骨が階段のようにすべって前へ出たのが**すべり症**です。この場合、両方の症状とも、そ

腰痛の治し方Ⅰ――＊ひとりでやる操体法

図31

〔横になってやる方法〕　**※どの方法も４～５回**
①足の長さを調べる（伸ばしやすいほうを３～４回伸ばす）
②そのまま両膝を立てて倒してみる（倒しやすいほうだけ）
③うつぶせになり足を脇腹に引きつける（やりやすいほうだけ）

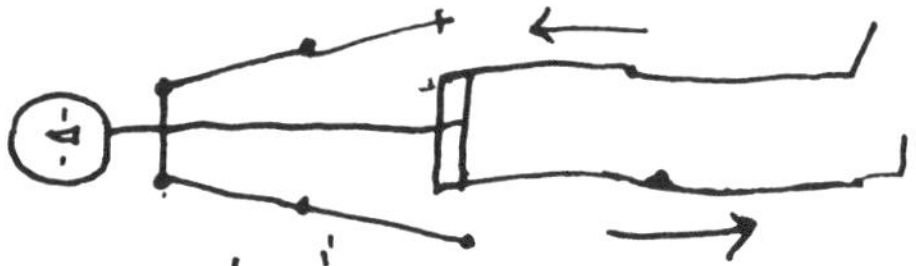

①足の長さは同じか，しらべる

腰痛の人は左右の長さがちがうことが多い

伸びやすい足を伸ばす。左右のかかとをつき出すようなつもりで，ゆっくり伸ばす。３～４秒してフッと息をはき，力を抜く

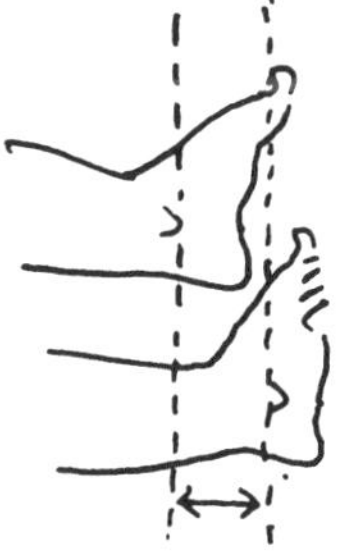

くるぶしを合わせてみると，ずれているのがわかる

あまり多くやると腰がクタクタに疲れるので，５～６回にする

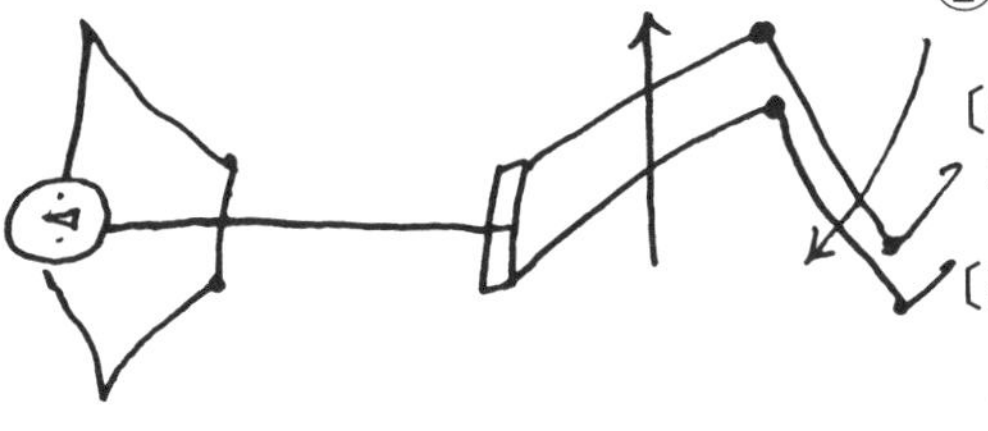

②膝を立てて，楽なほうに倒す

〔動診〕足をつけたまま左右にゆっくりと倒して，どちらが楽にできるか
〔楽動〕気持のよいほうに３～４秒力をためて，その後ストンと脱力する

③うつぶせになり足を脇腹に引きつける

〔楽動〕引きつけやすいほうを多くやる（４～５回）

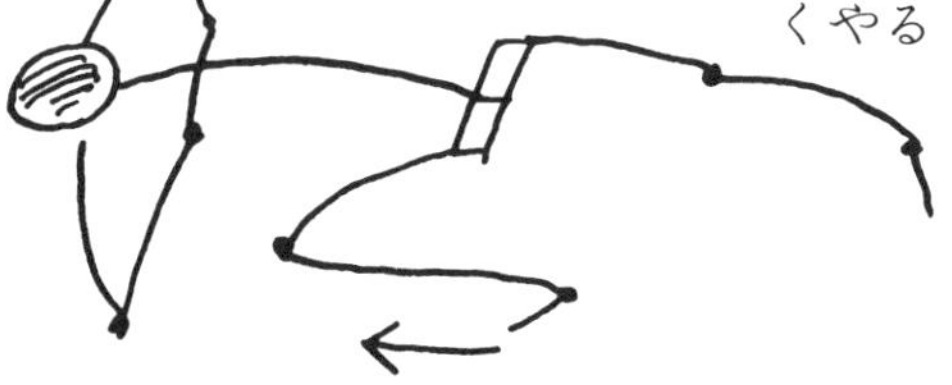

腰痛の治し方II——＊ひとりでやる操体法

図32(1)

〔立ったままでやる方法〕
①体重の左右移動
②中腰腰ふり運動
③上半身のねじり
④ぶら下がり
⑤上半身の前後屈

※どの方法も3～4回反動をつけずにゆっくりと動く。水の中で動くように

①体重の左右移動をしてみる

体を曲げるのではなく，腰を左右に移動させるという感じで行なう

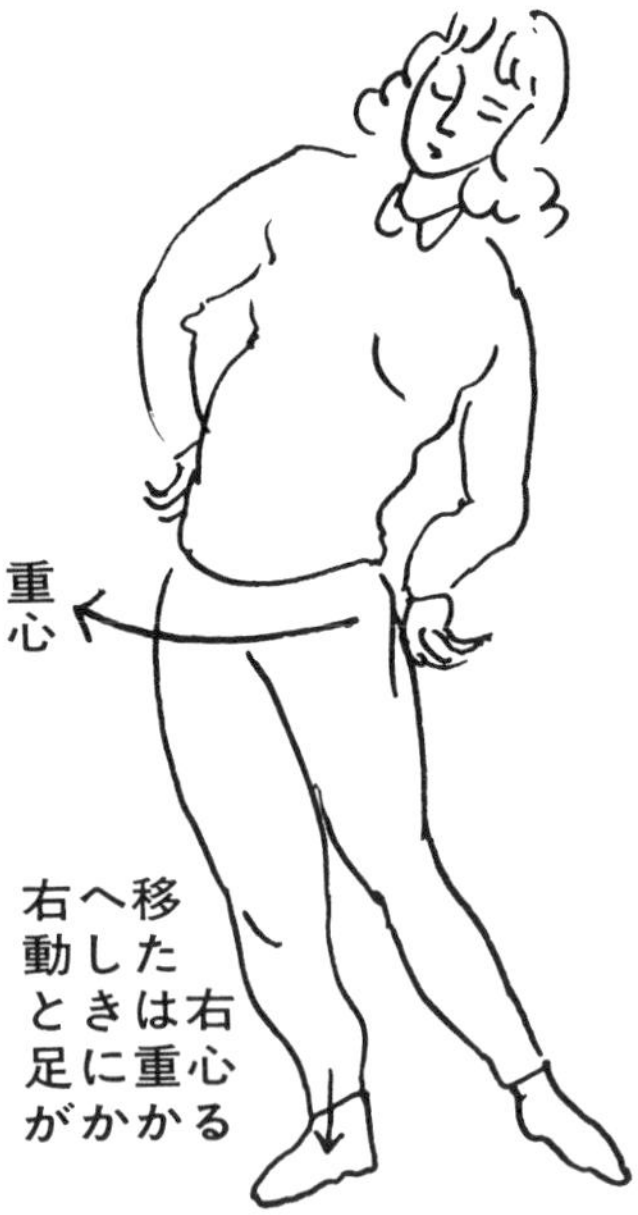
重心
右へ移動したときは右足に重心がかかる

②中腰腰ふり

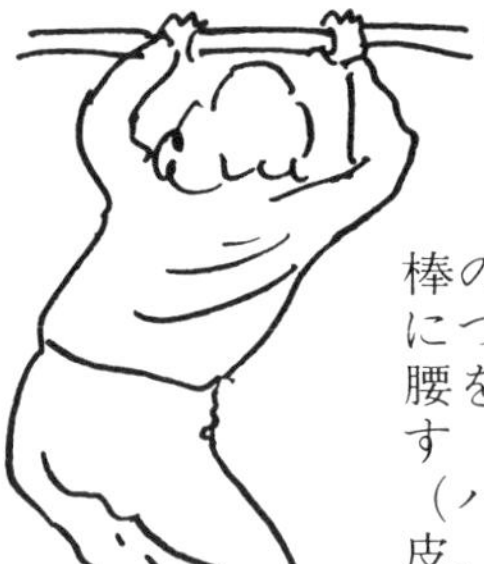

棒のようなところにつかまり左右に腰をゆっくり動かす
（バスの窓，吊り皮，棚など）どこでもできる

③上半身のねじり

図32(2)

上体を左右にひねる。
痛くないほうへ２～３
回多くする

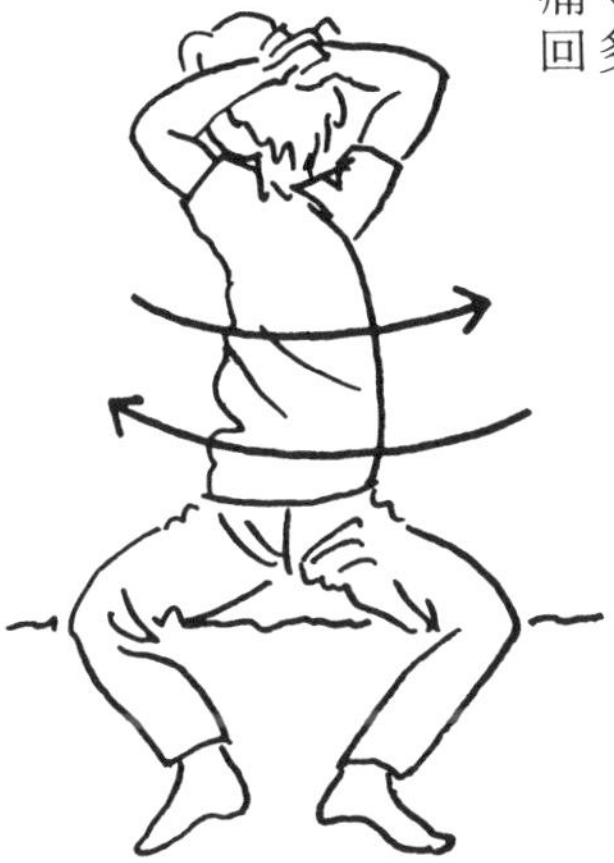

④ぶら下がり

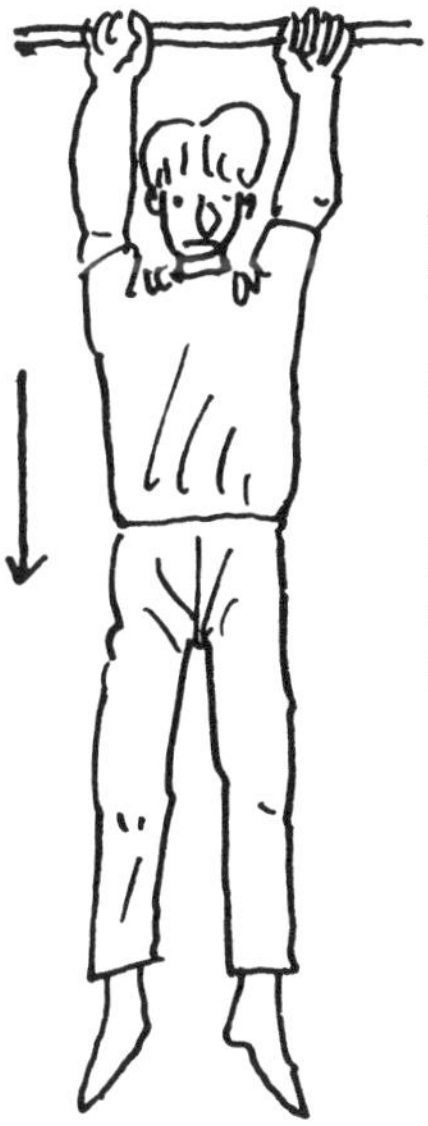

鉄棒のような丈
夫なところにぶ
ら下がる
肩，腰が痛すぎ
るときはやめる
（これだけでは
腰痛は治らない
ので他の方法を
組み合わせる）

⑤上半身の前後屈

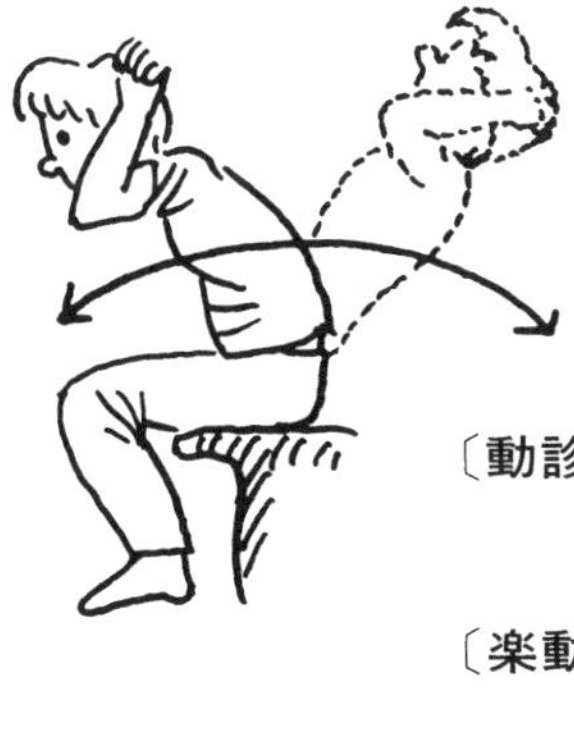

〔**動診**〕　手を後ろに組み，上体
を前後に倒し，どちら
が楽か
〔**楽動**〕　気持のよい痛くないほうに動く

腰痛の治し方Ⅲ――＊二人でやる操体法

図33(1)

①膝の裏のコリをとる
②膝の左右倒し
③腰を浮かしてストンと落とす
④うつぶせになり足を左右別々に引き上げる
⑤腰かけて左右に体を移動してみる
⑥膝の上げ下げ

①膝裏のコリをとる

あおむけに寝て，膝を直角に立てて，他の人に膝下部を指でさぐってもらう。腰痛の人はたいていここにしこりがある

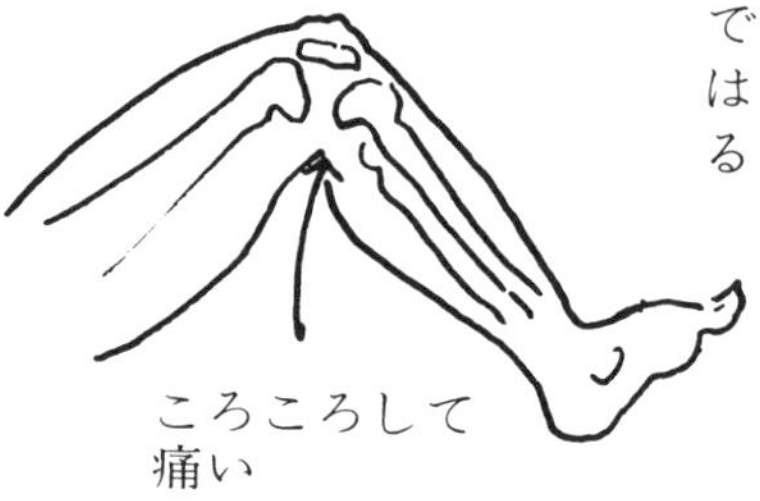

患者はつま先を上げ，術者は足指のつけ根を上から押す。しばらく力をためて，３秒ほどしたら患者はストンと力を抜く。このとき全身の力を抜くと効果が大きい。４～５回くり返す

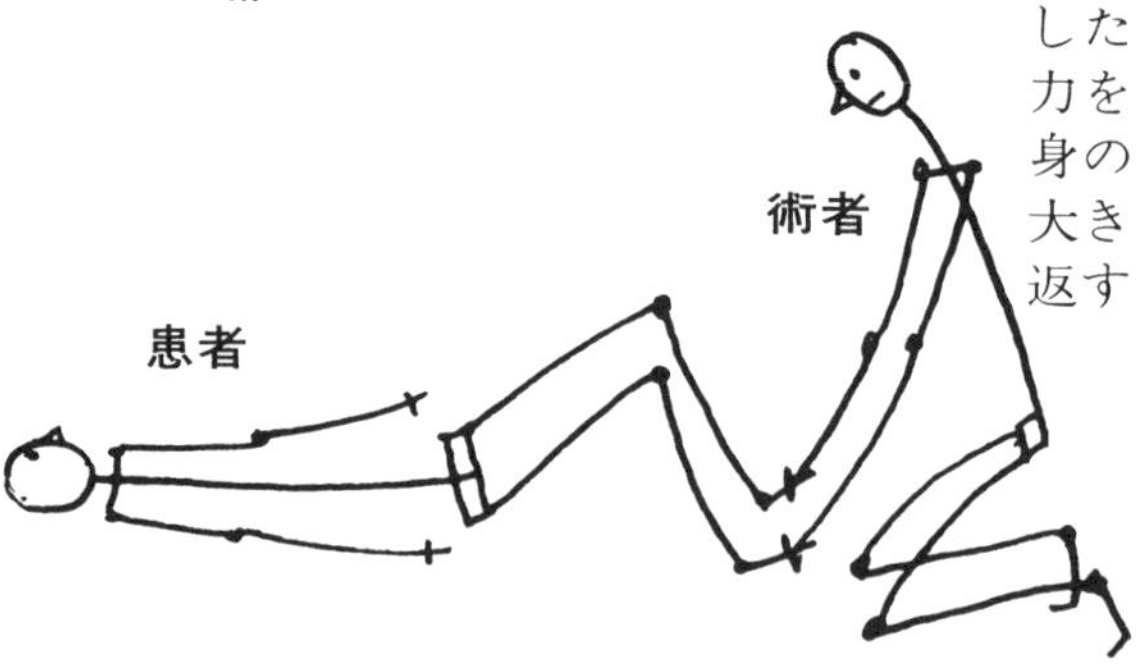

②膝の左右倒し

図33(2)

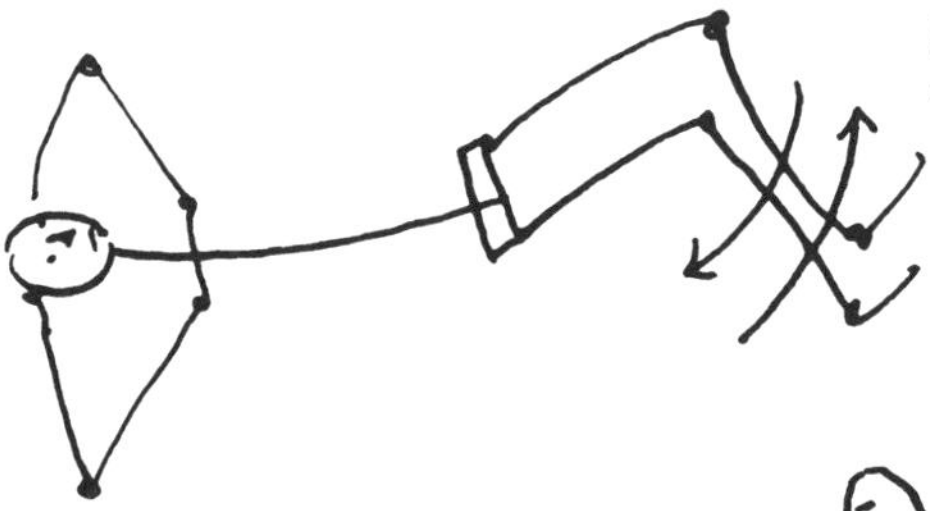

膝を左右に倒してみて，倒しやすいほうに倒す。そのばあいも３秒ほど力をためてからストン，と腰の力を抜く

③腰を浮かしてストンと落とす

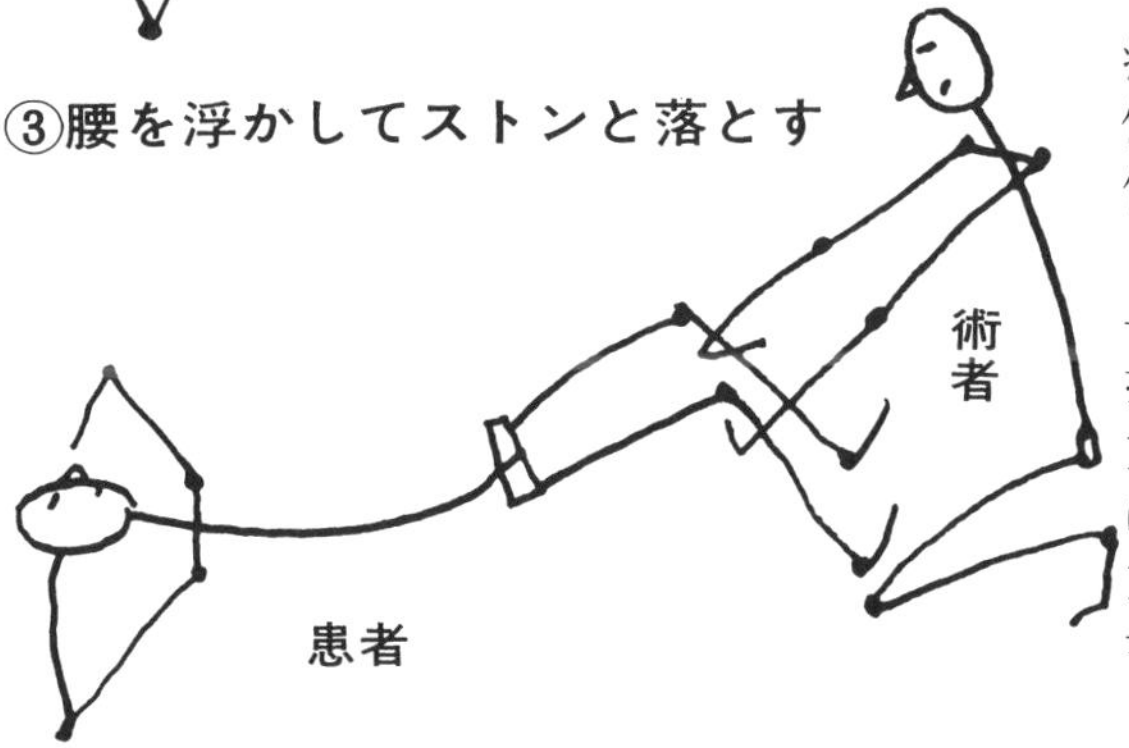
術者
患者

痛い側の膝を下側に倒させて，術者は外側から膝頭をすくうように支えて抵抗を与えてやる。充分に押し倒させてから，力をためておいて急に脱力させる
力をためておいて患者を急に脱力させる

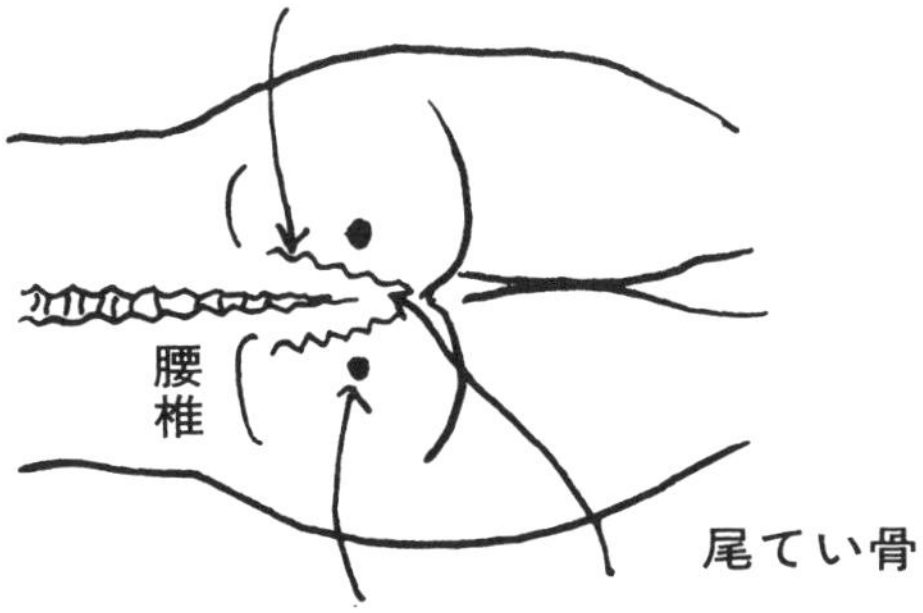
仙骨と仙椎のつなぎ目
腰椎
尾てい骨
ここが痛い

再び先の圧痛点をさぐってみて，痛みがとれていると，腰痛はなく正座がらくにできる

④足の引き上げ

図33(3)

〔動診〕 うつぶせになり左右の足を引きつける

〔楽動〕 上げやすいほうを引きつける（５回）

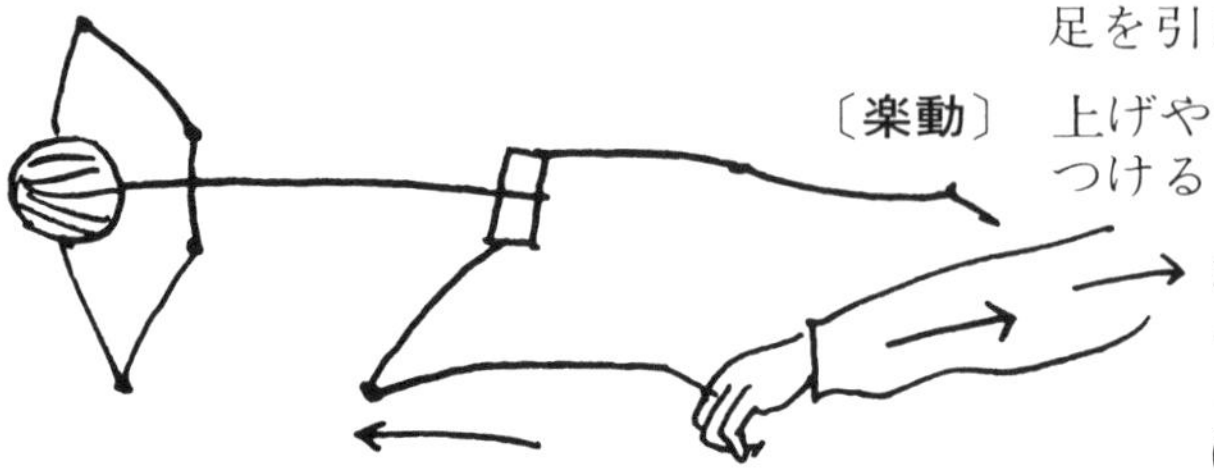

だれかに引いてもらう
３〜４秒そのままにし，急に脱力する

⑤体の左右移動

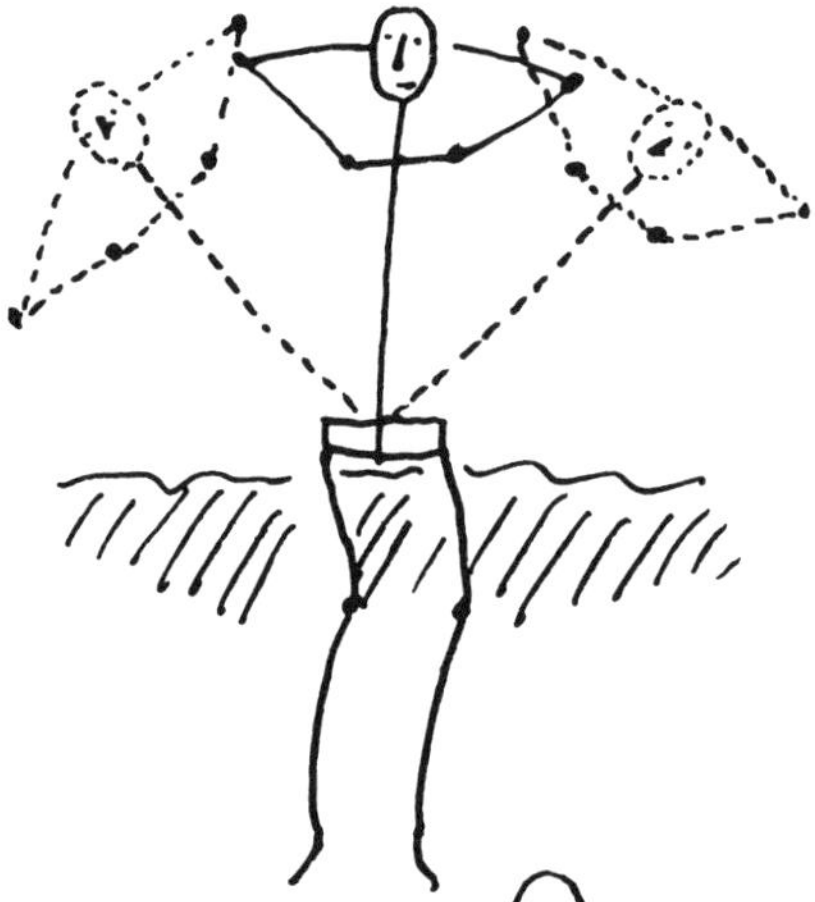

この方法はガンコな腰痛によく効く

〔動診〕 腰かけて左右に体を移動する

〔楽動〕 倒しやすいほうに２〜３回多く倒す

⑥膝の上げ下げ

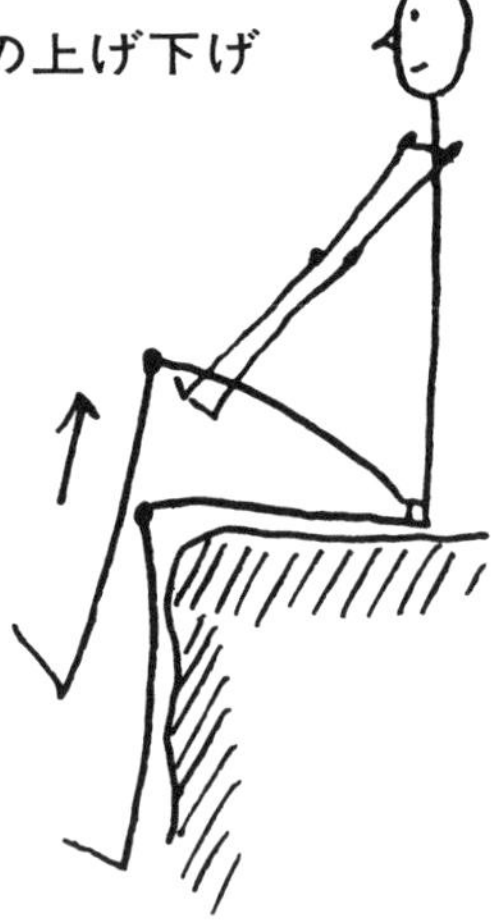

上げやすいほうを多く上げて，しばらくしてストンと落とす

自分でするより，他の人に圧してもらうとよく腰の痛みがとれる

この方法は坐骨神経痛の人によく効く。手軽にどこでもできるのでぜひやってください

り返るのが辛《つら》いでしょう。

切れた腰椎はもとに戻ることはまれですので、腰椎を支えている筋肉の力を丈夫にします。**筋肉のコルセット**をつくるわけです。この筋肉の弱い人が腰痛になりやすいのです。

つまり背面に走っている丈夫な筋肉（大腰筋、小腰筋、腸骨筋、腰方形筋）で腰椎を保護すると楽になるのです。

とくに、揺れ動く車内に立ちずめのバスの車掌さんの仕事は、ガニ股で立つことが多いので、初め腰痛になり、それからのち脊椎が自然に離れ、脊椎分離症になったと考えられます。

●操体法（一人でやる方法）をしっかり身につけ、仕事のあいまにやります（図31～32⑴⑵参照）。二人でやる方法(図33⑴～⑶)は、ご主人に手伝ってもらい毎日つづけます。腰の筋肉の天然コルセットが丈夫になり、歪みがとれて手術は必要なくなります。仕事もやめる必要はありませんから、働きながら体を動かしてようすを見ましょう。

●手当て法を行なう。どうしても痛むときは、操体法で歪みをとるほかに、手のひらを暖めて三〇分間ほど腰に手を当てます。筋肉に超エネルギーが入り、筋肉がゆるんで落ちつきます（図34）。

●間食は、とくに甘いお菓子と果物を少なくして、食事も小魚(骨ごと)、海草、繊維の多い野菜、雑穀類を多く食べてください。

図34

手当て法——＊腰痛治しの操体法のあとに

この手当て法は，筋肉の痛みやしこりがとけて，エネルギーが入り，痛みも和らいで落ち着く

うつぶせになりゆったりとして

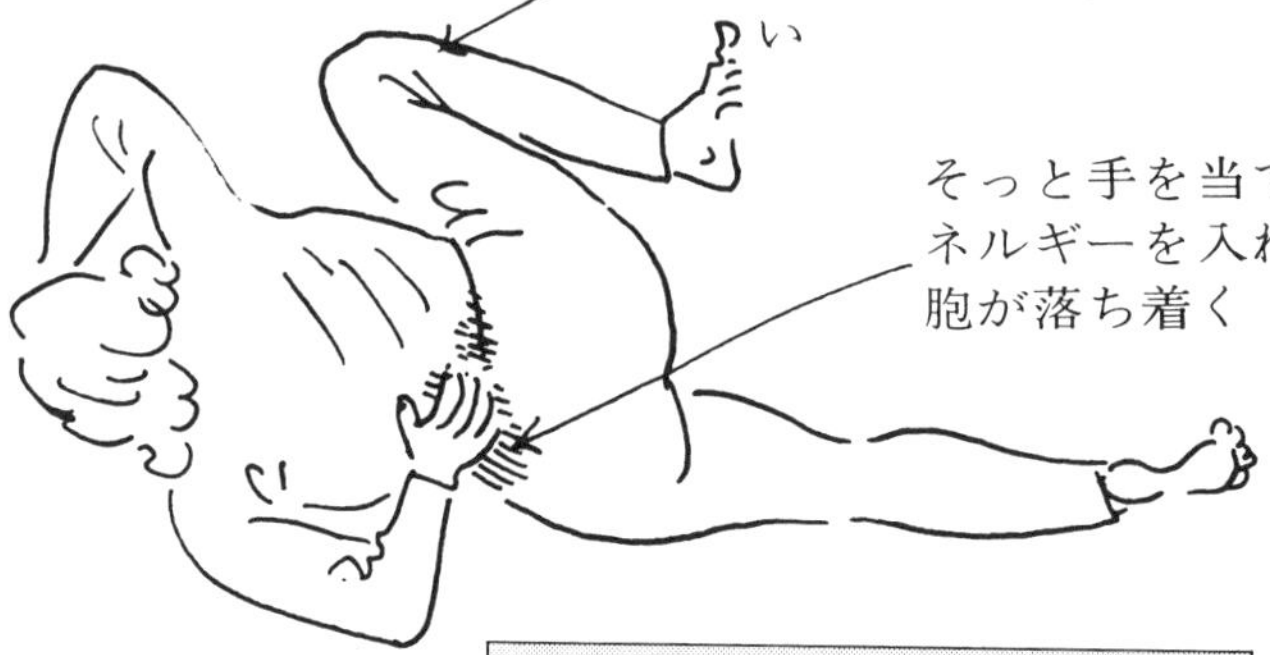
上げやすいほうの足を引き上げておいて行なう。初め2，3分でよい
そっと手を当てて30分，エネルギーを入れてやると細胞が落ち着く

この姿で手当てをすると，こった筋肉が早く和らぐ

〔二ヵ月後の経過〕

いわれたとおりのことを守り、毎日実行してきました。手術で二ヵ月入院することを考えれば、働きながら治せたなんて夢のようです。今では仕事中も苦しくなく、操体法を心がけています。もう安心して子どもを産みたいと思いますし、「もし再発したらどうしよう」という不安も消えました。そのときは自分でこの操体をして治せる自信がついたからです。

坐骨神経痛①

患者　四八歳の農家の主婦（Sさん）

〔Sさんの訴え〕

山間部落で葉タバコをつくっている。一〇年前から腰は痛かったが、がまんを重ねているうちに、三年前に歩けなくなり、左坐骨神経痛といわれ、一日おきに山から町へ注射を打ってもらいに通っていた。そうすると一日つぶれてしまう。また、鍼や灸にも行ったが、なかなかよくならない――とSさんはいうのです。

しかも、いつも頭痛がひどく、起きるとき首のつけねが苦しく、頭がモヤモヤして起床が辛いといいます。

体重は六二キロで赤ら顔、のぼせやすく、甘いお菓子が大好きなうえ三食ごとに肉、魚、卵を食べます。野菜の量は忙しいから少ないほうだといっていました。

〔治し方〕

●食生活を考えなおし、体重を減らすことが先決です（体重により椎間板が圧しつぶされ、その間を走っている坐骨神経などが圧迫されて痛むから）。

おやつに甘いお菓子はやめる。

白米から玄米に変える。おかずは海草、小魚、大豆、野菜を多く食べる。

〈注〉家族が玄米をきらったら、まず自分一人で炊いて食べ、みんなにごちそうしたらどうか。

図35

坐骨神経痛のつぼ（その1）

家庭でできるたばこ灸です

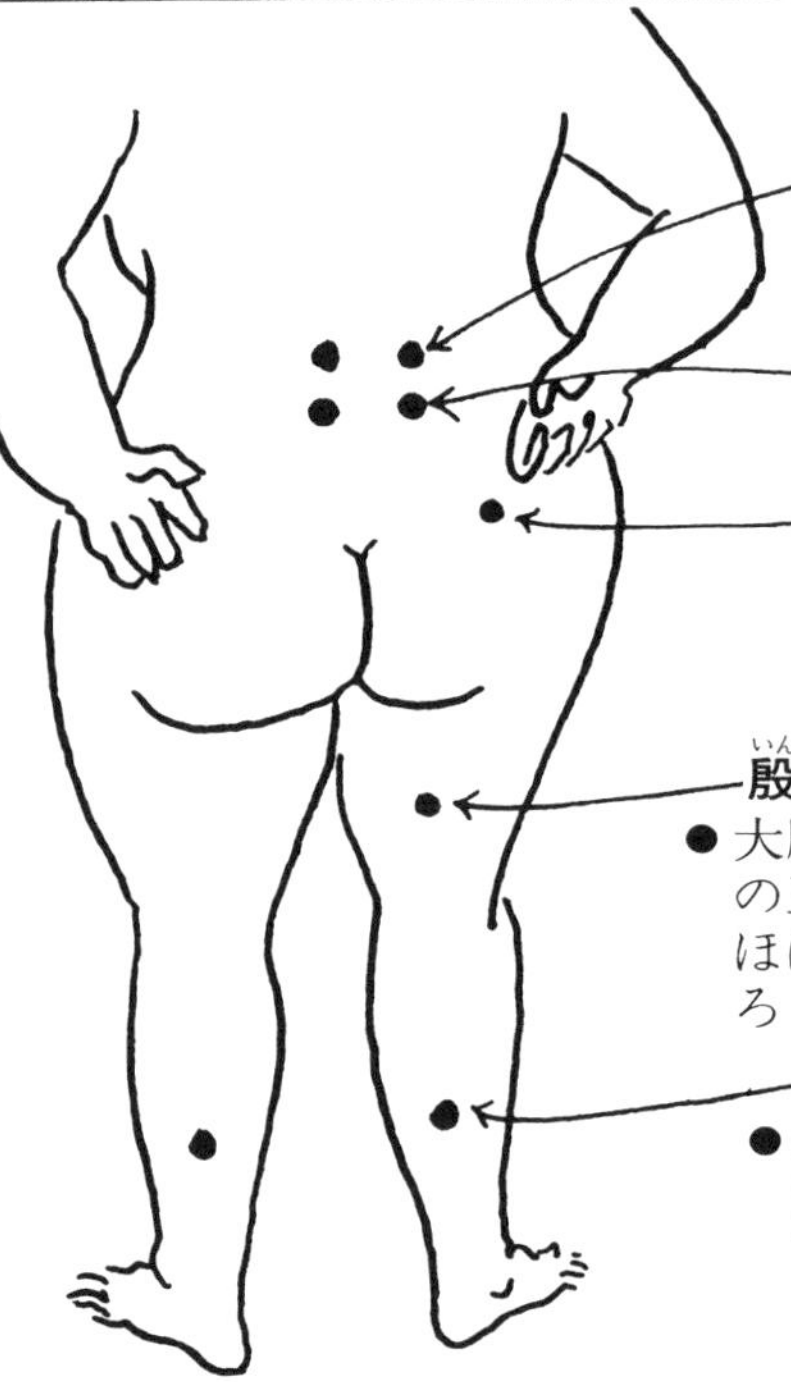
腎兪《じんゆ》
●第2腰椎の下から左右へ2～3cmずつのところ
大腸兪
●第4腰椎の下から左右へ2～3cmずつのところ
臀部の圧痛点
●しこりの上外方の部分を押さえてみて，痛むところ一ヵ所をとる
殷門《いんもん》
●大腿のうしろ側の正中線上で，ほぼ中央のところ
飛陽
●ふくらはぎのほぼ中央で，やや下外方のところ

たばこ灸のし方

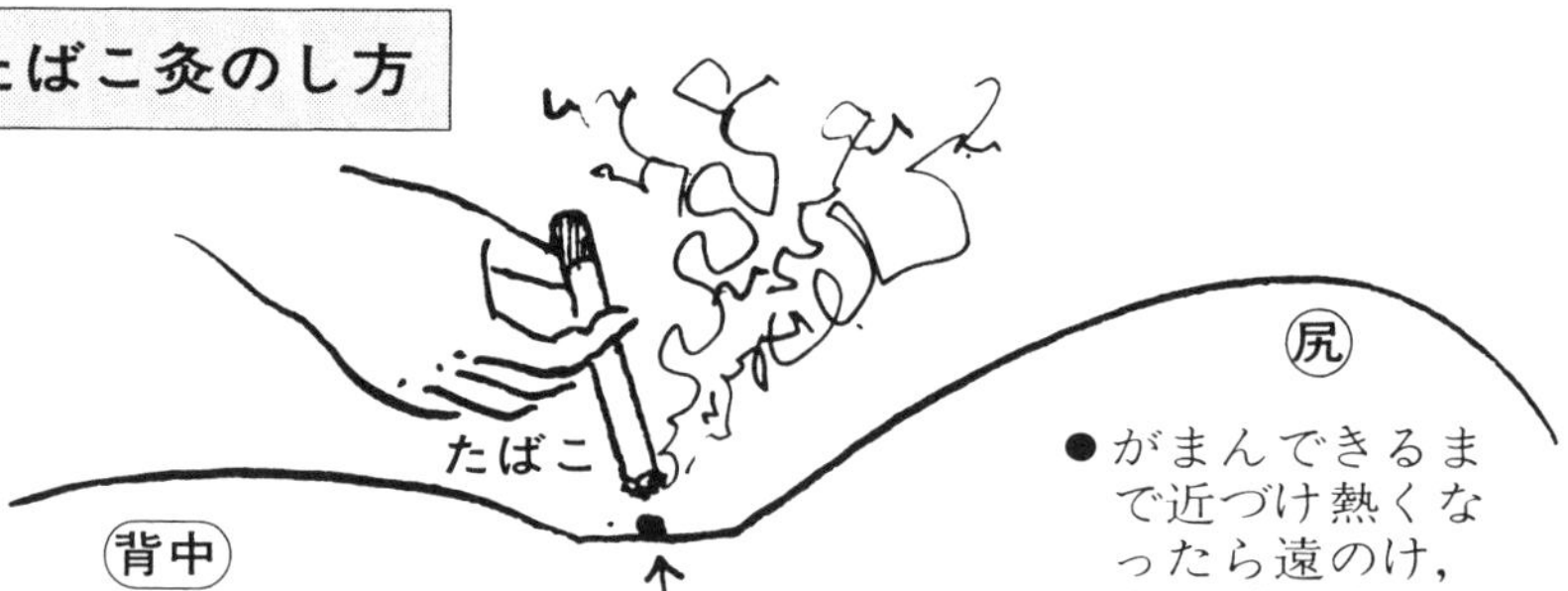
尻
たばこ
背中
腎兪のつぼ
●がまんできるまで近づけ熱くなったら遠のけ，また近づける。3～5回くり返す

坐骨神経痛のつぼ（その２）

図36

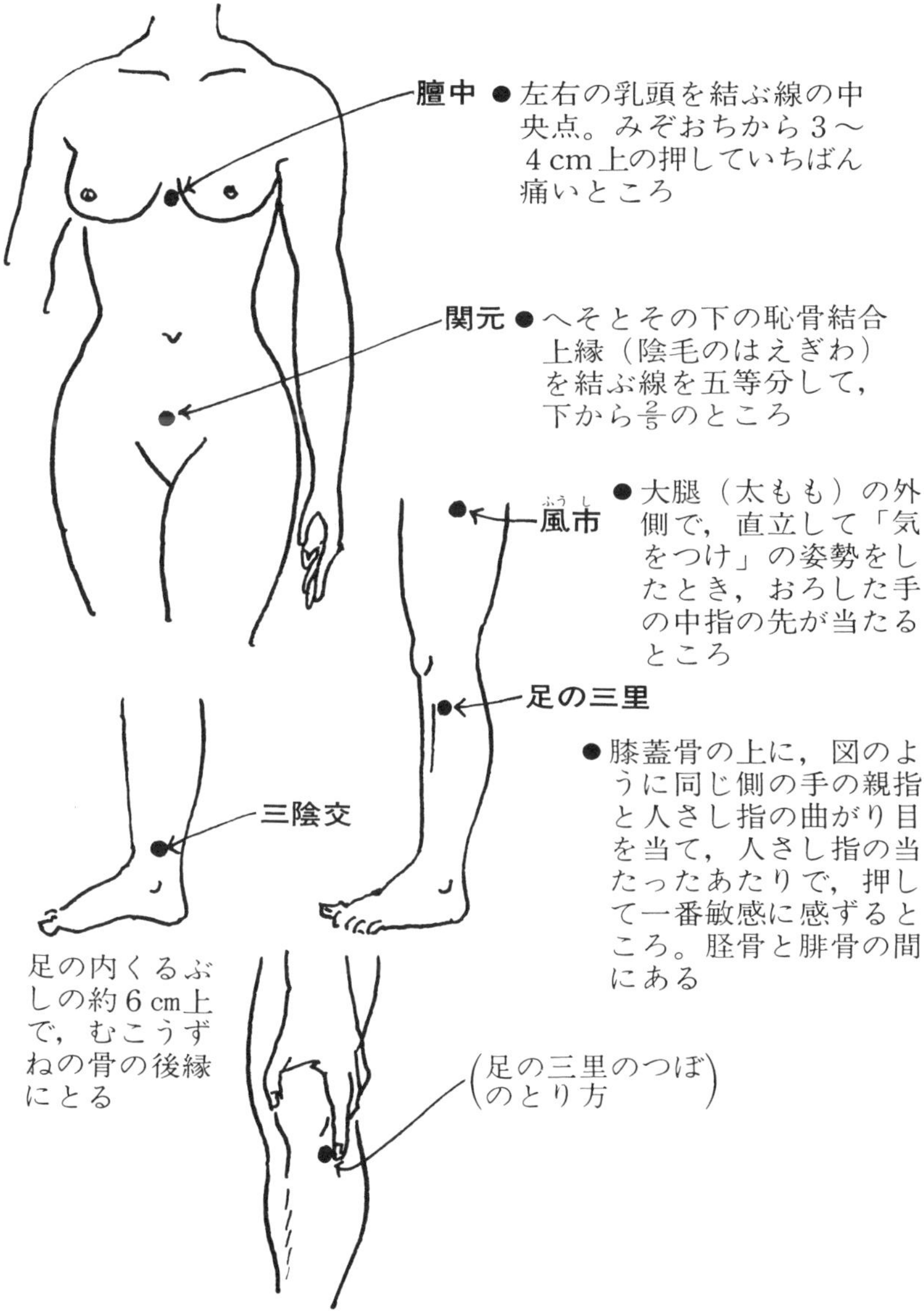
膻中
● 左右の乳頭を結ぶ線の中央点。みぞおちから３〜４cm上の押していちばん痛いところ
関元
● へそとその下の恥骨結合上縁（陰毛のはえぎわ）を結ぶ線を五等分して，下から$\frac{2}{5}$のところ
風市《ふうし》
● 大腿（太もも）の外側で，直立して「気をつけ」の姿勢をしたとき，おろした手の中指の先が当たるところ
足の三里
● 膝蓋骨の上に，図のように同じ側の手の親指と人さし指の曲がり目を当て，人さし指の当たったあたりで，押して一番敏感に感ずるところ。脛骨と腓骨の間にある
三陰交
足の内くるぶしの約６cm上で，むこうずねの骨の後縁にとる
（足の三里のつぼのとり方）

●操体法を毎日三回必ずつづける（腰痛を治す操体。八二ページの図30(1)〜(2)）。
●腹式深呼吸（五五ページ参照）を朝夕、一〇回ずつつづけると、体重の減少に効果がある。

〔二週間後の経過〕

頭のモヤモヤが消え、起き上がるのが楽になった。体重は三キロ減って五九キロになり、体を動かすのが楽で、坐骨神経痛も軽くなってきた。玄米はアズキなどを入れて土鍋で炊いていています。便秘がすっかり治った。

操体法は毎日つづけて楽しみになってきた。タバコ作業場の仲間一〇人に教えている（自分の今やっていることは、仲間にも効きめがあると思って）。今まで休み時間にはお菓子やミカンを食べていたが、お菓子は減らしサツマイモや干し柿を少し食べ、操体をしている。おかげで、みんなの具合もよくなった。

〔一ヵ月後の経過〕

町にきたので寄ってみた。体重が五四キロに減ったので体が軽く、頭のモヤモヤもすっかりとれた。働くのがひとつも苦にならない。甘いものを食べる気がしなくなった。子どもたちは甘いものをくれるが、たまに食べると舌がヒリヒリするので、めったに食べないから、家の中に甘いお菓子がだんだん少なくなってきた。

部落のみんなには、集まりのとき、いつもこの話をしてがんばっている。「ときどき水沢に行って、操体法とか食べものの話を覚えてきて教えてけらえ（ください）」といわれる――と、うれしそうに話していました。

山間部のほうにも、食生活を見なおし操体法を教え合う楽しいつどいが広がっていると聞くと、とても心がなごみます。農薬や洗剤のこと、農業をする側と消費する側のエゴのぶつかり合いという話題からはじまり、生き方までも問いなおされるようで、患者さんたちとの話はつきません。かえって教えられることのほうが多い毎日です。

おみやげに、大根の葉をたくさんいただきました。

坐骨神経痛②

患者　六五歳の農家（Hさん）

〔Hさんの訴え〕

三〜四年前まで腰が痛かったが、今は腰が曲がったせいか痛まない。その後、右脚全部と尻のほうが引きつって歩くときに痛み、夜もエビのように横になって寝る、と訴えていました。右膝に水が溜まり、一〇回くらい抜き取り、薬を膝に注射していて、ほとんど坐ることができない、というのです。酒は飲まず、そのかわりお菓子を食べているとのことでした。

〔一人でやれる治し方〕

●腹式呼吸（五五ページ）をやり腹部を中心

に全身を柔らかくし、血液循環をよくします。
●操体法の腰痛の治し方（八二ページ）を朝夕行なう。
●タバコ灸をする（九六ページの図35参照）。自分で手のとどかないところは、家族にしてもらう。跡がつくのがいやな人の方法です。
●甘いお菓子はやめる（神経が弱る）。

〔一週間後の経過〕

体重が一キロ減り六五キロになった。操体法を毎日やっていたら、よくねむれるようになった。タバコ灸も毎日やっているので、体が柔らかくなった。腰が伸びて神経痛はずっと軽くなり、思いがけず血圧も下がった、という電話がありました。

腰痛（予防と暮らし方）

患者　四〇歳の農家（Oさん）

〔Oさんの訴え〕

腰痛になりやすいのですが、毎日の予防法と暮らし方をいくつか教えてください。

〔予防と暮らし方〕

●**枕を腰に当てる**（寝るとき）　健康な人の背骨は、立っている姿勢ではゆるやかなS字型のカーブをえがいています。

腰が曲がりそうな人、少し曲がった人の治療に、この枕による矯正を加えますと治りがいっそう早まります。初めは一分間ぐらいからはじめて、枕を当てる時間をだんだんのばし一〇分間ぐらいまでのばしたら、それ以上

腰痛になりやすい姿勢

図37

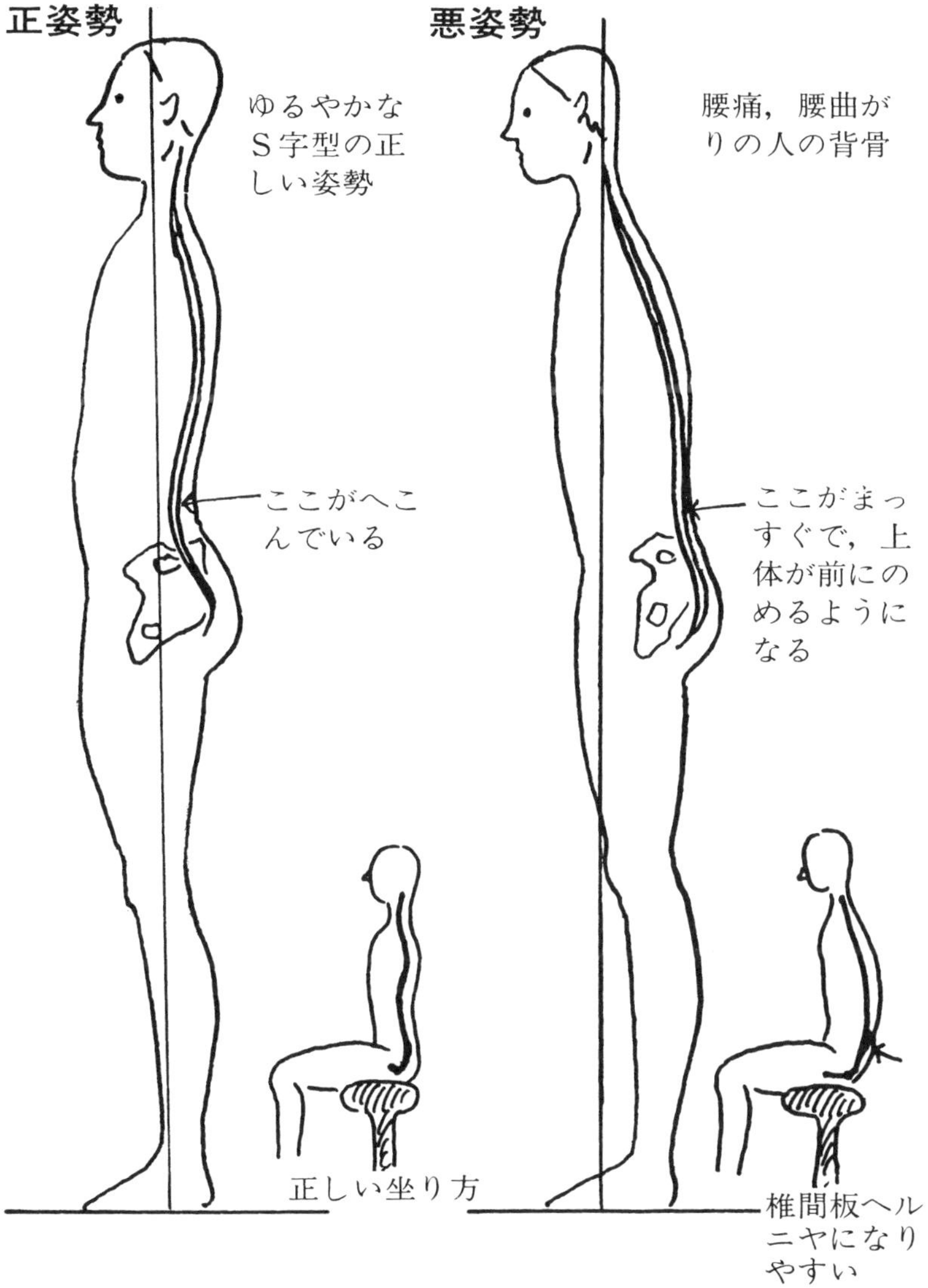
正姿勢
ゆるやかなS字型の正しい姿勢
ここがへこんでいる
正しい坐り方
悪姿勢
腰痛，腰曲がりの人の背骨
ここがまっすぐで，上体が前にのめるようになる
椎間板ヘルニヤになりやすい

長く当てないように注意してください。

●ものを持ち上げるとき　重いものを持ち上げるときは、腰を落とし内股にして踇側(足の親指) に力がはいるように背骨をまっすぐにします。手は小指側に力を入れ肘を脇につけるようにして持ち上げます。

●椅子に腰かけるとき　体に合った椅子を使う (背もたれの高さと椅子の奥行が体に合っていること)。ソファーのように柔らかい椅子や背中が丸くなるようなものに長時間腰かけない。

●自動車の座席に腰かけるとき　体がどっぷり沈むようなフカフカの椅子は、腰痛のもとをつくるようなものです。長時間運転するとき、腰が丸くならないような腰専用の枕をつくって腰に当ててやると、腰痛の心配は消えます。

●あぐらをかくとき　これら背を丸くする前屈の姿勢は、すべて腰に対して害になります。とくにあぐらは腰痛の原因になります。

しかし、座ぶとんを二つ折りにして尻の下に敷くと背が伸びて疲れません。

●運動不足の解消を (働くことでは解消にならない)　一日じゅう仕事で同じ筋肉を使うと疲労で歪みが起こります。

走ったり歩いたりすることで両足を均一に動かす (頭脳労働などの多い人)。

背筋、腹筋が弱ると腰椎がずれやすい (八五ページの「椎間板ヘルニア」の項参照) ので鍛えることが大切です。そのときの注意点

図38

腰痛予防——＊腰枕による矯正

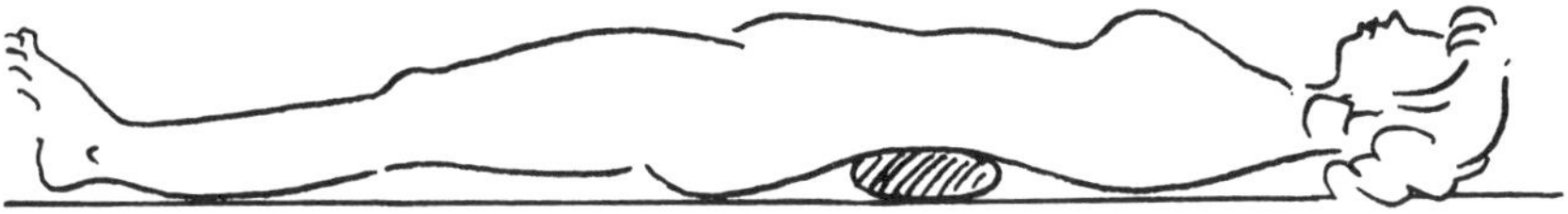

- 腰枕は，バスタオルでつくる。吸湿性があってよい
- 一晩中欲ばって当てないようにする。翌日起き上がれなくなる
- 必ず硬いふとんに寝る。ふかふかのマットレスは腰が沈んで，腰痛のもとになる

腰痛予防——＊椅子に坐るとき

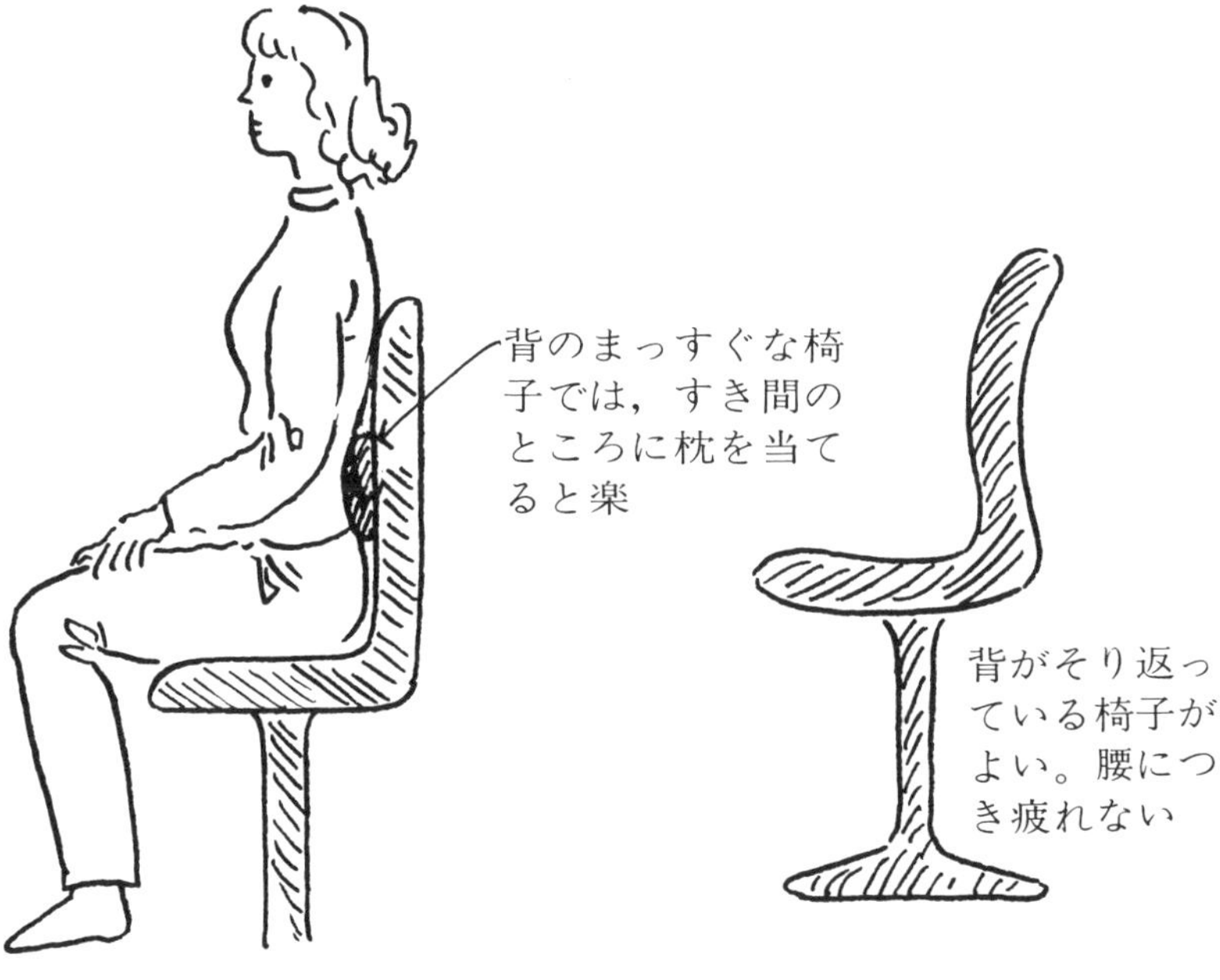
背のまっすぐな椅子では，すき間のところに枕を当てると楽
背がそり返っている椅子がよい。腰につき疲れない

図39

腰痛予防――＊車の座席に坐るとき

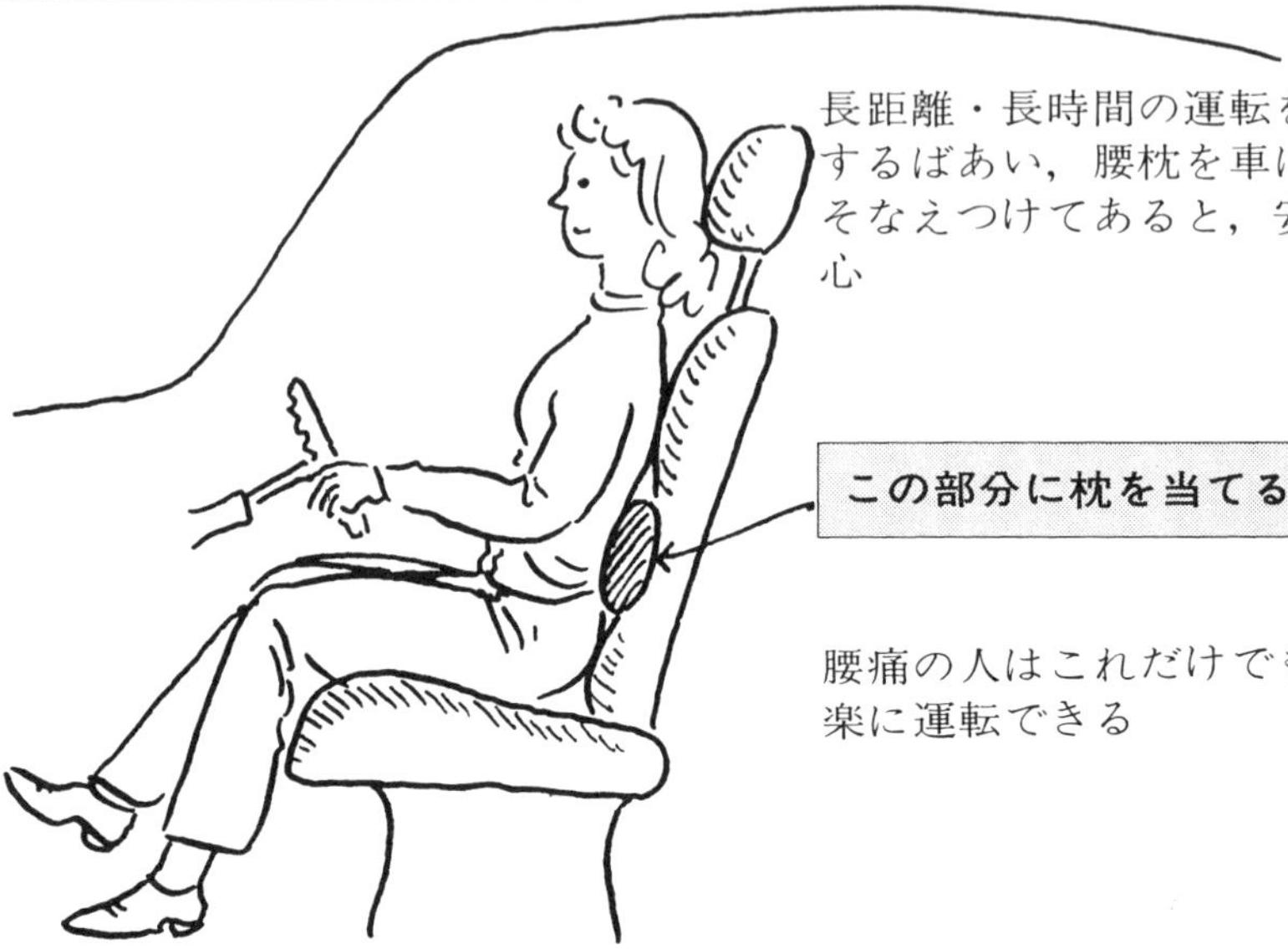

長距離・長時間の運転をするばあい，腰枕を車にそなえつけてあると，安心

腰痛の人はこれだけでも楽に運転できる

腰痛予防――＊あぐらのかき方（楽な方法）

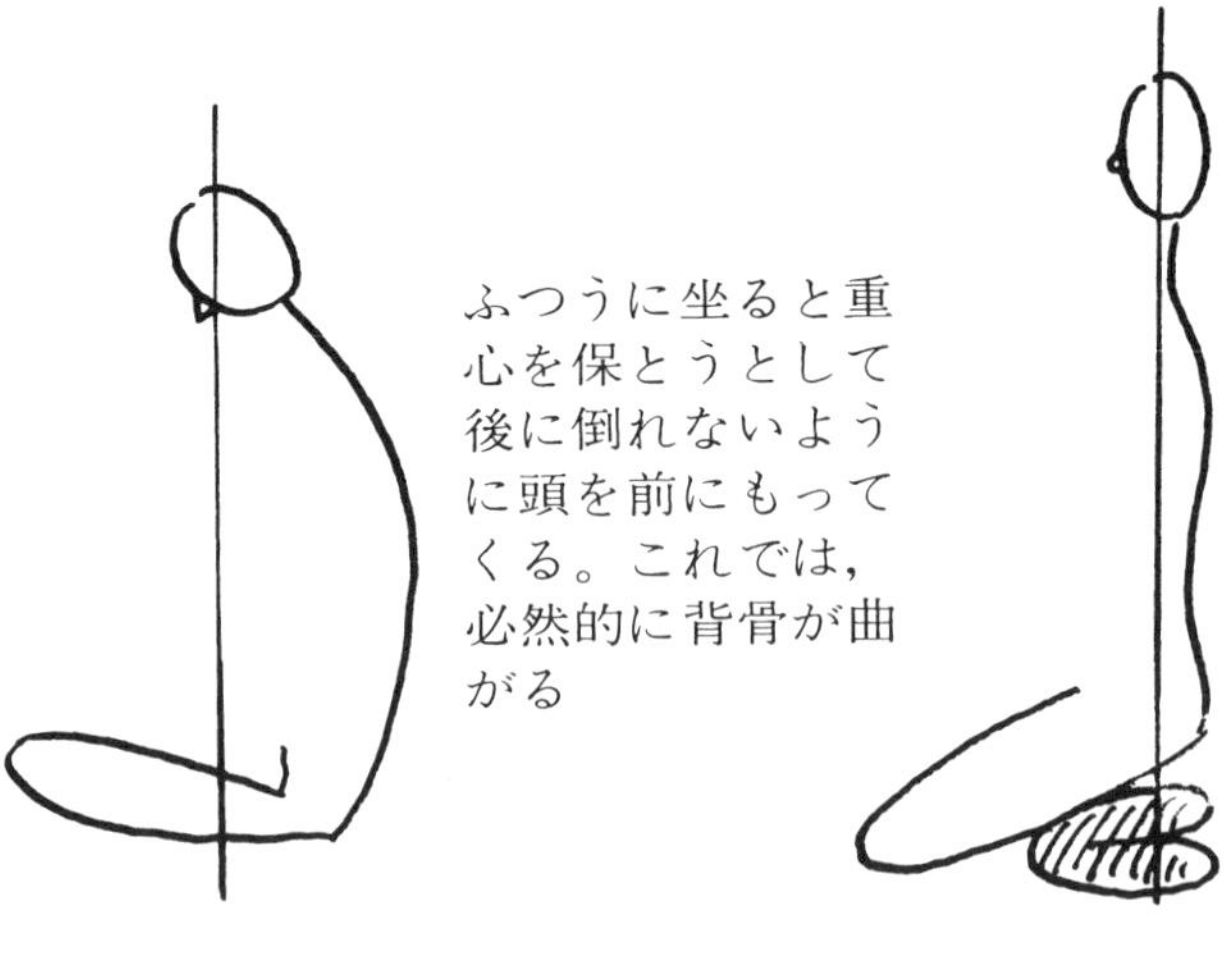

ふつうに坐ると重心を保とうとして後に倒れないように頭を前にもってくる。これでは，必然的に背骨が曲がる

座ぶとんを二つ折りにして尻の下にしくと，背筋や腰が疲れにくい

腰痛予防——＊腹筋と背筋の強化

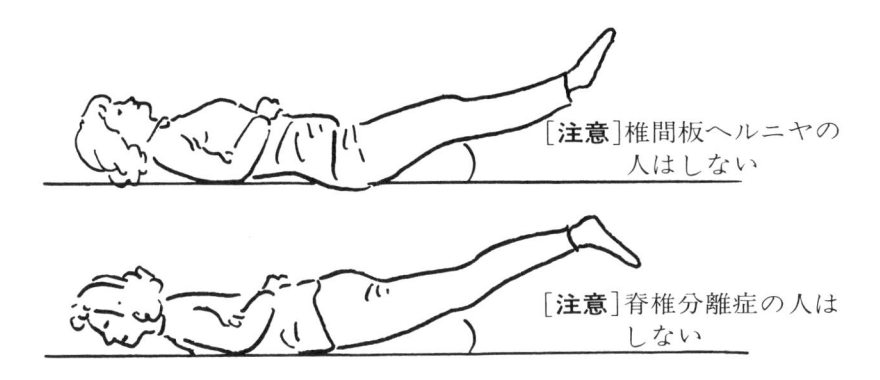

図40

［注意］椎間板ヘルニヤの人はしない

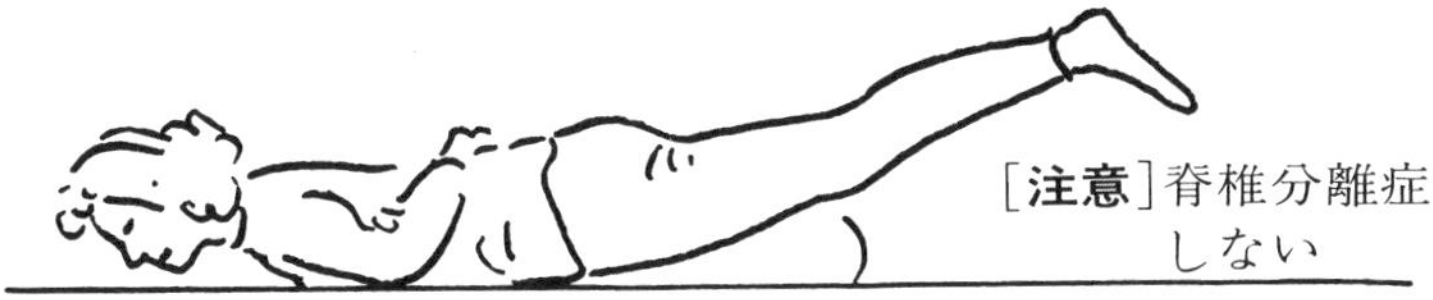

［注意］脊椎分離症の人はしない

10秒間ほど上げて，苦しくなったら息を吐きながらストンと落とす

は、痛いほうへは動かさない、むりをしないことです。

体の調子をみるポーズ（図41）をとる。

これらのうちどれか一つ二つを毎日つづけましょう。朝、昼、夜、自分に合った動きを数分間行なうだけでも効果が上がります。

体操と操体とは違います。体操はリズミカルな動きと、力と速さを重視します。それに対して**操体は、ソフトでスロー**な動きを重視し、気持のよい方向に体を大きく動かしてやるのです。

図41

腰痛予防——＊体の調子をみる体操《ポーズ》

① 体の後面の筋肉が伸びる

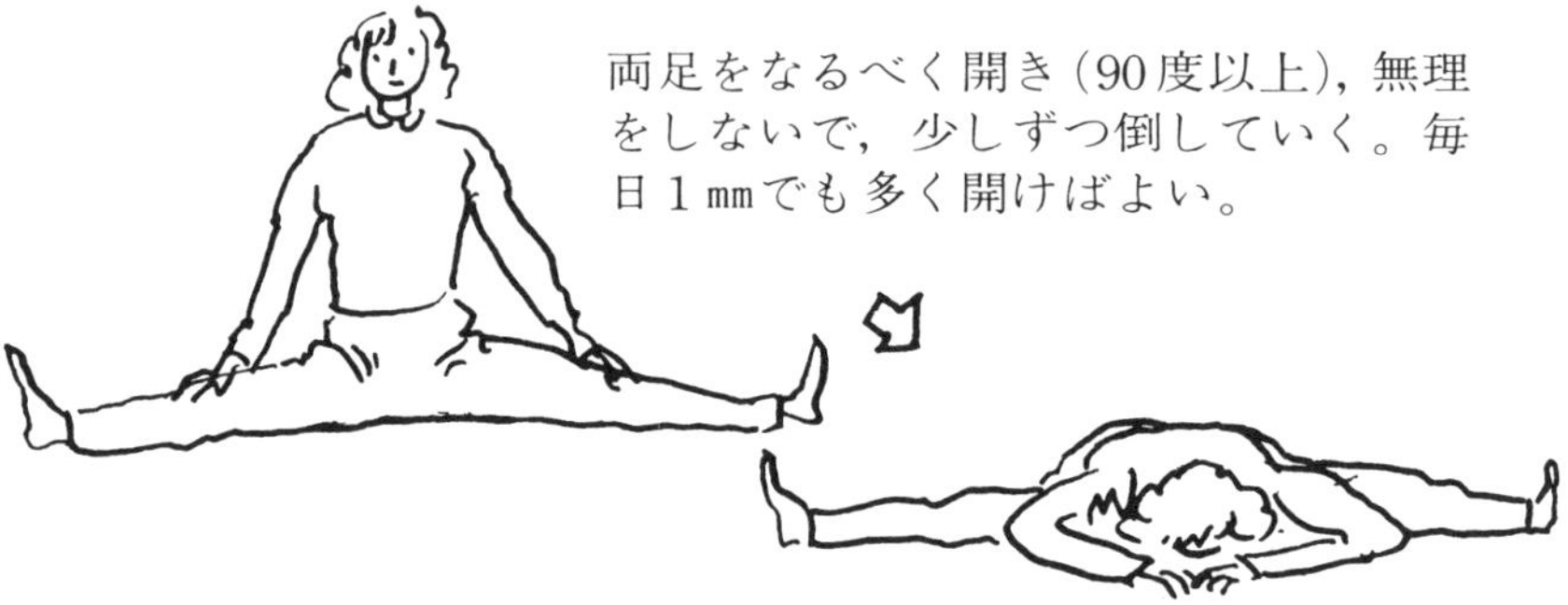
両足をなるべく開き（90度以上），無理をしないで，少しずつ倒していく。毎日１mmでも多く開けばよい。

息を吸い ⟶ 息を吐きながらゆっくりと前屈するとできやすい

② 体の前面の筋肉が伸びる

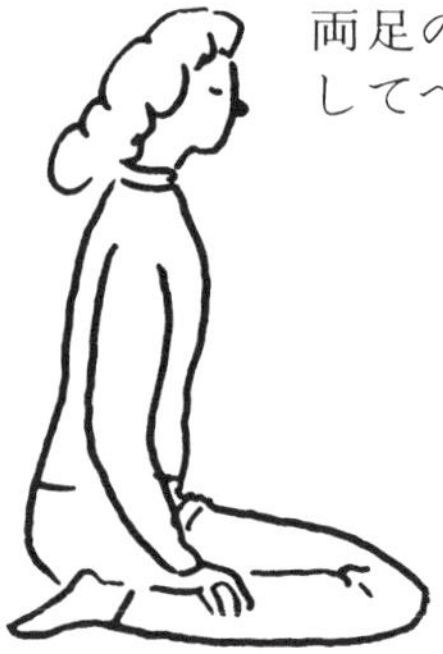
両足の間に尻を落としてペタンとすわる

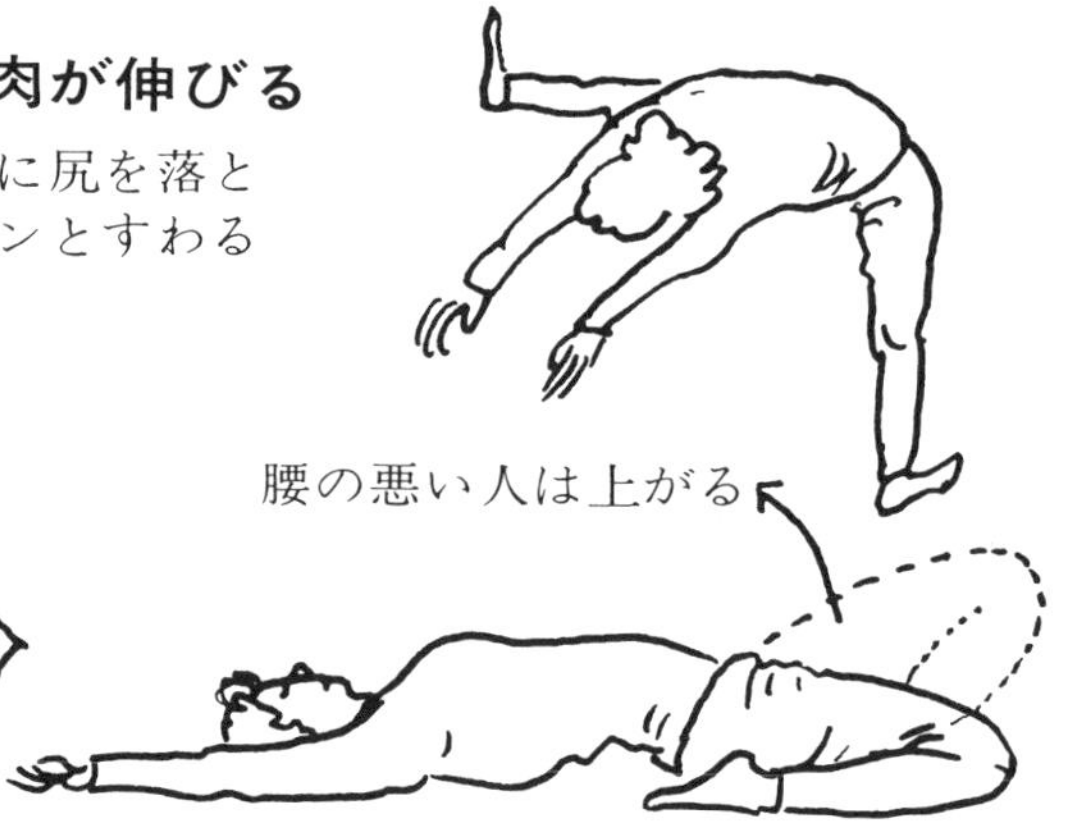
腰の悪い人は上がる

息を吸い → 吐きながら後屈する

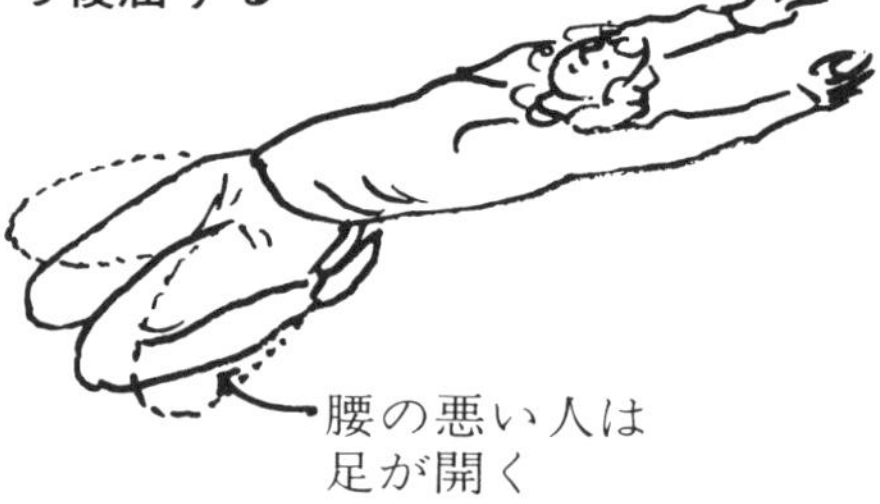
腰の悪い人は足が開く

体全体の骨，筋肉の歪みが大きく調子が悪いとこのポーズができないので82ページの操体法の腰痛の項を実行してから試みる。このポーズができるころ腰痛も治っている

便　秘

患者　一八歳の女子高校生（Fさん）

〔Fさんの訴え〕

小さいときから便秘で、下剤を飲んでいた。下剤を飲まないと五日に一度ぐらい、やっとウサギの糞状の便が出るだけである。スポーツは水泳をしているが、体重は六七キロと肥満型。間食にパンやジュースが多い。

体を診ると、右脚が二センチ短く、右下腹部が痛み、腰の右仙腸関節が硬く、押すと跳び上がるほどの激痛がある。**便秘のひとはたいてい右下腹部が痛む。**

〔治し方〕

●操体法による治し方

①膝下部のしこりを取る。
②右の膝を上げる。
③両膝を立て、右倒し。
④うつぶせになり、左足を引き上げる。とくにこの動きが効く。

●食事による治し方　主食を玄米に切りかえる。副食は野菜（繊維の多いもの）、海草、小魚、大豆を中心にする。ミカンなどの果物、果汁、甘いお菓子はなるべくとらないようにする。

〔三日後の経過〕

初診の日の夕方に大量の便が出た。以後毎日一回便通があり、三日目に黒く臭みの強い便が出ました。

図42

便秘のための操体法

①

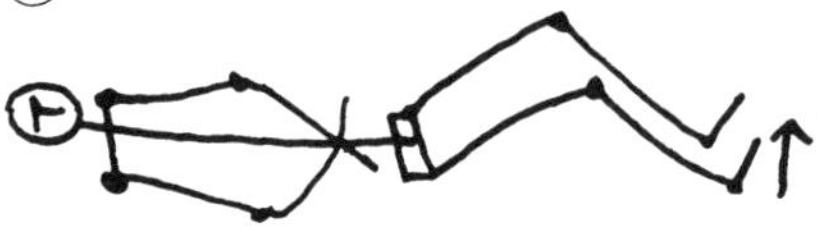

あおむけになり，つま先を上に上げ，しばらくそのままにしてストンと力を落とす(5～6回)

②

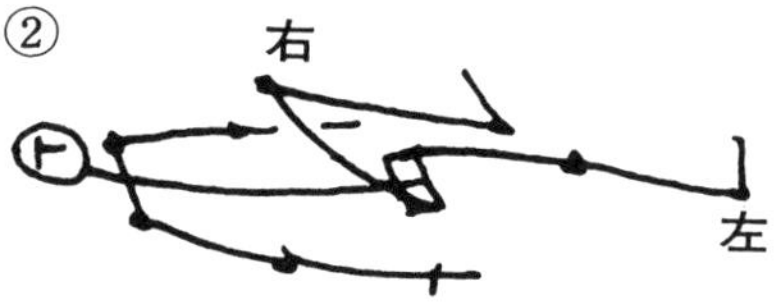

右膝を曲げる（5～6 回）

③

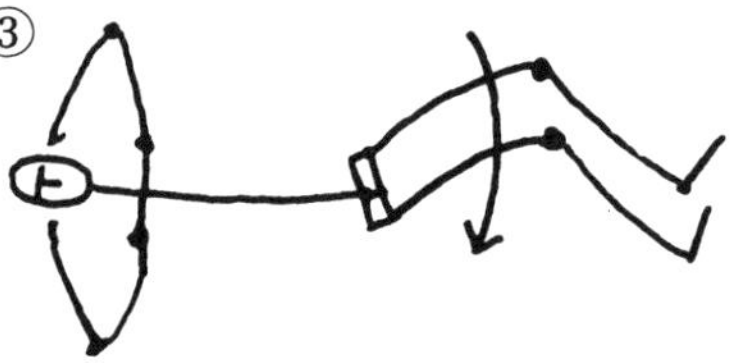

膝を折り右に倒す（5～6 回）

④

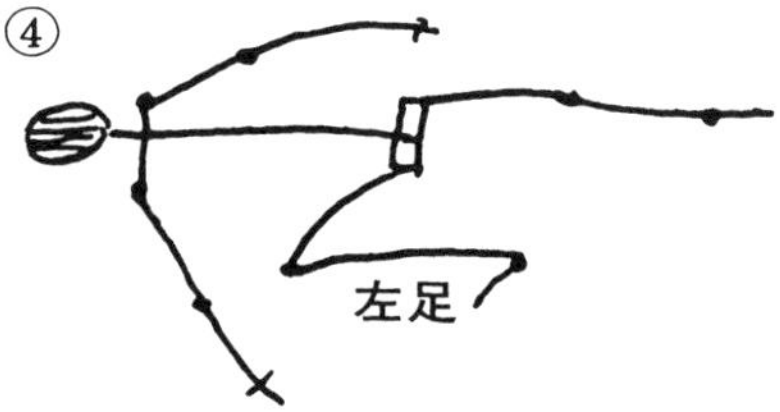

うつぶせになり，左足を脇につけるように引き上げる（4秒ずつ数回）。この動きがとくに効果大

朝，ふとんの中で一通り行なうと出勤・登校前に便意がある
1日2回行なうように

［**注意**］**あおむけ**の**右**足と**右**倒し，**うつぶせ**の**左**足引き上げをまちがわないように

図43

便秘は腰痛からくることもある

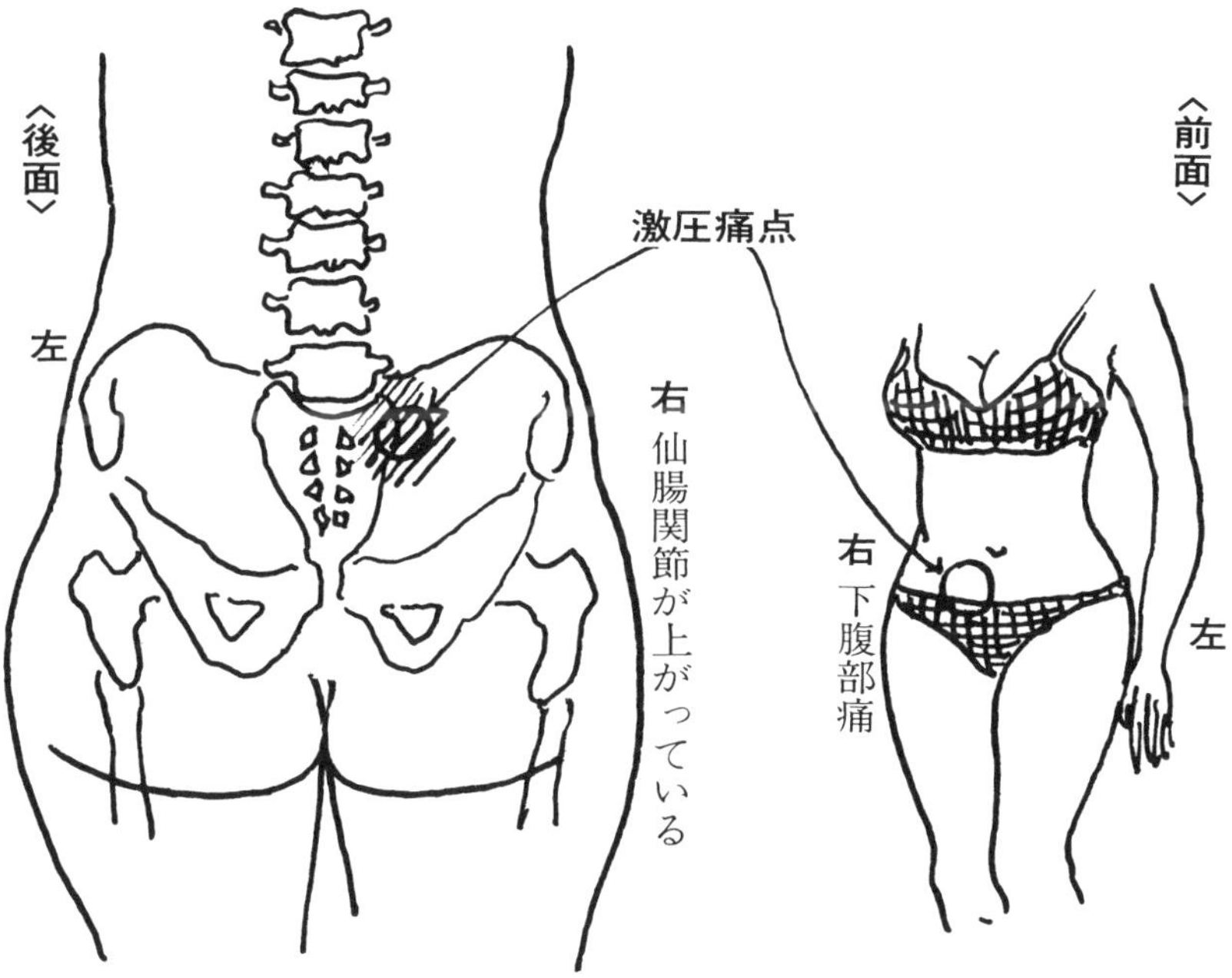
〈後面〉
左
激圧痛点
右
仙腸関節が上がっている
〈前面〉
右
下腹部痛
左

激圧痛点の関節部が重なったりしこりがあったりして，上行結腸を支配する神経の元が圧迫を受けてよく働かない。それによって便秘が起こる

操体法はこの部分を柔らかくしたり，血流をよくするための運動を行なう。便秘を元から治す

〔七ヵ月後の経過〕

食事は玄米食がすっかり定着し、体重が五九キロに減り、下剤は一度も飲まない。操体は毎日つづけている。視力が〇・八から一・二になるというおまけまでついて、びっくりしています。

旅行にも玄米を欠かさず持ち歩き、意志の強さと、自分の暮らし方の変わったことに家族のほうが感心しているほどです。

下痢（腰痛による）

患者　六六歳男性（Sさん）

Sさんの家族　下痢がひどくて市立病院に行ったら入院をすすめられ、入院しました。もう二週間過ぎたのですが治る気配がありません。毎日点滴注射をしていますが、あまりの下痢でやせてしまい、不安です。何かいい方法はないでしょうか——と家族から電話がありました。

小崎　そのかたは腰が悪くないですか。

Sさんの家族　そういえば転んで腰をいためてから下痢が始まったと思います。入院先のお医者さんには腰痛のこともいっているのですが、まず下痢が治ってからと、いっこうにとり合ってくれません。

小崎　そういう病院にいて電話だけではどうしようもないですが……。

Sさんの家族　気の毒だから、なんとか一回だけでも診てください。

やせ衰えた老人が、夜中にタクシーでやってきました。

診ますと、左骨盤が後方へ引き、右腰が前方へ出てねじれていました。左脚が三センチ短く、腰痛でまっすぐに寝ることができないので、膝は〝く〟の字に曲がり浮いていました。

〔下痢と便秘の見分け方〕

下痢では、左側の腰から腹の上下、どこか押圧すると痛く、引きつるようなことがあり、自覚症状はない例が多い。押してはじめて痛む。便秘はその反対側とみていい。

Sさんもこの症例に当てはまります。水分はふつう大腸まで食物に含まれたまま運ばれ、最後の下行結腸で水分が吸収され、ほどよい硬さの便になっておし出されるのです。

この場合、尾骨や腰椎、骨盤に何か異常があり、そこから出ている大腸を動かす神経が正常に働かないと、下行結腸の働きも止まり、水分の吸収がなされず下痢便となると考えられます。

そこで、左腰のしこりを消す動きが気持のよい操体となります。また、手のひらで左下腹部を温めます（掌療法）。

〔三日目の経過〕

「硬い普通便が出ました」と本人から電話

図44

下痢は腰痛からくることもある

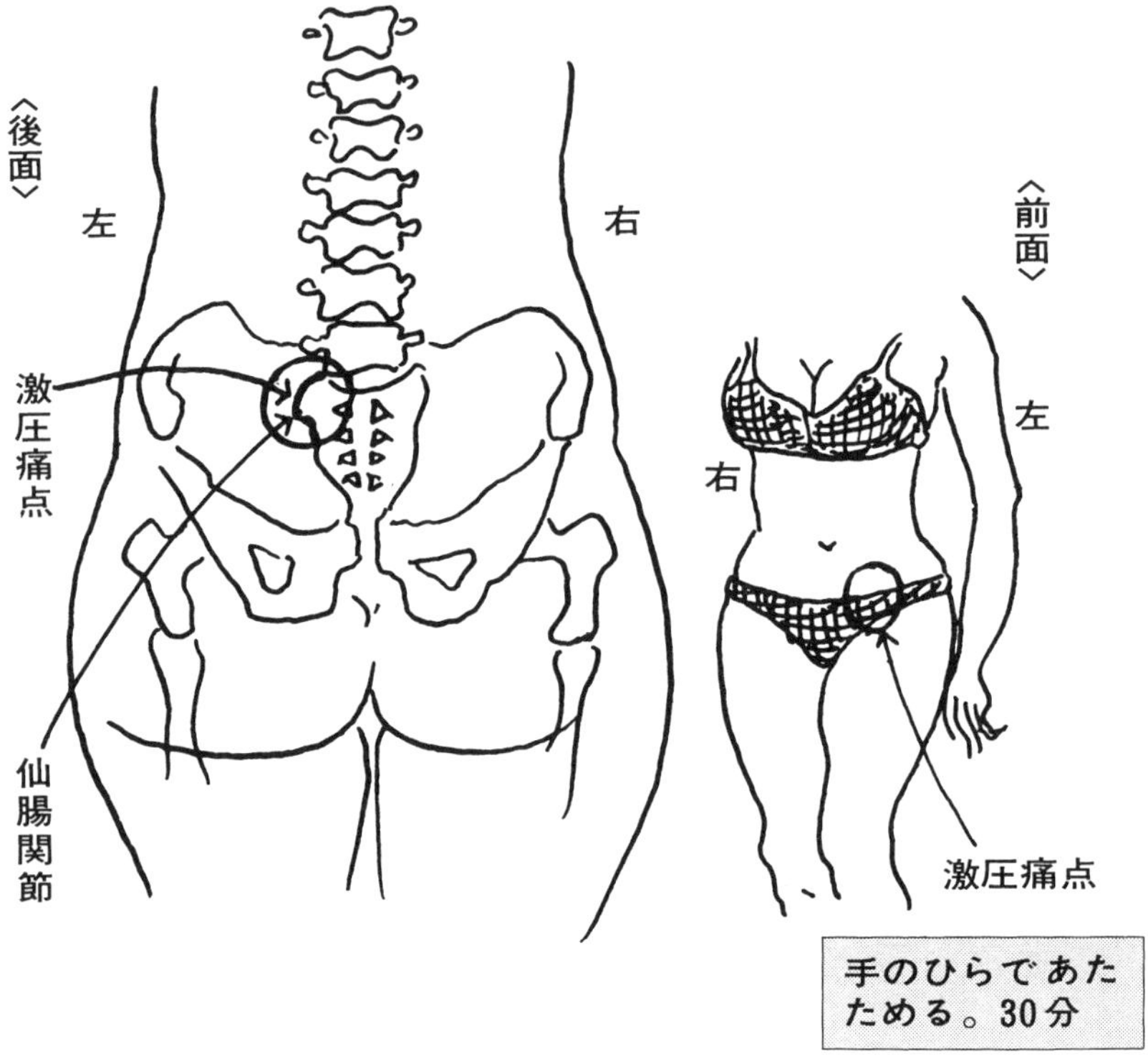

〈後面〉
左
右
激圧痛点
仙腸関節
〈前面〉
左
右
激圧痛点
手のひらであたためる。30分

激圧痛点の関節部が重なったりしこりがあったりして，下行結腸を支配する神経の元が圧迫を受けてよく働かない。それによって下痢が起こる

Sさんのばあい，ころんだとき右尾てい骨を下にして打ったので，左仙腸関節が圧迫され重なり，そこにある神経の活動がにぶったものと考えられる

下痢と腰痛のばあいの操体法

図45

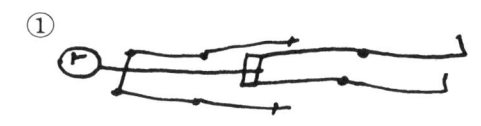

①

あおむけになり，左足を伸ばす（5～6回）
［**注意**］やりすぎると腰が疲れるので逆効果

②
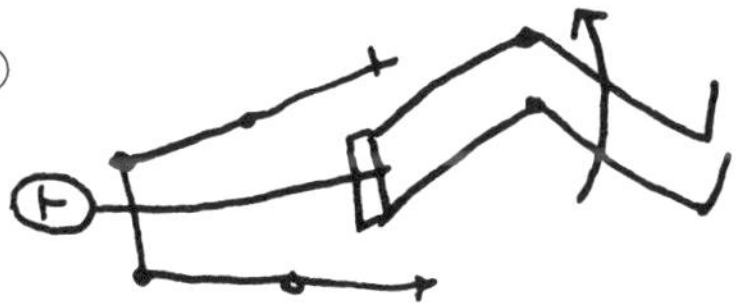

膝を折り曲げ，左にだけ倒す（5～6回）

③
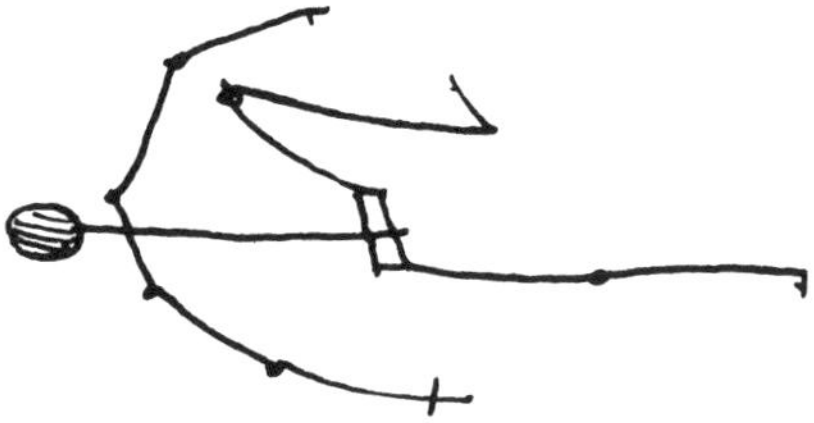

うつぶせになり，右足を脇腹につけるように引き上げる。この動きがとくに効果大

朝ふとんの中と，夜寝る前との1日2回行なう。胃腸の弱い人にも最適

［**注意**］便秘のばあいと比べてみるとその違いがわかる

があり、「こんなに早く歪みが戻り治るとは思っていなかったので、びっくりしました。ベッドの上で操体をしただけで、硬めの便になったうえに腰痛が治り、両下肢を伸ばしているることができます。点滴はやめ、普通食にしてもらいました」といっておりました。

なお、病院で精密検査をして胃腸に何の異常もないといわれていたことが、私には大きな力となっていましたので、安心して病院で操体をすすめることができました。

Sさんは下痢が止まって三日で退院しました。

〈注〉ベッドの上での操体は、第4章のひとりでできる型の寝ていてできる項をやりました。

下痢(ストレスによる)

患者 一七歳女子高生(K子さん)

〔K子さんの訴え〕

進学率が九五パーセントの普通高校に通っている。一クラスに女子が五人だけ、あとは男子生徒という中での勉強で、毎日のように腹痛が起き、二時限目がつらい。下痢がつづき、生理が不順で、肩から首がこりイライラして眠りが浅い。

〔治し方〕

●夜食のラーメンをやめる(真夜中の中華そばは消化が悪い)。下痢が治るまで間食はしない。治ったら果物か牛乳程度にしておく。

神経をつかうため、ビタミンB_1やビタミン

Eの多い玄米、大豆、ゴマのほか、**カルシウム**の多い小魚(骨ごと)、チーズなどを食べるように。

●操体法は、「下痢」の項を参照して毎日行ないます。とくに左足が三センチ短いので、骨盤の調節に効きます。

〔**一週間後の経過**〕

一週間つづけ、気がついたら肩コリがとれていました。両足がそろい、下痢も止まったようなので、新たに腹式深呼吸を加えました。青白く神経質で熟睡できなかったのが、熟睡できるようになったということでした。

〔**腹式深呼吸の効果と作用**〕

①酸素を多くとり入れるために脳の働きがよくなります。

②筋肉と、内臓運動が高まります。

③腹に力を入れて息を吐くと、イライラが失せて落ちつきます。

④長く息を吐くことは、長く仕事(勉強)がつづくことにつながります。

⑤よく考えながら深呼吸してごらんなさい。息を吐くときは背骨が丸くなり、吸うときは反りかえります。つまり、呼吸することで脊柱はつねに動いているのです。

痔 患者 四五歳の会社員（Nさん）

〔Nさんの訴え〕

二〇年ほど前から痔が悪く、一度手術をしたがまた悪化した。しかし切りたくない。酒を飲みすぎたり疲れたりすると、とくに痛みが強く、歩行もできなくなる。肩コリや偏頭痛がひどい。食べものは肉類が大好きで外食が多い。

〔治し方〕

●**手当て法による治し方**　便秘の項と同じように右仙腸関節痛があったので、この部分を手で温めて筋肉をゆるめる（三〇分間、一〇七ページの「便秘」の項を参照）。

●**食べものによる治し方**　肉類を多くとると、どうしても便秘がちになる。繊維の多い食べもの（ゴボウ、人参、コンニャク、大豆、海草）を多くとり、玄米食にする。

●**操体法による治し方**　一〇七ページの「便秘」の項と同じ方法。

●**イトウテルミー線の煙を痔の部分に**一日一五〜三〇分間当てる。早い人は二回ぐらいで完治してしまうほどよく効きます。

●**ニラを煎じた汁**で患部をカット綿などで洗う（生ニラのしぼり汁で洗ってもよい）。

〔予防〕

便秘、冷え、過食にならないように注意すると再発しません。

〔一週間後の経過〕

痔のばあいの仙骨のずれと激圧痛点

図46

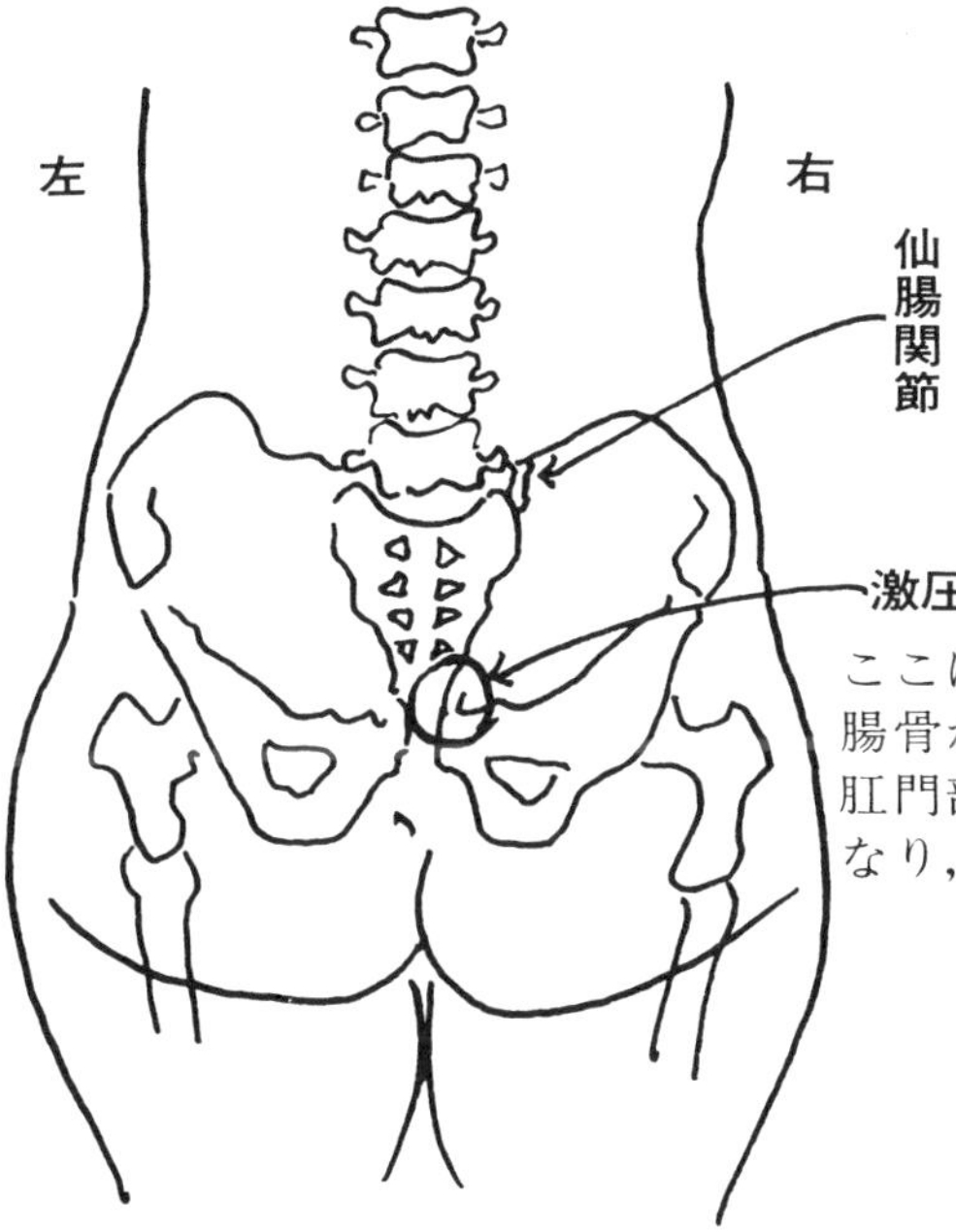

ここに異状があり，仙骨と腸骨がうまくかみ合わず，肛門部の周囲の血流が悪くなり，神経の働きもにぶる

痔の圧痛点をとる操体

うつぶせになり左足を脇の下に向けて足をちぢめる

〔**注意**〕右側の仙骨が苦しいときは左足が上げやすい。反対のばあいもある

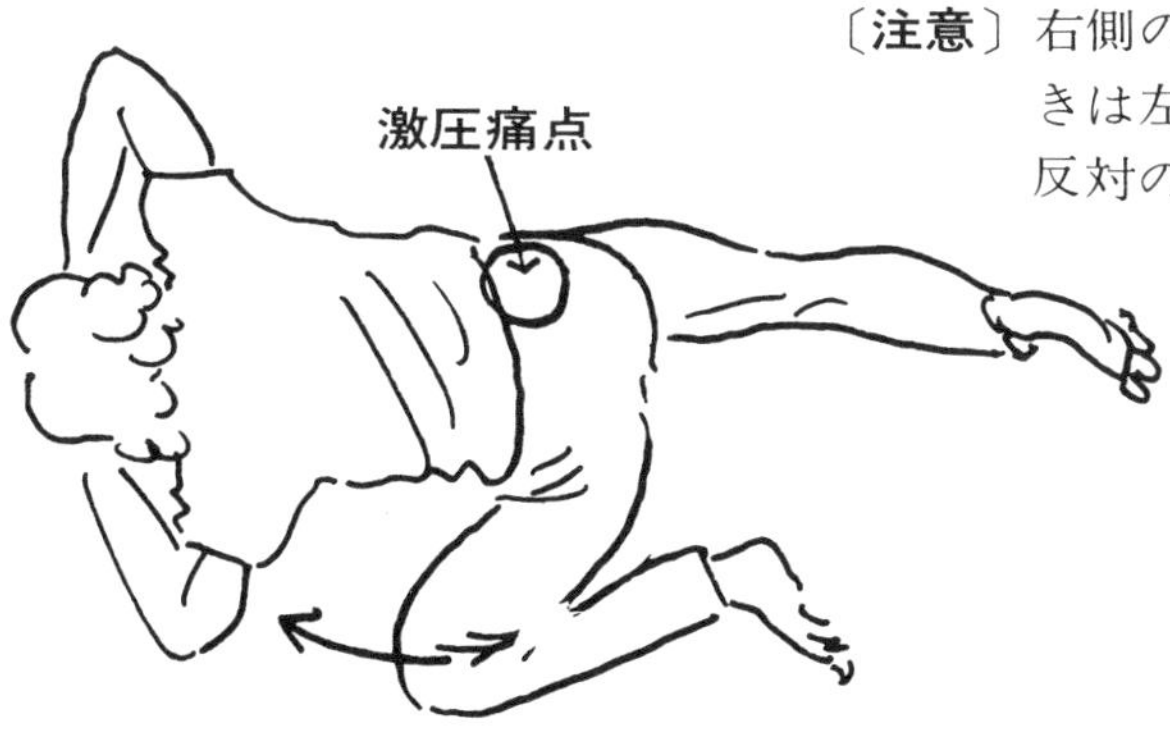

テルミー線（薬草）による痔の治し方

図47

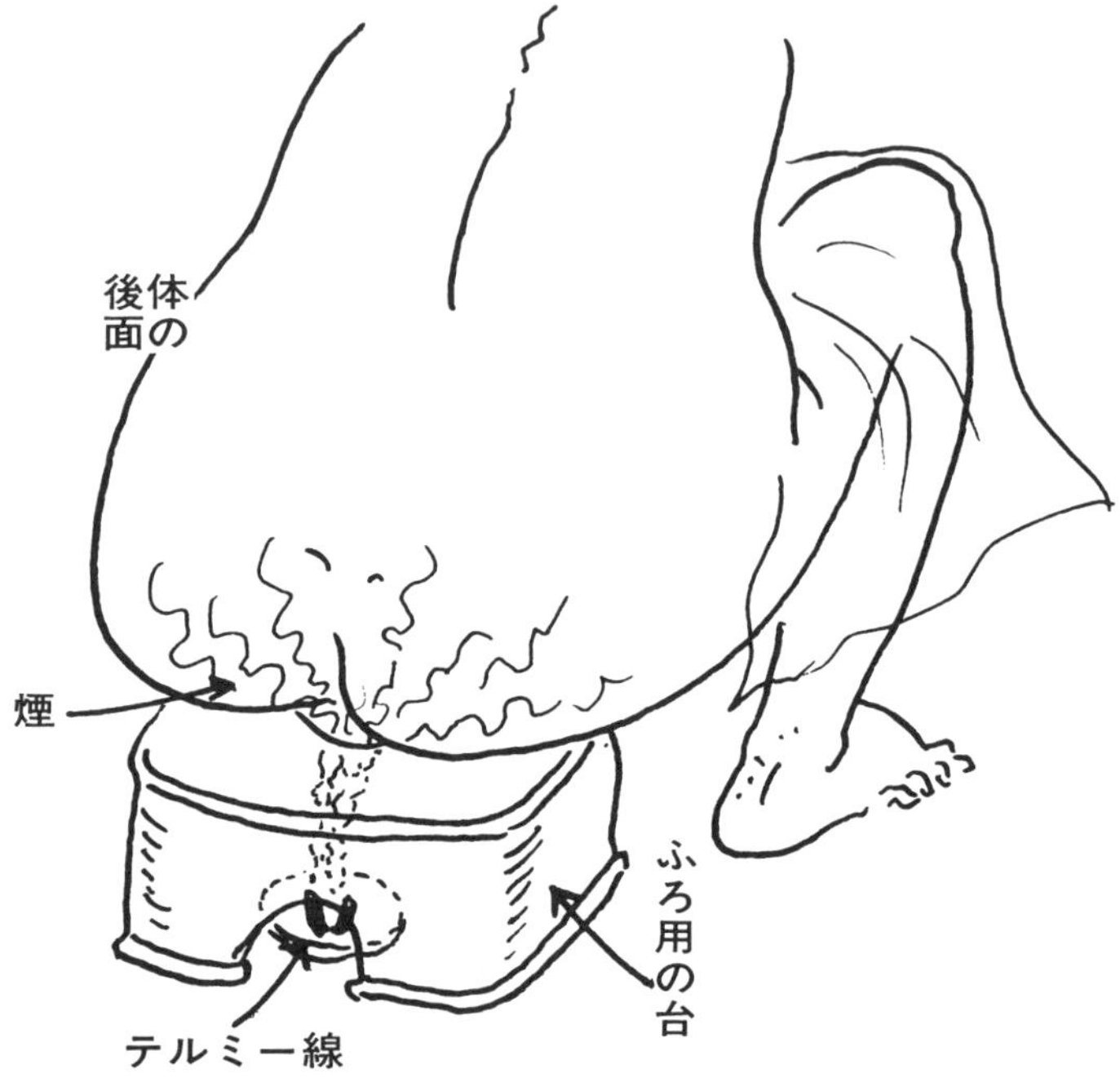

ふろ用の台の穴を利用する

煙がちょうど痔の部分に当たるように腰かける。布等を腰のまわりにかぶせると煙が逃げなくてよい。15〜20分するとあたたまる（ふろに入ってからやる）。

２〜３回でよくなるばあいもあるが，根気よくつづけてみる。

テルミー線は，もぐさを含む数種類の薬草でつくられており，薬理作用がある。

［**注意**］ テルミー線の求め先は，神奈川県川崎市高津区久地872　聖イトウテルミー学院へ　　　ＴＥＬ 044−811−8415

排便時に出血しなくなり、いぼ・切れ痔が治った。いぼは三日で縮み黒くなって取れた。

肉類を減らし野菜を多く食べるようになって、体重が一週間で二キロ減り、体が軽く動きやすくなった。

毎日操体をやっているが、腰痛が消えて肩コリ、頭痛がなくなり、車に乗っても疲れない。また酒を飲みたくなった。

子宮筋腫

患者　四三歳の事務員（Kさん）

〔Kさんの訴え〕

三年ほど前から肩コリがひどく、腰から背中にかけて辛い。年齢のせいと考えて、薬（保健薬、アンプルなど）を飲んだり、注射（ホルモン、ビタミン他）をうってもらったり、鍼にも通ったりしたが、どうもすっきりしない。このごろとくに夜中になると腰がきたなく痛むし、生理は一年ほど前からないという。

疲れやすいので肉や卵は毎日食べ、甘いものが大好きで肥り気味（六三キロ）です。

半年前に婦人科検診で子宮筋腫がありコブシ大になっているといわれた。手術をしてもしなくてもよいということで、自分ではしたくないので、ようすをみることになりました。

〔治し方〕

●操体法で、体の硬さと歪みをとる（六一ページ基本操体と八二ページの腰痛の治し方）。
●縄とびを一日三〇〇回からはじめ、だん

図48

子宮筋腫の操体

① **腰の痛み**（寝てやるばあい）

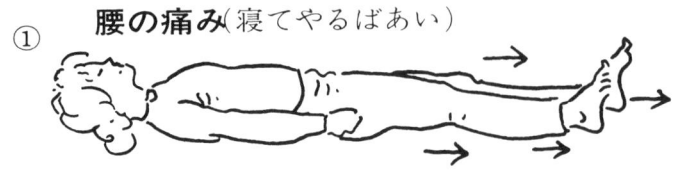

あおむけになり，左右の足をかわるがわるかかとに力を入れて伸ばすようにふんばってみる。気持よく伸びるほうと伸びにくいほうとがあったら気持よいほうを５～６回くり返す

②

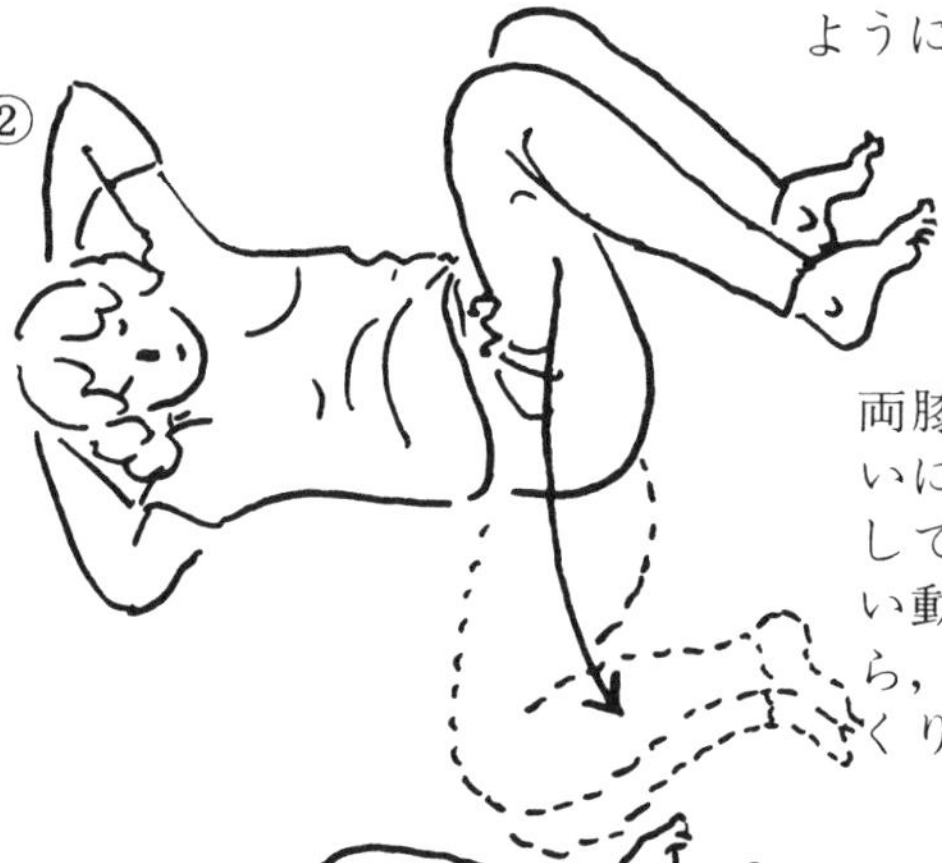

両膝を折り立て，足も膝も互いにくっつけたまま左右に倒してみる。痛い動きと気持よい動きが左右で異なっていたら，気持よい運動を３～５回くり返すとよくなる

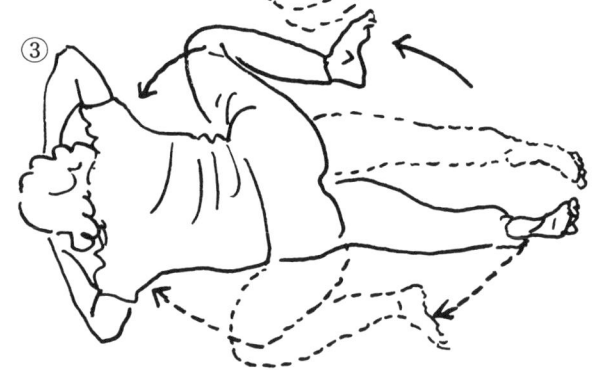

③

うつぶせに寝て，片方ずつ膝を折り曲げ，同じ側の脇の下に向けて足をちぢめてみる。どちらかやりにくいほうはやめ，やりやすいほうをくり返す（３～５回）

腰痛はよくなり，背中もラクになる。動きが左右平均すれば，よくなった証拠です
１日２回は最もやりやすい回数です
１回はどの項も３～５回くり返す

だん回数を多くします。縄なしで跳躍するだけでもよい。

●とくに子宮の病気なので、食事は玄米・野菜食に切りかえ、胚芽を多くとること。

●イトウテルミー線の煙を全身に毎日当てる。リンパ液の流れをよくし、血流もふやし、白血球の食作用を増大させるので、自然治癒力が高まり、おどろくほど楽になります。

〔六ヵ月後の経過〕

Kさん　これまでの長い生活をふり返って最も質素な暮らしを楽しんでいます。甘いものはいっさいやめ、食事は野菜と玄米に切りかえ、化学調味料など毒性のあるものは使いません。もっと早く食べものに気をつかっていればよかったと思います。検査でも、心なしか筋腫が小さくなっているのではないか、といわれました。ふつうは六ヵ月過ぎると、だいぶ大きくなっているのだそうです。ますます気をつけて、手術をしないですむようにしてみせます。

ところで以前、一週間に一度腰に消炎剤の注射を、二年間つづけたことがあります。不思議に効くので、打ちつづけたのですが、筋腫と関係があったのでしょうか。

小崎　その注射は、たぶん合成副腎系のホルモン剤などで、腰痛のほか、あらゆる痛みに一時的にすばらしく効くので使われております。この**注射を長くつづけると、体の中のガンや筋腫に対する免疫や抵抗力が弱まり、**それらの病気にかかりやすくなり、顔も満月形にはれてくることがあります。痛み止めの薬や注射は簡単に使わないほうが賢明です。

〔初診から一年後の経過〕

Kさんはすっかり元気になり、体が引きしまり(五五キロ)、顔色もよく、病いを気にしないで働くようになりました。操体法、食養生、運動、テルミー療法でほとんど疲れ知らずとのこと。腰痛、頭痛はうそのように消え、検診でも、筋腫はあるが心なしか小さいようだといわれた、と話していました。自分の意志で克ち取った健康法を、出会う人ごとに熱心に伝えているそうです。

前立腺肥大

患者　六九歳の男子(Jさん)

〔Jさんの訴え〕

前立腺肥大と診断された。薬を二年ほどつづけて飲んでいるが尿が残る感じで、夜中に六回ぐらいトイレに起きるので疲れやすい。血圧が一八〇／一二〇で高く、血圧降下剤のほか三種類の薬を毎日飲んでいる。しかし皮膚がカサカサしてかゆい。心配で、よけい腰痛と肩コリがひどくなってきた。

〔治し方〕

●魚(とくに刺身)と甘いものを減らし、海草と小魚、野菜を多くとり玄米食にします。

●腹式深呼吸を毎日一〇回つづける(これ

は必ずやります。一一四ページ「下痢」の項参照)。

●腰痛操体をやる（八二ページの「腰痛」の項参照)。とくに体の調子をみるポーズ、腰痛予防の項の図41をためしてください。効果はバツグン。

●テルミー線の煙を「痔」の項(一一六ページ)と同じやり方で当てる（前立腺、肛門の前方、尿道部分に当てる)。

〔一週間後の経過〕

夜トイレに起きる回数が二回ぐらいになり、尿の出がいくぶん楽になった。

〔二ヵ月後の経過〕

血圧が一二〇／八五に下がり（体の歪みによる高血圧と考えられます)、薬類は四分の一に減らし、そのうちやめられる自信がついた。玄米を食べているせいか疲労感がなくなり、外に出て畑で少し働けるようになった。

生理痛、生理不順

患者　二一歳の事務員（Cさん）

〔Cさんの訴え〕

高校時代には体操部に籍を置いていた。そのころから腰痛がひどく、頭痛、吐き気で一日じゅう床につくことが毎月のようにあった。病院でホルモン注射をしていたが、やめるとまた吐き気が強くなる。就職しても休むことが多いので恥しいという。

体はやせ気味でニキビが多く、冷え症、肩コリ、のぼせがひどい。果物や酢のものが大好きとのことです。

〔治し方〕

●食べものの偏りを正し、体質に合わせる。果物、とくにミカンは冷え症の人には合わず、東北の冬には合いません。果物類は血液を薄める作用があり、貧血になりやすいので控えます。ビタミン類は野菜類を多くとることで補給し、また大豆類を多くとるように心がけます。

●腰痛体操を毎日行ない、とくに生理近くになったら過労をさけ、規律ある暮らしをします。

●肩コリ、のぼせなどがあると下半身が冷えます。若いのですから、マラソンとか縄とびなどの運動を毎日少しずつやってみてください。体を動かすと酸素の必要量がふえるため、赤血球生産も充分に行なわれますし、血液も充分に流れます。しかし動かないでいると、赤血球がふえず血流量も減少します。

●気持を明るく持つことも血の流れにおおいに効果があります。家族、友人との関係をたいせつにして、好きなことに打ち込むようすすめます（この人は犬が大好きで、その方面の仕事をしたいといっていました）。

〔一ヵ月後の経過〕

少しむかついても吐くことはなく、仕事は休まずにすんだ。肩コリ、冷え症も少し楽になり、ミカンを見ると寒けがする、といっていました。習いごともはじめて明るくなったようでした。

糖尿病

患者　五五歳の主婦（Sさん）

体重が七五キロで五〇キロまで減量する必要がありました（五〇キロとはSさんの理想体重＝身長〈一五〇センチ〉マイナス一〇〇）。

Sさん　糖尿病で毎日インシュリンを注射しているが、肩と腰と背中が苦しく、首がまわらず、目がかすみ、汗がたくさん出て下着がびしょびしょです。

小崎　食べものは何が好きですか。

Sさん　私は食道楽で、おいしいものがあると遠くまで食べに行きます。旅行に行っても、土地のいちばんおいしい店に入ります。主人にも名物を必ず買ってきてもらいます。

——といいながらも、汗をふいていました。食道楽もひとつのいきがいでしょうが、あまりにも大きな犠牲を払っての道楽のような気がしました。

小崎　楽しみのほうをとるなら、病気になるのはがまんして、どんどん肥るほうがいいでしょう。本気で病気を治したかったら、食道楽の考え方を変えないと、私のところでは薬も注射もないので治せませんが……。

Sさん　なぜ体重が、理想体重を二五キロもオーバーすると体に悪いのでしょうか。

小崎　心臓は、誰でも自分のニギリコブシくらいの小さなものです。それなのに、二五キロも体重がよぶんにあるということは、たとえばつねに二五キロの荷物を背負って暮らしているようなもので、想像以上に負担が重くなり、体じゅうがつねに過労状態になります。こわいことですね。

Sさん　今日できっぱり食事を制限します。つらいけれど。

——ということだったので、今度は徹底して運動と食事を研究することにしました。

〔治し方〕

●食事は一日一食にして、**必ず玄米**を食べます。副食は菜食、海草、小魚、大豆を中心にした献立にします（一二八ページ「献立表」参照）。間食はいっさいなし。大好きで一日六個も食べていたミカンをやめます（ごはんを抜いてミカンを食べていた）。この食事法はまず一週間やり、自信がついたら一ヵ月にのばしていきます。

●操体法

(1)基本運動（六一ページ参照）を一日三回以上やる。

(2)腹式深呼吸（五五ページ参照）を一日一〇回ずつやる。

(3)運動を兼ねてなるべく歩くようにします。はじめ息切れがしても、マラソンは若い人にはすすめます。肥満の人は心臓の過労をさけるため、マラソンはやめましょう。

●注射について。インシュリンは一日二〇単位ずつ皮下注射をしていますが、急にやめてショックが起こると大変なので、体重が減りはじめてから徐々にやめることにしました。

〔一週間後の経過〕

食事療法と操体を本気ではじめてから、たった一週間で体重が二キロ減り、汗はまだベットリしていましたが、臭みは少なくなったようでした。甘いおやつの制限と、一日一食の食事法が、なんとしても辛いようでしたが、そのときは、玄米とはこべを食べている小崎を思い出してもらうことにして、二人で頑張りましょう、私は玄米を一日一食か二食を基本にしておりますから、と励まし、習いごとに精を出して気をまぎらわすようにすすめました。

Sさんは食道楽を自認している人ですから、食養に関することや野菜料理も研究し、カロリーの少ない薄味のすばらしいおかずを発明して、おみやげにいただきました。

一〇日に一度ぐらいの割で体重の減ったことを報告され、ともに喜んで、励ますことだけが私の仕事になりました。三ヵ月後、体重が一〇キロ減り注射をスッパリやめたと電話がありましたが、ちょっと心配でした。

間もなく、ずっとスマートになったSさんをバス停でみかけました。まだ五〇キロとまではいきませんでしたが……。

〈注〉　一日一食の食事法は、スタミナのある人にだけおすすめします。むずかしい人は、二回に分けて食べます。また、インスリン注射をスッパリ急に止めるのはたいへん危険です。

玄米，一日一食　秋の献立例

献立名	材料	調味料
湯豆腐（小さな丼）	豆腐、葱、昆布、ショウガ、しその実、	しょうゆ、だし汁
みそ汁	わかめ、ネギ	みそ
ピーマンのみそ煮	ピーマン、タマネギ	みそ、酒
あんかけ	椎茸、大豆、人参、ゴボウ、コンニャク（片栗粉）	だし汁、しょうゆ
おひたし	小松菜	割だし汁、しょうゆ
玄米ごはん（一膳）		
豆腐の煮付	豆腐、ネギ、コンニャク	だし汁、しょうゆ
きんぴら	ゴボウ、人参、白ごま	だし汁、しょうゆ
呉汁	大豆、わかめ、ネギ	みそ
大根の煮付	大根、大根菜	だし汁、しょうゆ
青菜のおひたし	小松菜、白ごま	割だし汁
玄米ごはん（一膳）		
中華風あんかけ	白菜、大豆、人参、ショウガ、椎茸、ネギ（片栗粉）	塩、だし汁
酢昆布	昆布	塩、酢、酒
里いもとこんにゃくのみそ煮	里いも、コンニャク	みそ、酒
おひたし	青菜	割りだし汁
みそ汁	じゃがいも、わかめ	みそ
玄米ごはん		

玄米は，圧力釜がよいですが，ない場合，ふたのしっかりした厚手の鍋でもよく炊けます。アズキなどを混ぜて炊くと栄養的にもバランスがよりよくとれます。

いずれもよく嚙み，だ液を多く含めて柔らかくしてからのみ込みます。

玄米は50回から80回嚙むようにします。

（小倉重成『自然治癒力を活かせ』創元社より）

肝臓が悪い

患者　三九歳の建設会社社長（Tさん）

Tさん　背中がサラサラして右側がとくに苦しく、皮でも貼りつけたようです。肝臓が悪く薬を一年以上飲みつづけても治らないので、入院をすすめられていますが、仕事の関係でできないのです。客の応対と、車に乗ることが多くて、運動らしいことはしたことがありません。

小崎　食事の内容はどんなものですか。

Tさん　毎日のように酒を飲むことが多く、このごろはなるべく飲まないようにしておりますが、コーヒーは一日四回ぐらい飲まされます。酒量を減らしたので、事務所のおやつの甘いものが好きになり、体重が七五キロ（理想体重六〇キロ、一二五ページ参照）にもふえ、息切れがします。昼はうどんか寿司を取り寄せてすまし、夜は酒の肴と酒少々、朝はごはん三ばいに卵を食べ、野菜はきらいです。

――と赤ら顔から汗を流しながら話しておりました。

小崎　まず、体重を一五キロ減らすこと。一年ぐらいの目安で考えてください。一～二キロ減るとコツが飲み込めて、規律のある暮らしが楽しくなりますから、Tさんが実行できるやり方でいきましょう。

まず、食事内容から改めます。主食は三分の一に減らし、朝食には野菜類を加えます。

図49

肝臓のための毎日の操体（その１）

朝の起き方——＊ふとんの中での操体

①
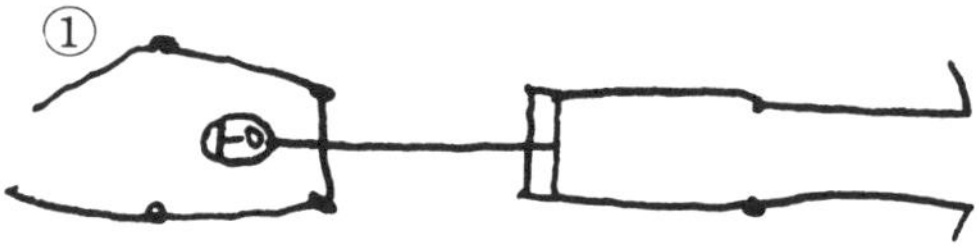
伸びる。深呼吸

②
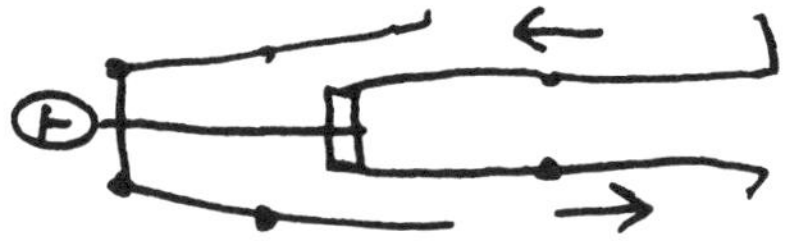
足，かかとに力を入れ伸ばす。伸びやすいほうを多く

③
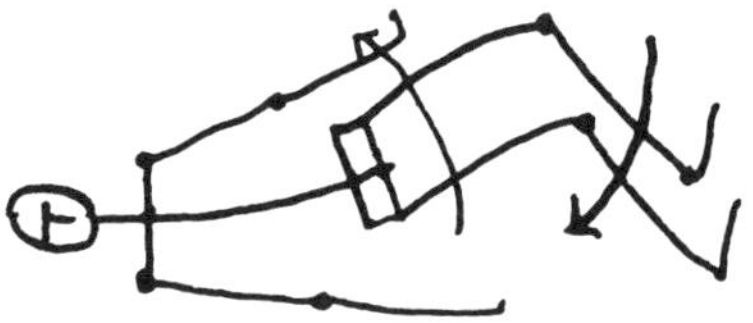
左右に膝倒し。**右に多く**

④
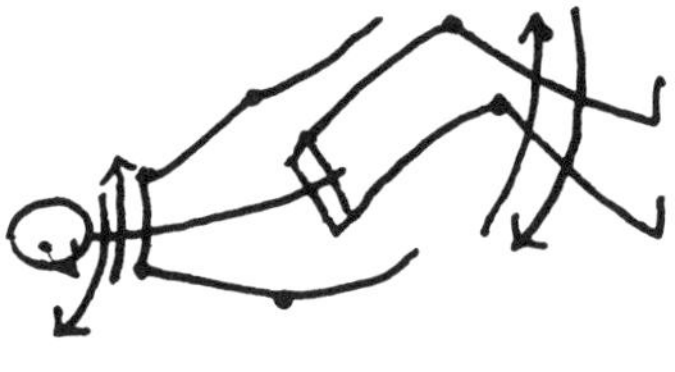
首と膝を逆方向に数回倒す

⑤
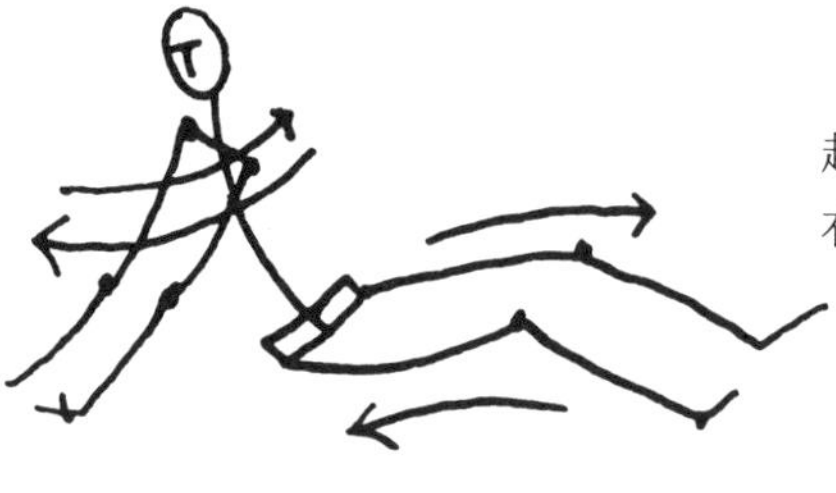
起き上がって上半身を左右にひねる

肝臓のための毎日の操体（その２）

図50

日中（仕事の中で）どこでもする操体

肝機能を高めるために背中のコリをつくらないこと。以下はそのための操体です

① 腰ふり（中腰にして）

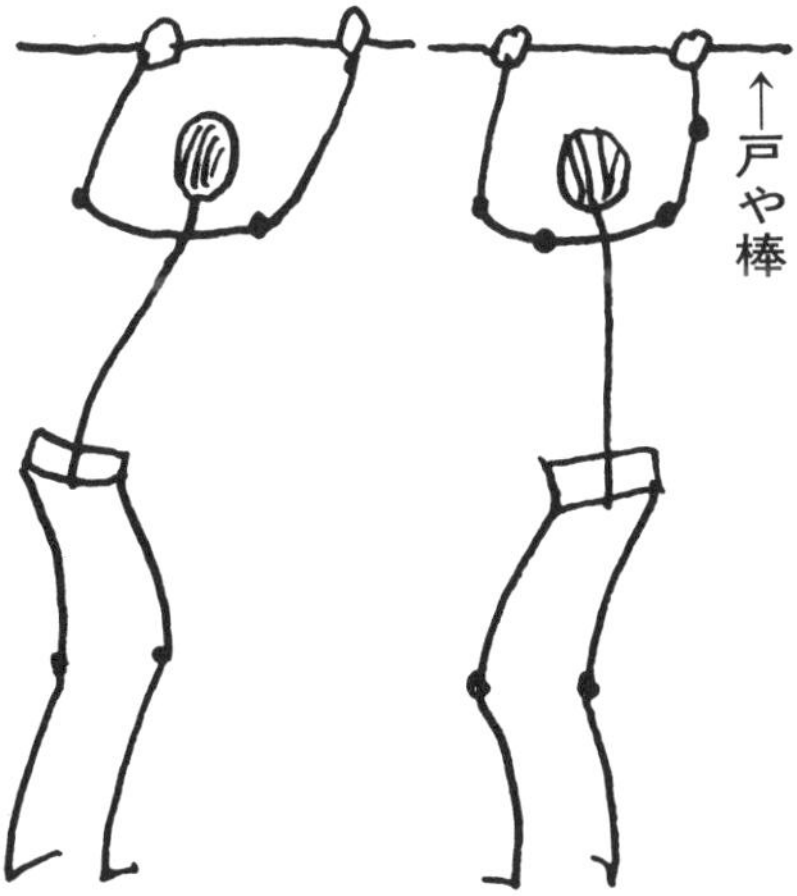

中腰の姿勢で腰を左右にふる。左右の感じが違わないか。やりにくい，痛いほうはがんばらない。右脇腹がつっ張った感じがなくなるまでつづける。痛いほうは無理に伸ばしても効果が出ない。この中腰ふり快適運動を２～３回よけいにやると，不快運動が消える

② 肩の上げ下げ

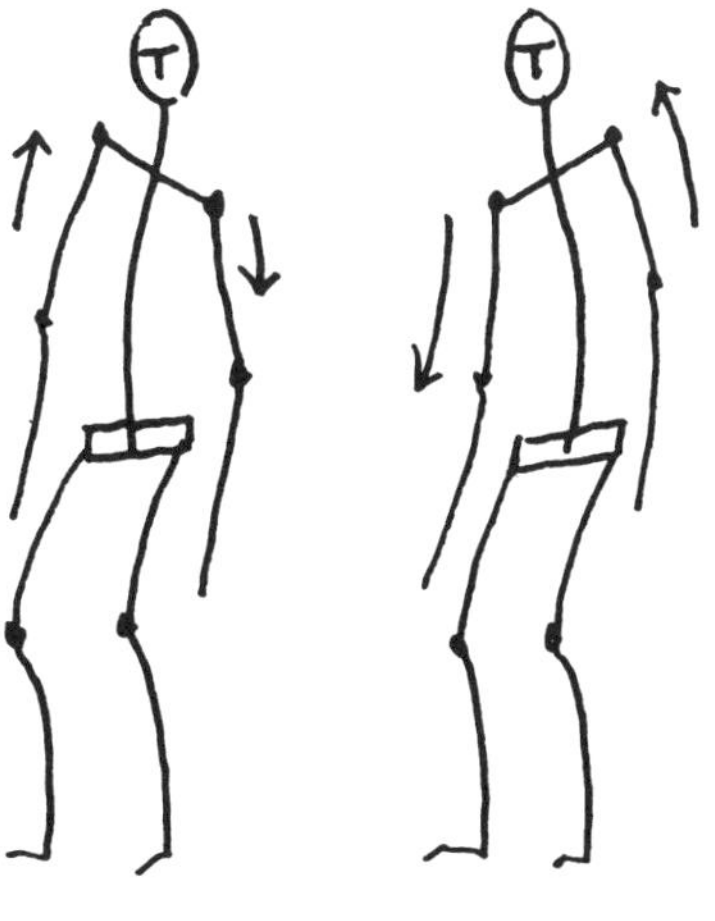

息をゆっくり吐きながら上げやすいほうをきっちり上げる
急いでやると，かえって筋肉が硬くなる。肋骨や内臓のコリがとれて肩コリが消える

図51

肝臓のための毎日の操体（その３）

休けい時間に

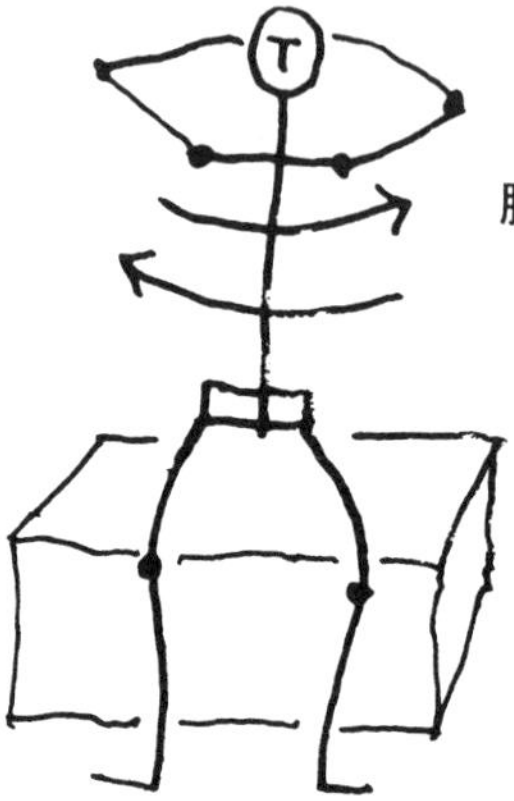

夜，ふとんに入って寝る前に

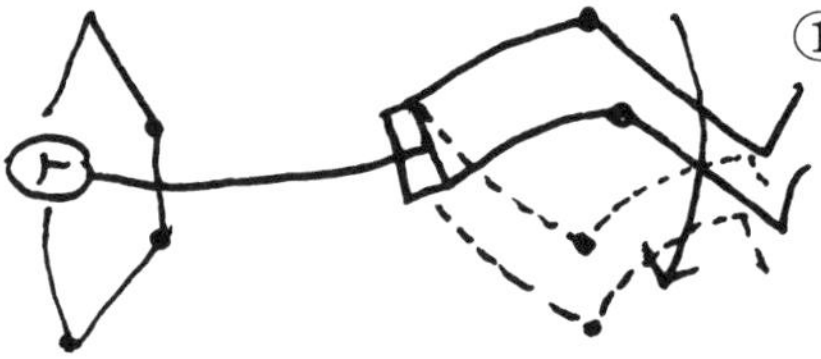

① 膝を立てて**右側**に倒す（５～７回）。肝臓をちぢめたりゆるめたりして強くする

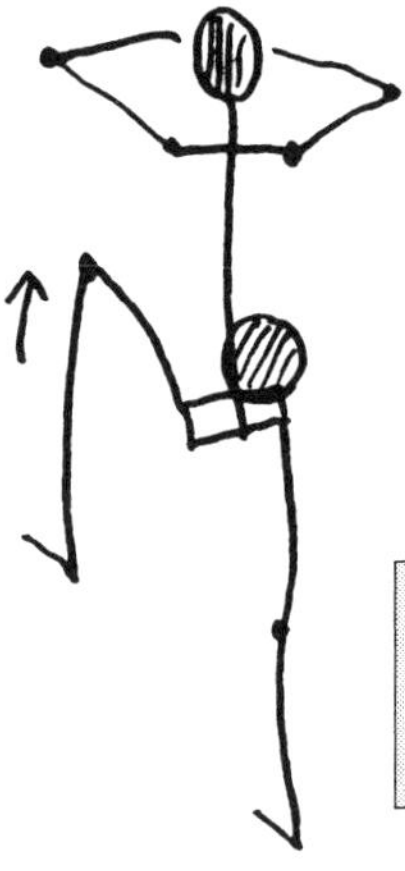

② うつぶせになり**左足**を引き上げて，しばらく力をためておき，急に脱力しグニャッとなる

左足を上げるとき，斜線の部分の右肝臓に圧が加わり，脱力をくり返すうちにしこりや痛みが消え柔らかくなる

昼食はうどんや寿司ではなく、野菜を入れた日本そばにします。夕食は家でとるようにしてはどうですか。

コーヒーはやめ、農薬のかかっていないお茶にし、甘いものの間食も思いきって断つ。どんなに長期に薬を飲んでも、自分の生活を変えないと、薬は無効です。

操体法は毎朝、床の中で必ず行なう（一三〇ページの朝の起き方の図参照）。仕事中でもトイレなどに立ったら、体を動かす。なるべく歩くように心がけてください（図49〜51）。

〔一週間後の経過〕

一週間で体重が二キロ減りました。きびしく規制したことに頭が下がります。

Tさん　どんなにおそくても夜休む前に二つの操体をつづけています。背のサラサラがとれ、痛みが少なくなり、夜ぐっすり眠れます。食事は規則的にとり、薬は昨日から思いきってやめました。仕事をしても疲れません。病院で肝機能検査をしたら正常になっていて（GOTが75から45に、GPTは60から40に）、病院の先生が首をかしげていました。

肝　炎（病院生活から自立までのみち）

患者　二一歳女子大生（Aさん）

Aさんの母　肝臓が悪く医大に一年間入院し、半年前からステロイド三〇ミリグラムを使っております。副作用の強い薬と聞き、不安な気持で病院で安静にさせております。それでもGOT値が二〇〇を下がらず、病院では退院は見通しがつかないといわれ、途方にくれています。

小崎　大学病院に入っているので助言がしにくいですが、安静にして栄養価の高い食べものを食べているだけでは、徐々に体の抵抗力が弱っていくだけです。その間よいといわれる最高の薬を使ってもよくならなかったのですから、思い切って退院し、治療の方向を変えてみてはいかがでしょう。

Aさんの母　方向を変えるというと。

小崎　玄米を中心に自然の野菜、海草、小魚を食べ、体に合った操体法や運動で体力をつけ、光がよく射し込み空気のよい家族の中で暮らすことです。自分の力で健康になれるという信念を持たないことには、いつまでもよくなれないのではないでしょうか。

――ふん切りがつかないまま四ヵ月が経過し、その間、自分でやり直そうと決心するまで待ちました。四ヵ月後――。

Aさん　肝機能はまだGOT値二〇〇ですが、むりに退院しました。先生のおっしゃることをやってみようと決心しました。

小崎　ここには入院設備がないので、若くて意欲があるのなら、「漢方薬と玄米菜食（一日一食）と鍛錬」で治療を行なっている千葉県の小倉医院を紹介します。若い人はぐずぐずしていられないから、さっそく行ってしっかり身につけてきてね。その間も体の歪みをとる操体をつづけてください（一二九ページ「肝臓」の項参照）。

入院までに食事の研究をしていたのがよかったのか、九日間の入院でGOT値が一四〇まで下がり、みちがえるほど生き生きとして帰ってきました。これが一ヵ月前まで白い壁を見つめて、ベッドで寝ていた同一人物かと思われるほどでした。その間、自宅療養で、ステロイドをやめたら、むしろGOT値が二〇〇から一〇〇になったということに自信をつけたようでした。

この体験はあなたにとって、一生のうちでも最も大きな力となり、何ごとにも前向きに生きていく魂が養われたのではないかと思います。一人が立ち上がるまでに、あなたの知らないところでまわりの人々がどんなに励ましてくださったかを思い、健康な若い日々を送ってください。

Aさん　二年間の休学に終止符を打ち、この春から大学に戻ることに決めました。玄米はこれからもつづけます。

――といって本を二冊借りていった。

胃が痛む（神経性胃炎）

患者　三五歳の事務員（Kさん、女性）

Kさん　経理の仕事をしているが、このごろ、仕事をはじめると毎日のように胃が痛くなります。

小崎　職場で何か悩みごとでもあるのですか。

Kさん　私は、あいまいなことはきらいなので、最近入社した後輩のあいまいさが気になって仕方がないのです。相手はそれほど私のいうことを気にしていないようでのんびりしているので、かえって私が悩んでいます。休みの日は胃が痛みません。

〔治し方〕

●背中の胸椎五、六番がへこんで、左方が盛り上がって痛む。右肩が下がりぎみ（図52）。

●神経質になりやすいたちのようですが、後輩のことはそういう個性だと思ってあまり気にかけず、自分のペースで仕事を進めて、大らかなやさしい気持で過ごすようにすると、いくぶん楽になるのではないでしょうか。

風呂は、神経を落ち着かせるためにぬるめのお湯に入ってください。

胃が痛みシクシクする人の操体

図52

① 右足引き上げ

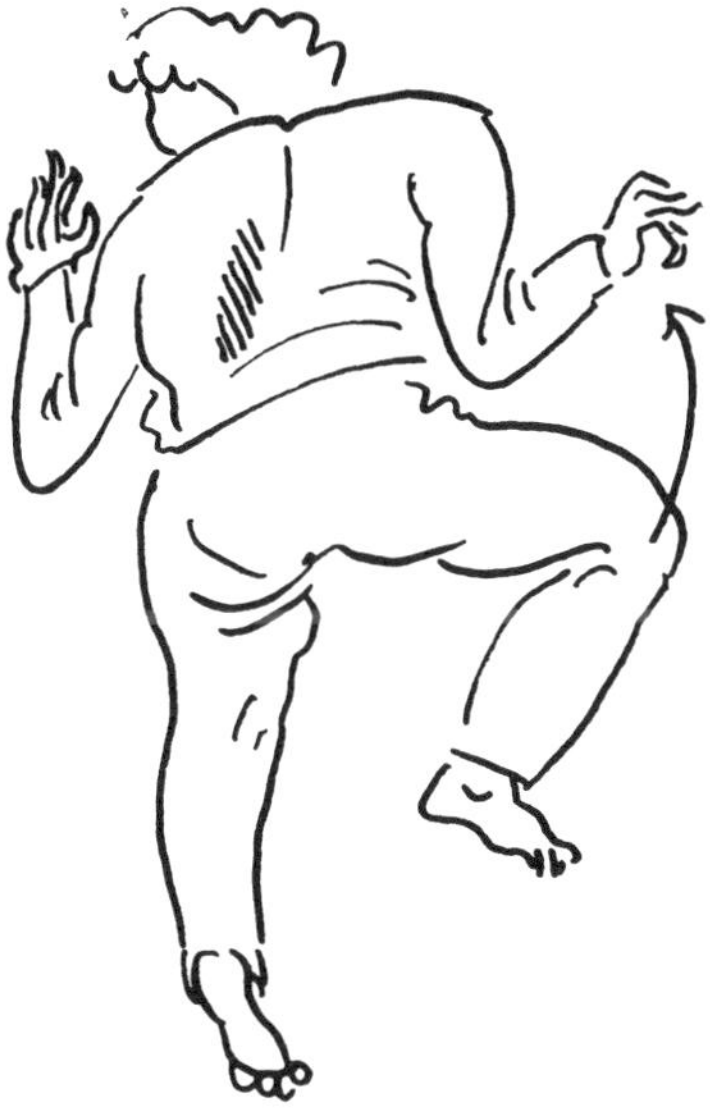

うつぶせにすると左背が高まっている。そんな人は

右足を引き上げる。右尻が盛り上がり，右背も高まってくるが，左背は低くなり歪みが消える
上がるところまできたらちょっとやめて，しばらくし，息を一気に吐き，力を抜く
これを5～6回くり返す

② 背を丸める

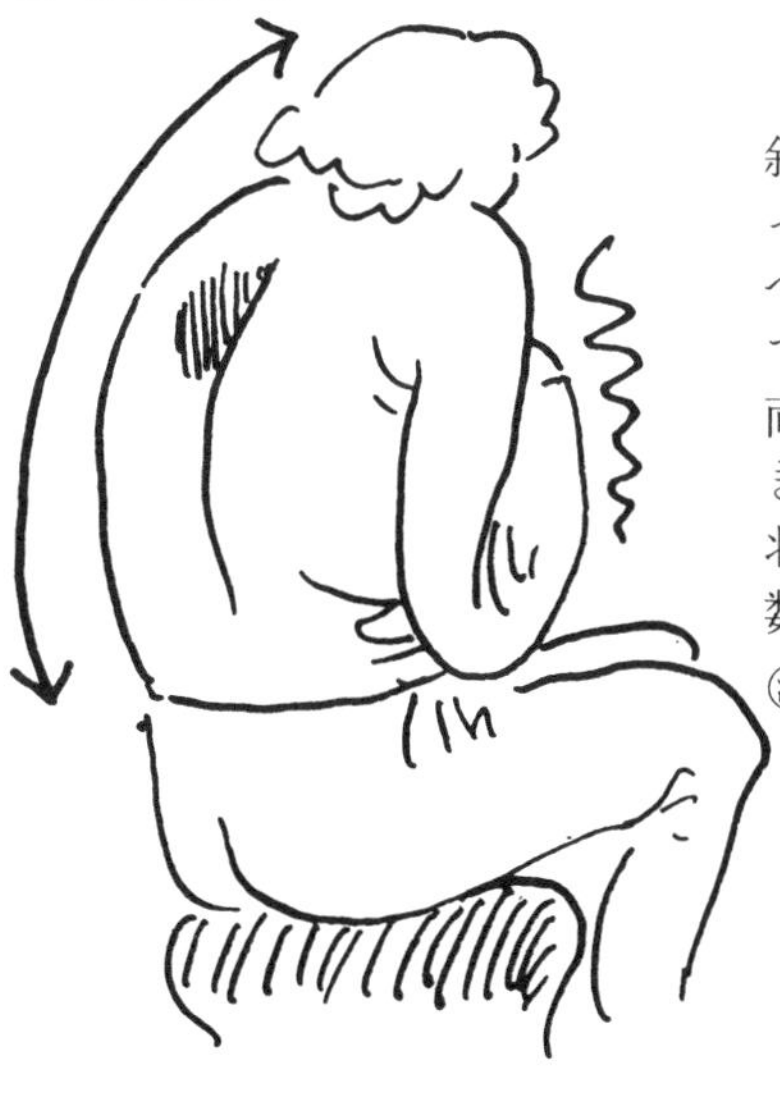

斜線の部分がしこり，盛り上がっている。胸椎の5番か6番がへこんでいて，圧すと苦しいので押す操体法を行なう
両肘を胸の前に近づけ，頭もできるだけ胸に近づけて背を丸い状態にする。これを10秒ずつ，数回行なう
㊟左膝におじぎをするようなつもりで

図53(1)

神経性胃炎のときの操体（その1）

神経の細かい人は右肩が下がり左肩が上がり気味

① 朝，ふとんの中で

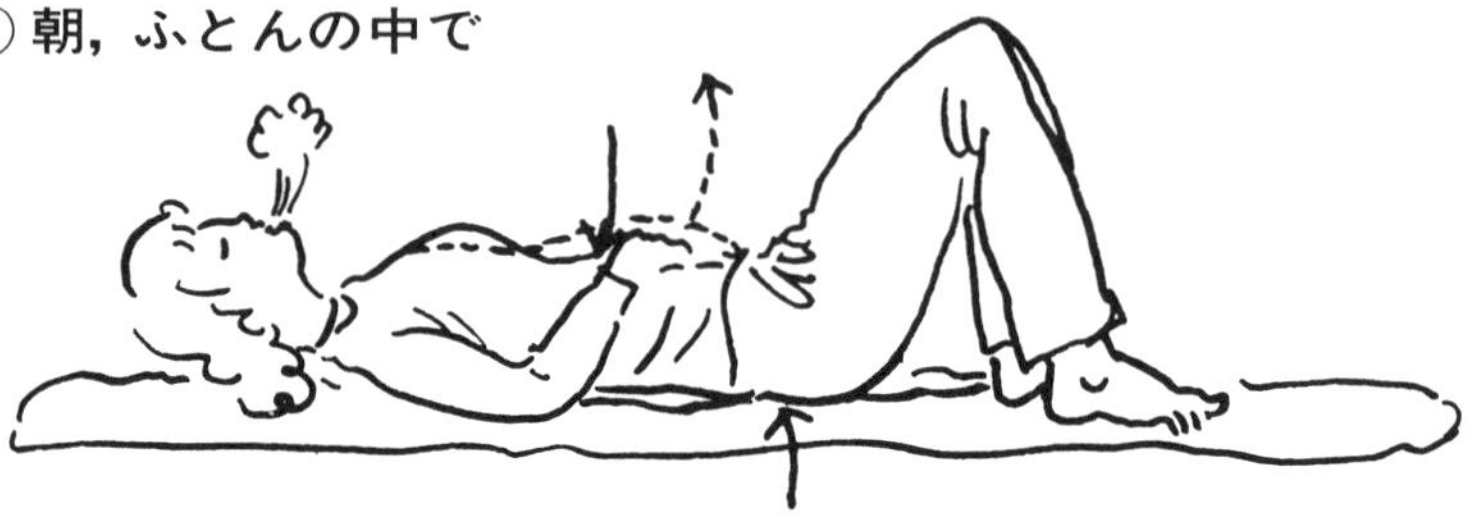

腹式深呼吸を5～10回　　尻が浮く

膝を立て下腹に手を当てて，下腹をくぼませ，できるだけ息を吐き切る。吸うときは自然に充分吸う
慣れたら，吐く息は長くゆっくりと，吸う息は早く，胸に力を入れてへその下に息をためる。1分間に2～3回の割にできるとよい。夕方も行なうとさらによい

体中の血流がよくなり，酸素が脳に多く行くので脳の働きもよくなる。自律神経の働きがよくなり，神経性胃炎，下痢，イライラ等にとくによく効く
深くぐっすり眠れるので，短時間で疲れがとれる

膝立て左倒しを5～10回

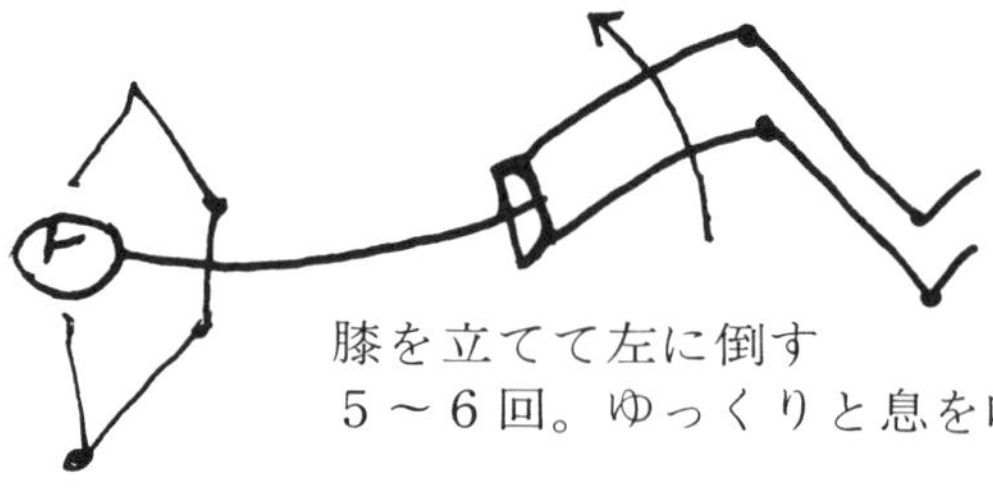

膝を立てて左に倒す
5～6回。ゆっくりと息を吐きながら

神経性胃炎のときの操体（その２）

図53(2)

② 昼，職場で

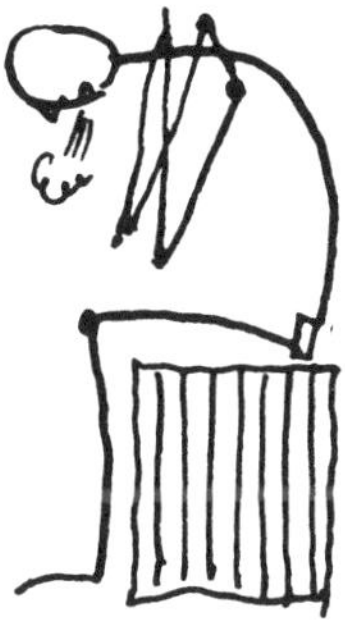

背を丸めて胸椎の凹みを背側におし出す作用。息を吐きながら曲げる

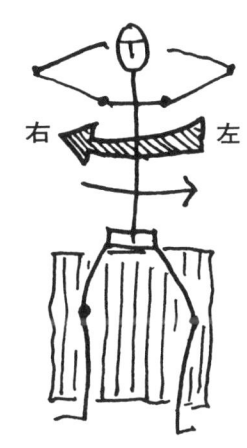

体をひねる。右側に多くひねる。５～６回

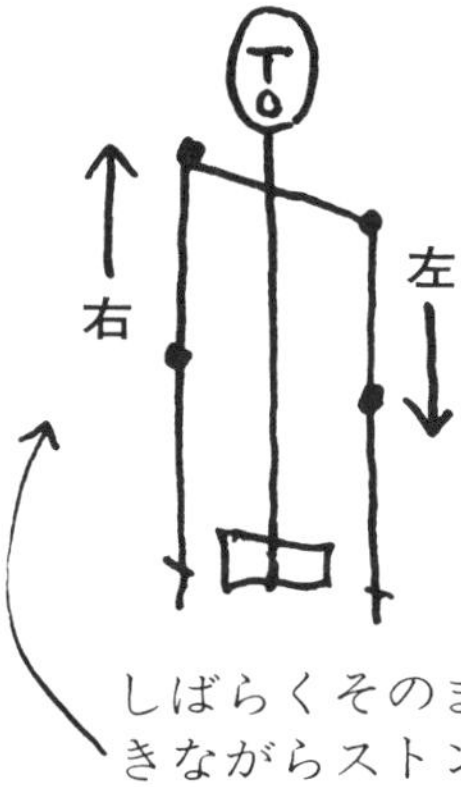

しばらくそのままにして息を一気に吐きながらストンと落とす。同じ肩側だけする。３～４回して歪みが少なく同じような感じになったら交互に上下する

③ 夜，腹式深呼吸とぬるめの風呂に

胃カイヨウ　患者　三五歳の女性（Eさん）

〔Eさんの訴え〕

集団検診のとき胃カイヨウといわれました。自覚症状としてはときどき胃がチリチリ痛むぐらいで、市販の胃腸薬を飲んでいますが、それでよいのでしょうか。

〔治し方〕

●胃カイヨウというのは、神経をすり減らす暮らしをしている人にできやすいので、まず暮らし方を改めること。

●食事は、糖分、動物蛋白質、油もののとりすぎに注意します。それらの食べものをとりすぎると胃に酸が多くなり、カイヨウができやすいので、野菜を多めにとり中和させます。その場合、ドレッシングのように酢を使う調味料は少なめにします。

●体の歪みを治す。右肩が上がっている人は胃が横になっているうえ、胃液の分泌のバランスがくずれて、胃酸過多になり、胃に穴があくことがあります。そこで腰部の歪みをとって、ねこ背を治す操体をします（一三六ページ「胃が痛む」の項を参照）。

以上述べた三つの項目を忠実に守れば、一ヵ月もすると初期の胃カイヨウだったら治りますので、手術を急ぐことはないでしょう。

●市販の薬を飲むことについて。胃酸をおさえる成分や胃液の分泌をうながす成分など種々の成分が含まれているので、胃液の分泌がおさえられて自然治癒力を弱めるばあいもあります。医師に相談し、目的に合ったものを指定通りに使用したほうが安全です。

胃　弱（背中が痛む）

患者　四〇歳の主婦（Tさん）

〔Tさんの訴え〕

胃が弱く、肩コリ・冷え症のたちで、手足がしびれ、夏でも胴巻をしています。体がコチコチに硬くなり痛みます。ミカン（好きではないが）を一日四個と酢を大サジ一ぱい飲んでおり、主にパンとうどんを食べて気をつけています。それにいつも胃に水がたまり、ポチャポチャ鳴ります。

〔治し方〕

単に背中が痛むといっても、いろいろな内臓の病気が原因となっていることがあります。

操体で体を動かしてみて、背中の痛みがどのような動きをしたときに消えるかを調べ、痛みの消える動きをします。ともかく、まず動かすと痛む方向をみつけ、内科的な病気の初期のうち（臓器が破壊される前）に治してしまうことが大切です。

食事の内容をみると、パンとうどんはやわらかくて消化がよいと考えているようです。それは誤りで、よく嚙まないと消化液（だ液・胃液）の分泌が悪くなります。つまり、胃や腸は働かさないとかえってその機能が弱まる

図54

背中が柔らかくなったら行なう操体

① 体の後ろ倒し

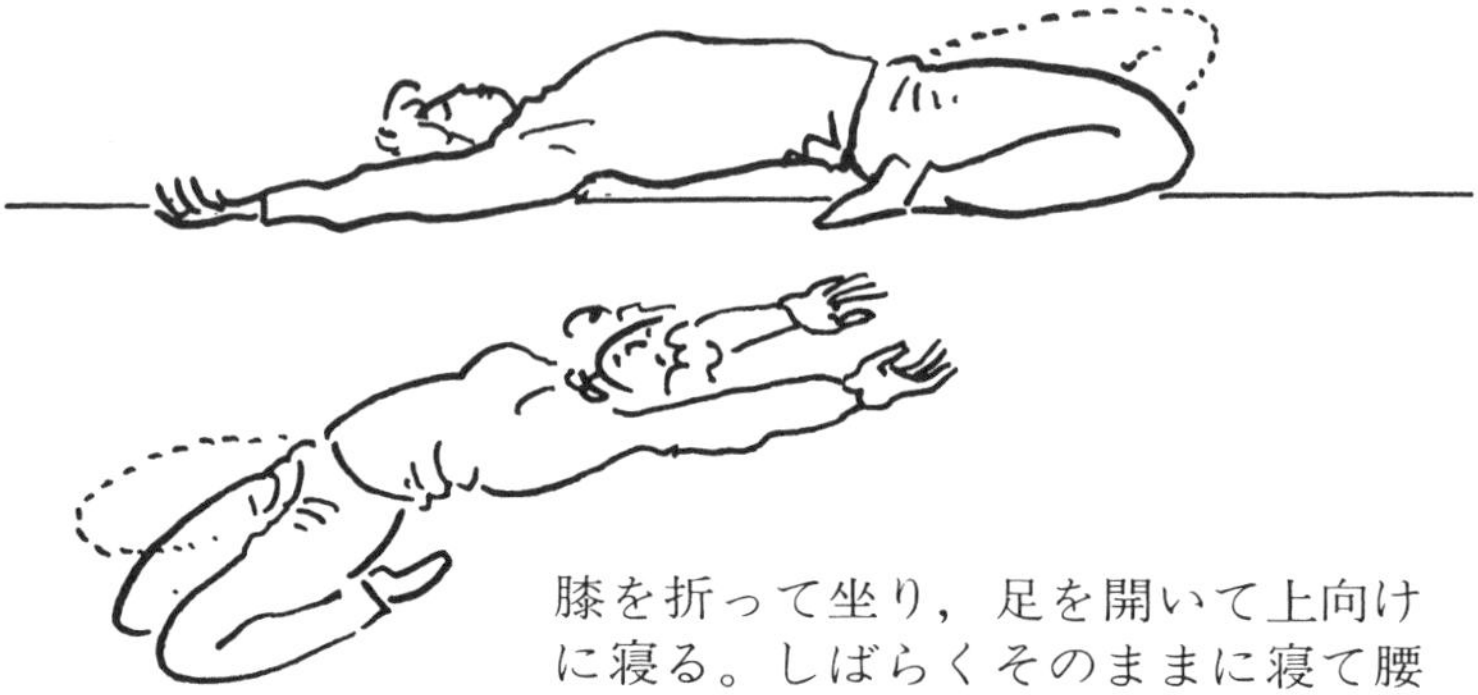

膝を折って坐り，足を開いて上向けに寝る。しばらくそのままに寝て腰がきしむのを伸ばす。起きたとき気持がよい。無理をしない

② 体の前倒し

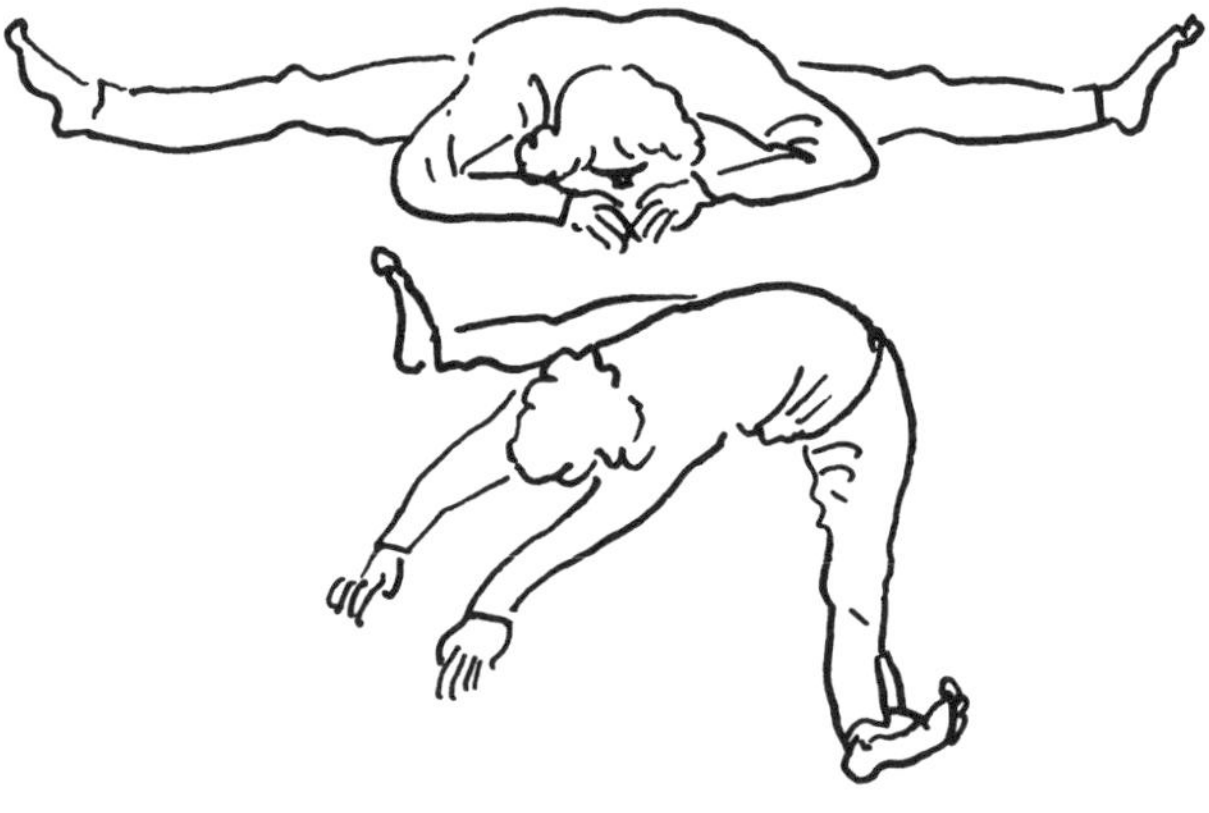

足を開き前に両手を伸ばし体を折り曲げる。反動をつけず，ゆっくり動く。曲がらなかったらそのままでよく，毎日，１～２㎜でも深くなるだけでよい。無理はしない

のです。したがって、野菜や玄米のような繊維の多いものをよく嚙んで食べ、酵素を多くだしてください。食物の量が少なくてもだ液で充分満腹し、胃の負担が減ります。

●間食はしない。食間は六時間あけると胃が休まり食欲がでます。

●果物（とくにミカン）、酢、甘いもの、サラダは体を冷やします。Tさんの体質には合わないのでやめます。

野菜はさっと熱湯に通して食べること。

●操体と運動

①操体法の基本運動を息を吐きながらゆっくり行なう（一二九ページの「肝臓が悪い」の項と同じ）。

②腹式深呼吸を一日二〇回（朝夕に分けて）行なう。

③体を動かさないと食欲がでないので、積極的に働き、運動もしてがんばってください。

〔一ヵ月後の経過〕

Tさん　ふしぎです。水の音（胃内停水）がなくなりました。間食をしなかったのがよかったのですね。食欲が出て体重が二キロもふえました。

小崎　ふしぎではないのですよ。治るように自分で暮らしたのですから。ただ、今まで自然の暮らし方を忘れていたのですね。背中が柔らかくなったら図54の操体を加えてください。

乗りもの酔い

患者　三八歳の主婦(Lさん)

〔Lさんの訴え〕

旅行に出たときバスなどに乗って、一キロも走ると吐き気がします。原因は何でしょう。乗りもの酔いにきく操体法はありますか。

〔治し方〕

●乗りもの酔いは心因性のものが多いようです。車に乗るときは楽しい気分で過ごすようにしましょう。

●車に乗る直前、または車に乗っているとき、ジュース、果物、甘いお果子などを食べてはいませんか。車に乗る一時間前からそれらの食べものは絶対口にしないこと。

●胃下垂の人は乗りもの酔いになりやすいようです。そんな人はたいてい胸椎の七番目に凸凹があるので、操体(図55)で歪みをとります。

●車中で字を見たり手近のものを注目したりすると視点がゆれてよけい吐き気がしますから、なるべく遠くをながめます。

車酔いしやすい人の操体

図55

原　因

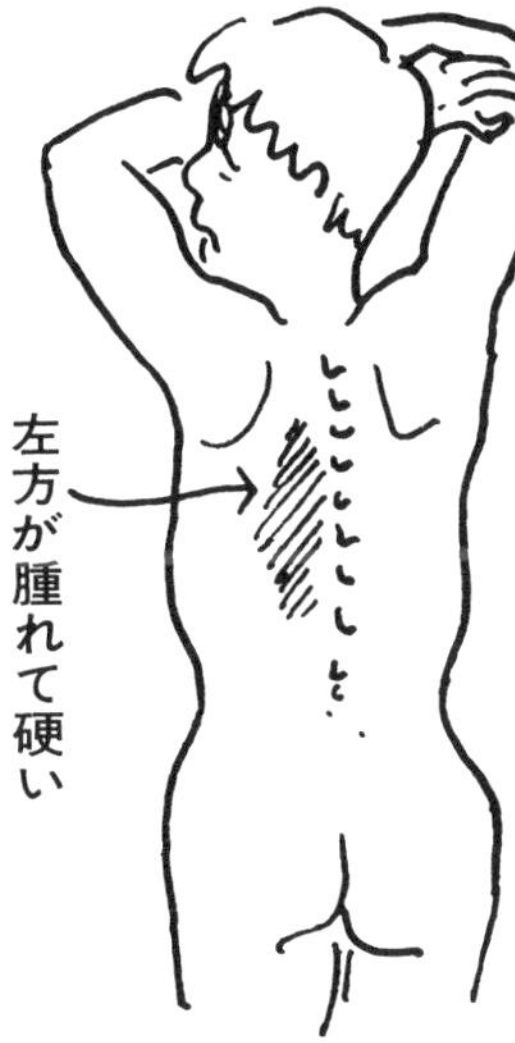

胸椎6，7，8のうちどれかが凸凹になり歪みがある。左方が腫れている。左方に移動しているばあいが多い。胃弱の人に多い

操　体

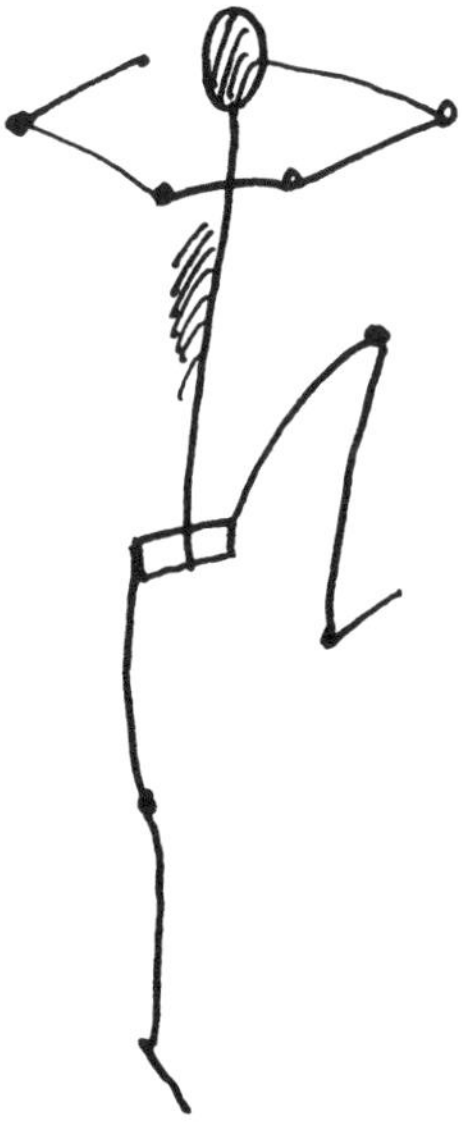

〈日常の操体〉
右足を脇腹に引きつける。一呼吸がまんして，フッと息を抜く。5回ぐらい

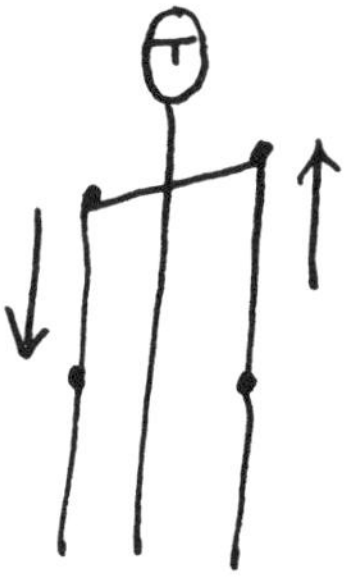

〈車に乗ってからの操体〉
肩を上げ下げして歪みを少なくする。ふだんからも行なっておく

乳腺のしこり
患者　三八歳の農家の主婦（Iさん）

Iさん　操体法の講習でどんな病気でもいきなり患部を操体してはだめで、まず土台となる足腰の歪みからとっていくと聞きました。私は二年前から腰痛がひどく、一年前からさらに肩コリが加わり腕がしびれて上がらなくなったので、そうだったのかと思い当たりました。じつは、私は乳腺にしこりがあるのです。切開するほどではないと病院でいわれました。半年前右脇下のリンパ腺が腫れて今もとれません。治す方法を教えてください。

小崎　リンパ液や血液の流れをよくすることと、血液の質を改善することが大切です。基本的には酸性体質からアルカリ性に近い体質に変えるために、甘いものや肉類の偏食をやめ、野菜、雑穀、海草などを中心にとるようにして、酸化防止剤、発色剤、化学調味料などの添加物の入った加工食品はさけます。

操体は基本運動（六一ページ参照）を一日二回以上と腹式深呼吸（五五ページ参照）をくり返し、全身の血液の循環を活発にします。とくに肩コリ、背中のコリを防ぐようにして、大胸筋を柔らかくします。左に要点を書き上げました。

①肩コリ、背中のコリをとる（図56）。

②大胸筋全体を柔らかくもみほぐす。

③上腕の内旋、外旋を試して、しこりのある部分の痛みを消す操体をする（図57）。

乳腺のしこり（その1）

図56

肩コリと背中のコリをとる操体

① 下半身の歪みをとることから始める

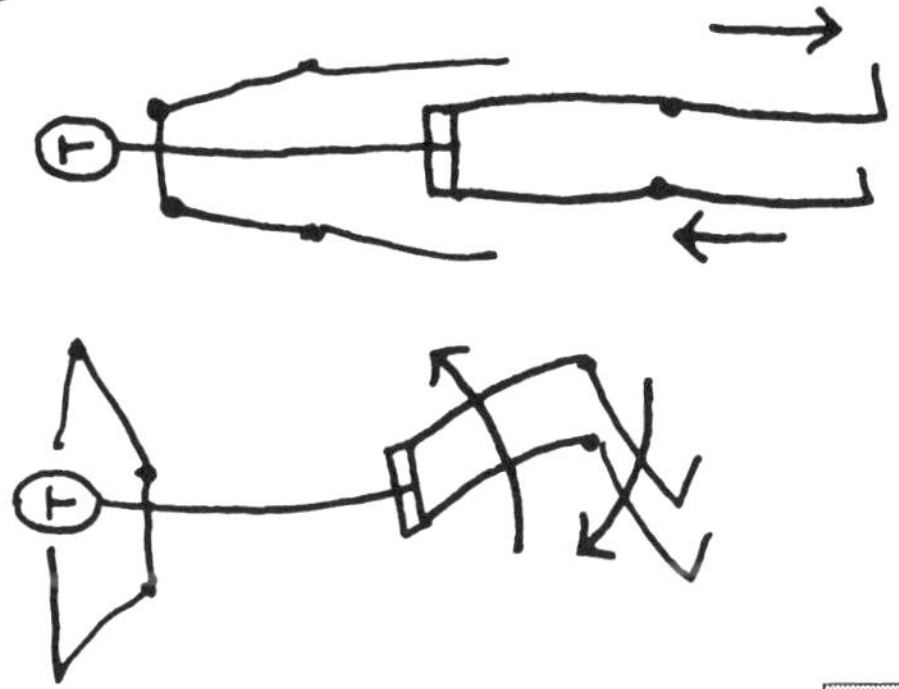

かかとを交互に伸ばして骨盤の歪みを正す

ゆっくりと息を吐きながら反動をつけずに行なう

膝を立てて左右に倒す。これで膝，腰，背骨の歪みを正し体全体を柔らかくする

これだけでも肩，首のしこりは半分に減る

② 肩のコリと背中のコリをとる

左右の肩を交互に上げてみる。楽に上がるほうの肩を上げ，いちばん気持のよいところでとめ，２～３秒後に脱力してストンと落とす。２～３回くり返す。もう一度交互に上げてみて，左右の感じが同じになればよい

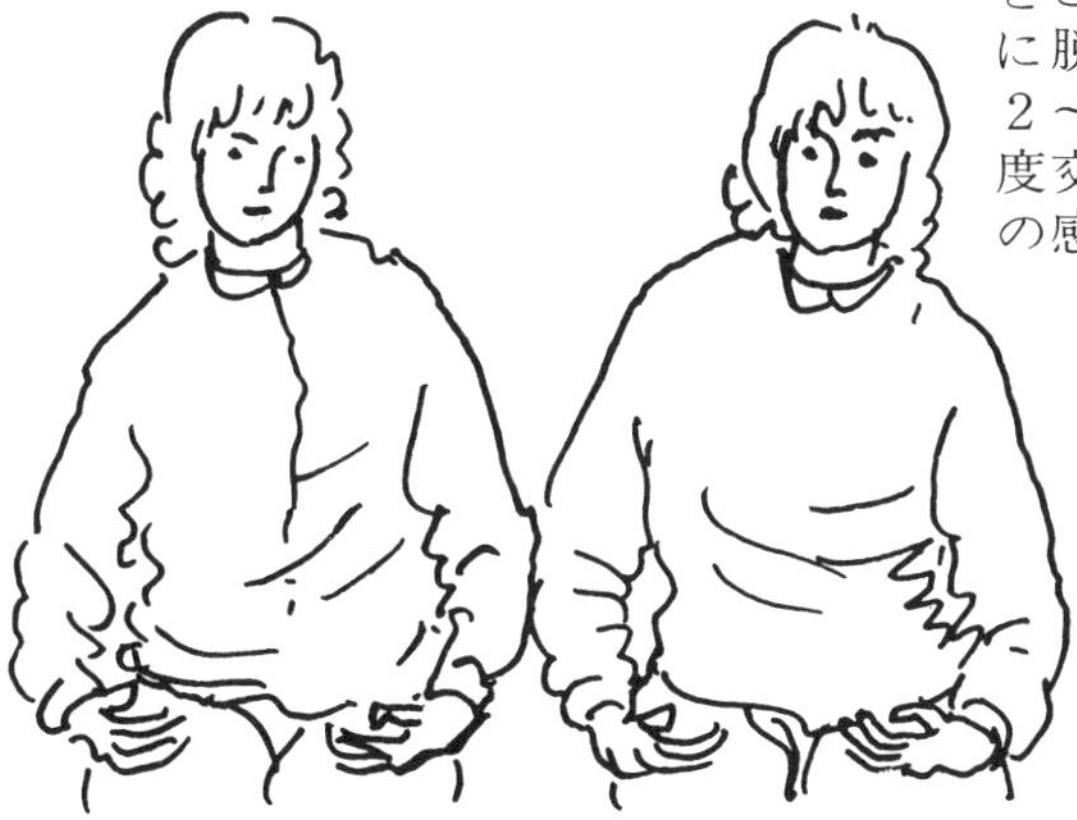

これらはどこでもできる操体だから，肩と背中のコリが消えるまでときどきくり返す

図57

乳腺のしこり（その2）

肩，腕の痛みをとる操体

① 肩，腕は内旋，外旋してとる

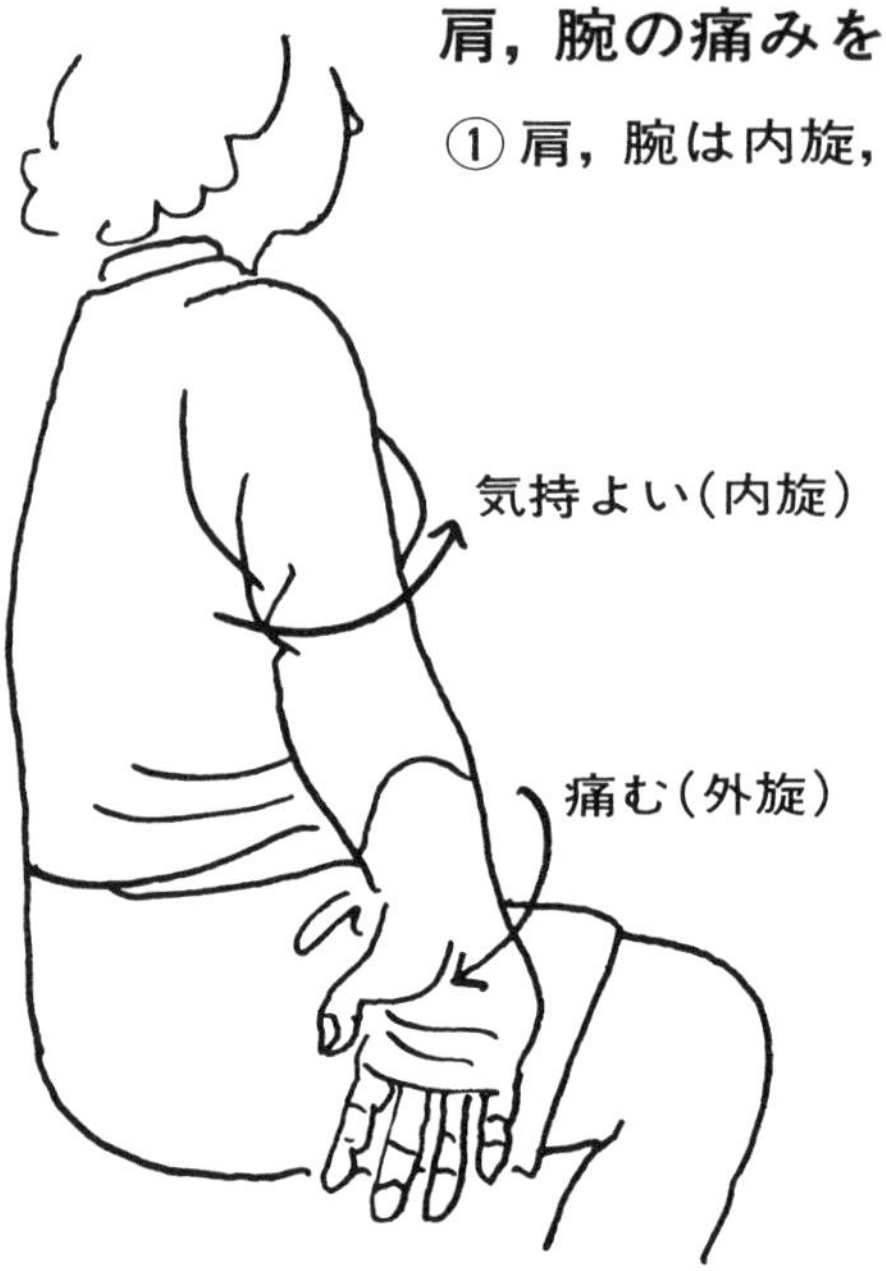

㋑手を後ろにまわして帯をしめられない
㋺手を前上方に伸ばせない。上げると痛む
こういうばあいは腕全体を体を動かしながら内側にねじるようにまわす。すっかりまわし切ったら2～3秒とめてストン(グニャッ)と脱力する

何度かくり返すうちに肩，胸，腕の血流がよくなり，痛みがとれる

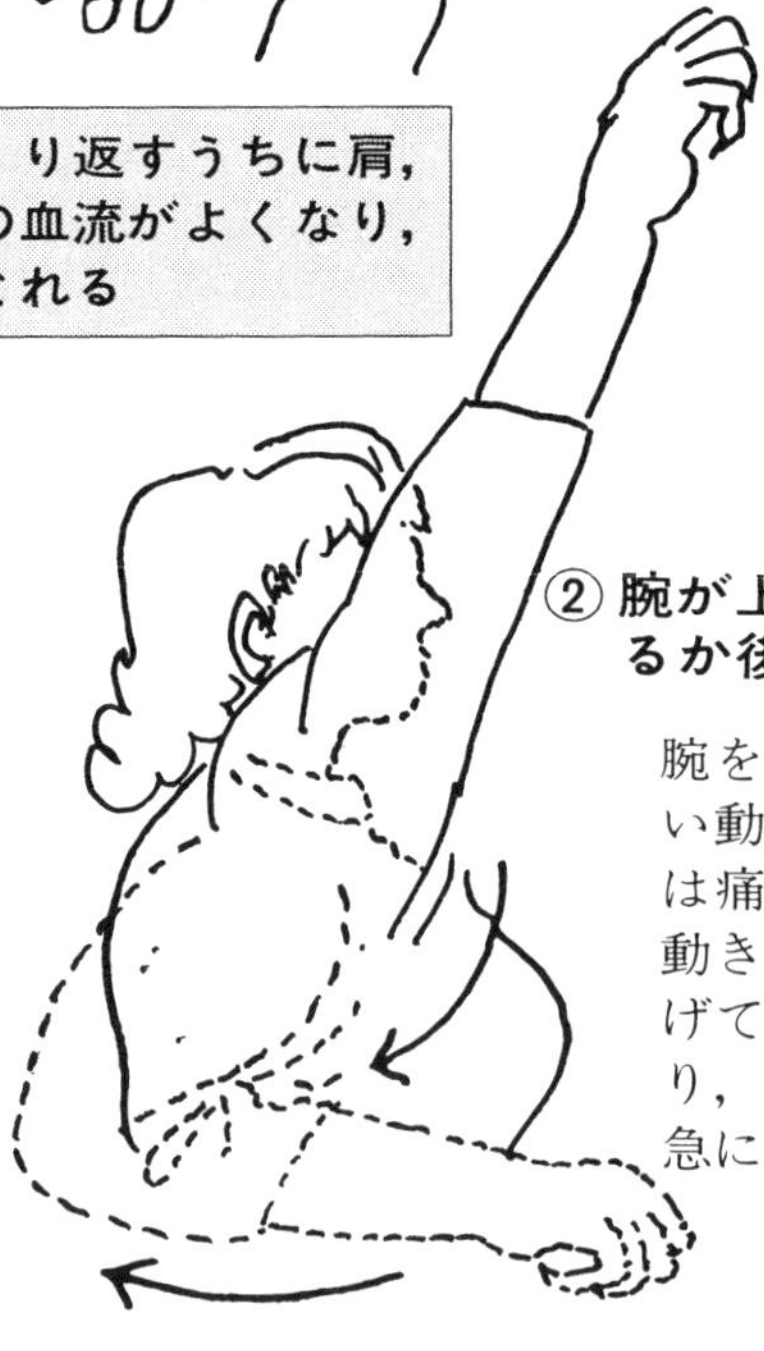

② 腕が上がらないときは，下げるか後ろにまわす

腕を上げると痛む（気持の悪い動き）なら腕を下げるときは痛まない（気持のよい楽な動き）ので，肘を軽く折り曲げて後ろに行けるだけ押しやり，そのまま２～３秒とめて急に脱力する

動　悸（背骨の歪みによるもの）

患者　五五歳の農家の主婦（Tさん）

Tさん　四～五年前から、ときどき動悸がして息苦しくなります。病院をあちこち歩いて精密検査をしてもらっても、心電図は正常で、血圧も一三〇／九〇と正常です。気のせいといわれても、たしかに息がつまります。そのうえ左肩がこり、首・背中が痛いので注射をしていました。

小崎　よくみますと体がS字型に曲がっておりますね。右肩のほうが左肩より三センチ上がっているからです。体が丈夫なのをよいことにして働きつづけているうちに、歪みがひどくなったようです。そのために筋肉や血管、神経が圧迫され引きつって、正常な働きができなくなったと考えられます。

ちょうど、心臓を支配する神経のでている六番目の脊椎が強くへこんでいますから、その歪みをとる操体を覚えてください。

〔**治し方**〕

●操体法で歪みをとります（図58(1)参照）。

●食べものの注意。夜の間食に、果物、ジュース、お菓子などを毎日食べているのでは、胃に負担がかかり安眠を妨げるのでやめ、昼食を重点にとり海草や野菜を多めにします。

〔**一週間後の経過**〕

左右の肩の高さが同じになり、S型の体の歪みが目立たなくなってきました。「心臓の動

動悸があるばあいの操体法

図58(1)

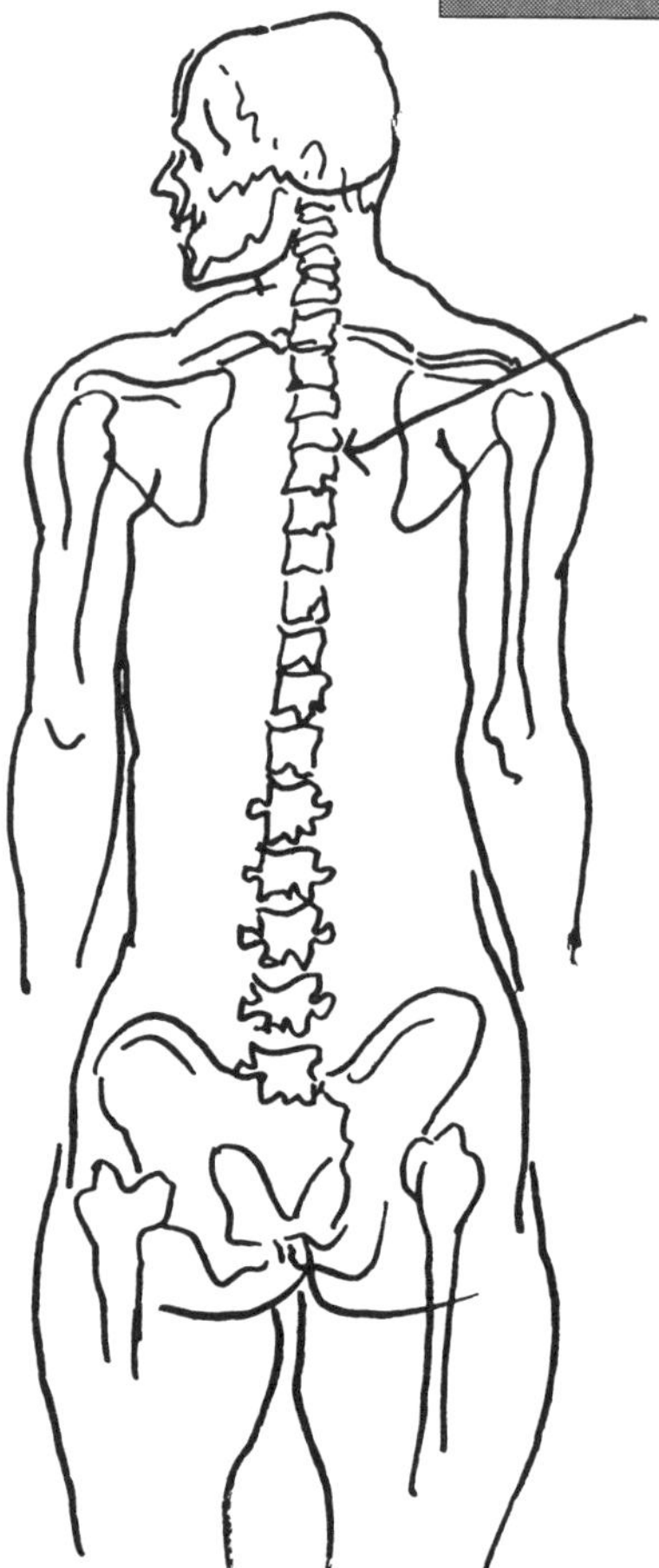

第４胸椎がへこんでいる。反対に出っぱっているばあいもある

操　体

（本文の主婦のばあいの操体。各人，操体法が違うので，よく動かしてみる）

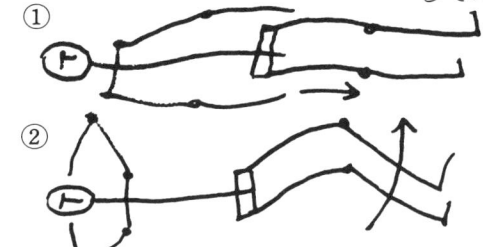

①

足の長さが違う。伸ばしやすいほう（右側）を４～５回伸ばす

②

倒しやすいほうに倒す

図58(2)

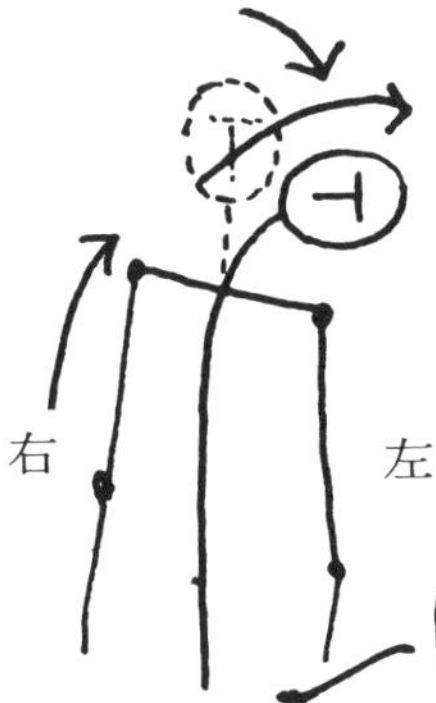

首を倒す。倒しやすいほうに（このばあいは左）５～６回
倒して気持のいいところで２～３秒とめてグニャッと脱力する

④

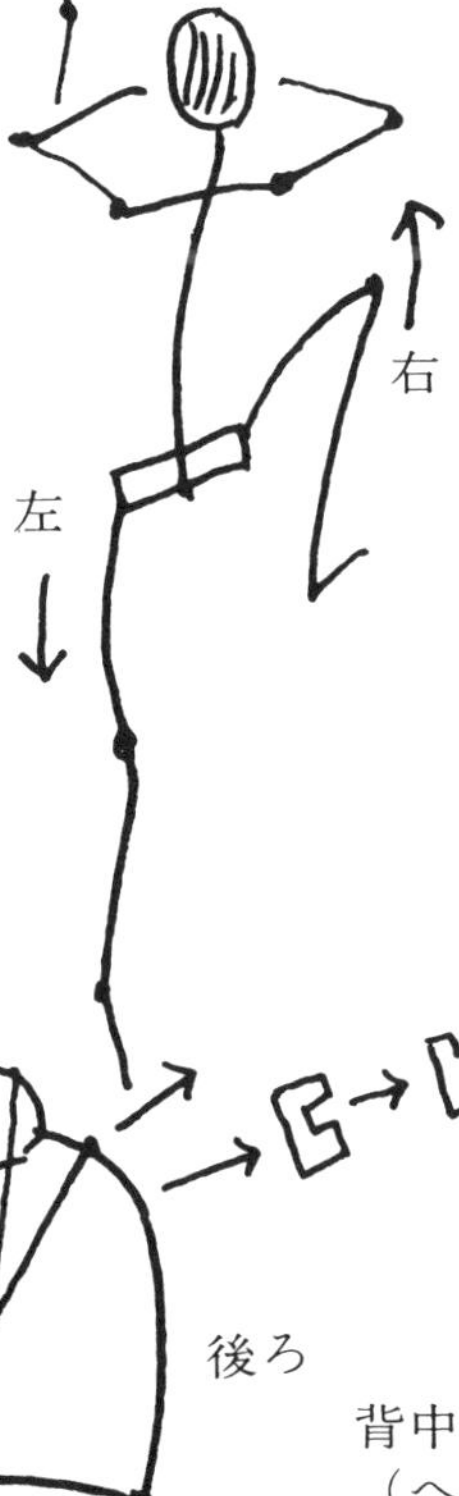

うつぶせになり右足を脇腹に引きつけて，２～３秒とめ，グニャッと脱力する。４～５回

左右のバランスがとれて，背中の痛みがとれる
左肩甲骨部に力が入り気持がよい。コリがほぐれる

⑤

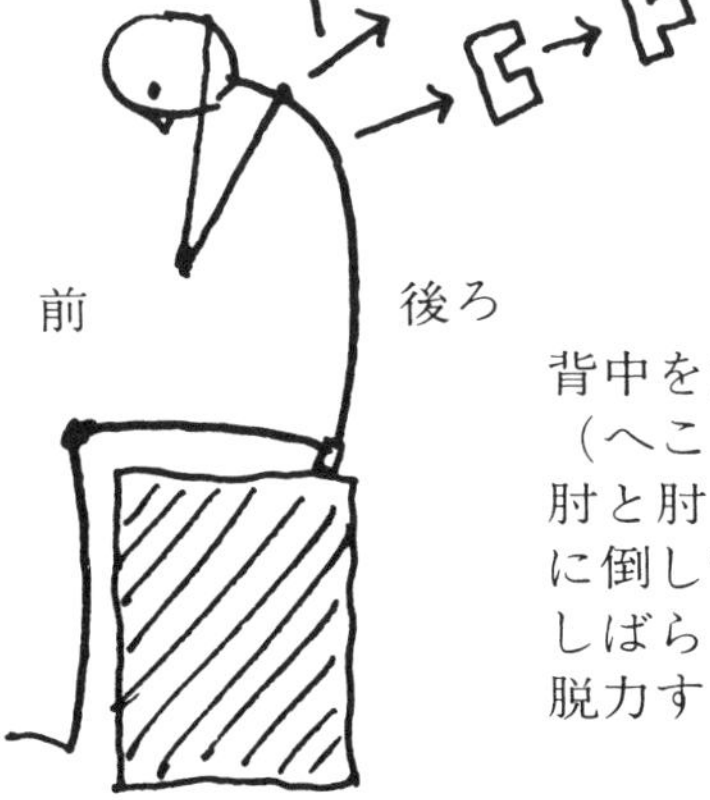

背中を丸くする
（へこんだ胸椎を出す操体）
肘と肘を前で近づけ，できるだけ頭を前に倒し背を丸くする
しばらく（２～３秒）そのままにし急に脱力する。５～６回くり返す

悸や息苦しさが消えたようです。体重が一キロ減って五七キロになり、自分の体を調整する方法を知ったので、これからの生活が楽しみです」といって帰りました。

注意しなければならないのは、心臓の精密検査をきちんとすること。異常があったばあいでも、専門治療を受けながら、操体法を試みること。外科的に障害がないかぎり治りが早くなります。

肩コリ（一般的なもの）
患者　三九歳の主婦（Kさん）

Kさん　たいした仕事もしないのにコリがひどくて困っています。原因は何でしょうか。

小崎　第一に全身的な運動不足があげられます。昔は全身を使う仕事が多かったのですが、今は機械を使うことが多く、坐ってうつむきながらの姿勢になりますね。このとき、**僧帽筋が非常に大切な役目を果たす**のですが、

①肩甲骨を持ち上げる、
②両腕をつり下げる、
③重い頭をいつも支えていなければならない、

など、休みなく首から肩にかけての筋肉を

図59

肩コリの予防と動き

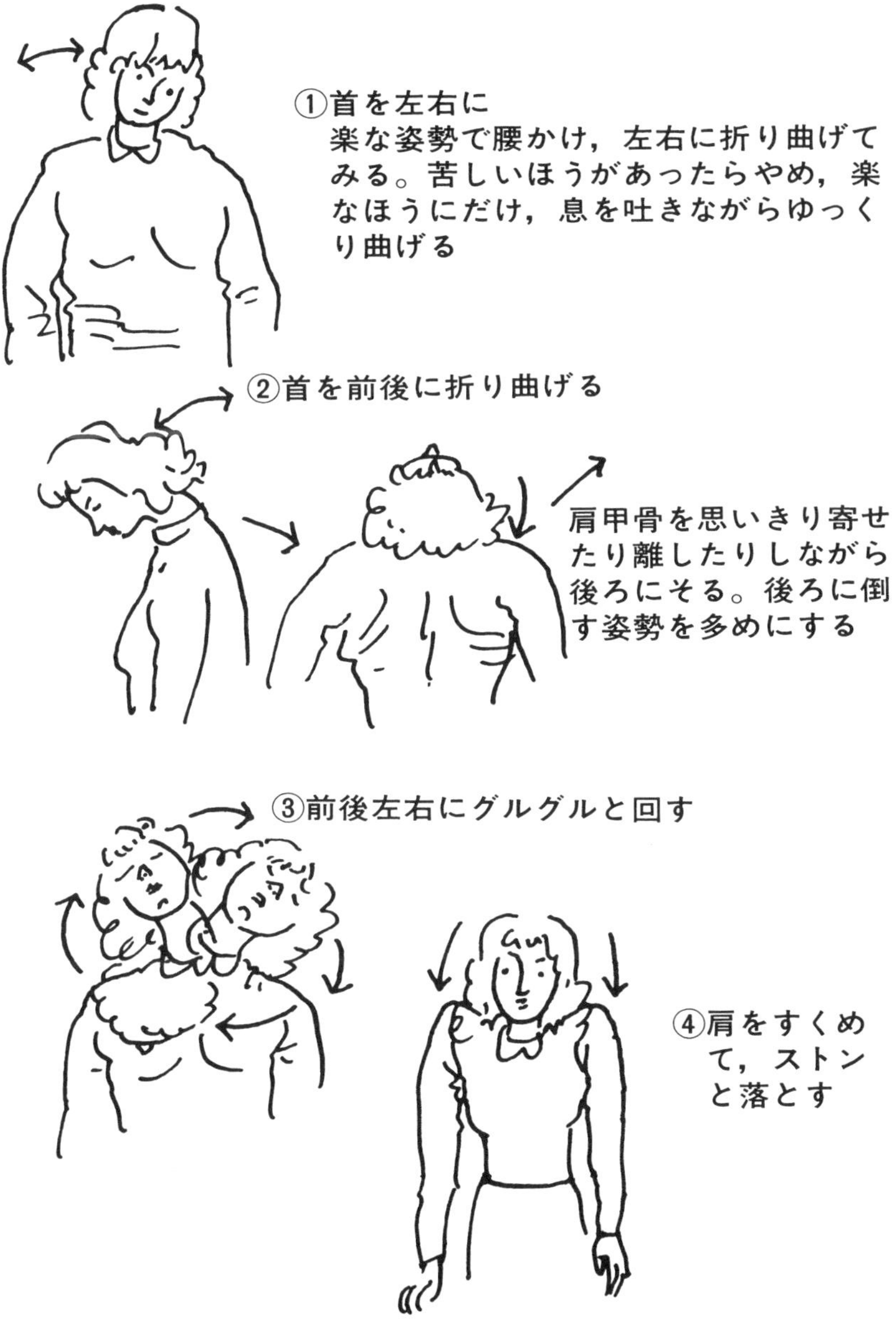
①首を左右に
楽な姿勢で腰かけ，左右に折り曲げてみる。苦しいほうがあったらやめ，楽なほうにだけ，息を吐きながらゆっくり曲げる
②首を前後に折り曲げる
肩甲骨を思いきり寄せたり離したりしながら後ろにそる。後ろに倒す姿勢を多めにする
③前後左右にグルグルと回す
④肩をすくめて，ストンと落とす

緊張させています。肩がこりやすいのは、そんなところに原因がありそうです。

Kさん　緊張が続くとなぜこるのですか。

小崎　ひと口にいうと、筋肉に血液のうっ血が起こるからです。すると酸素が足りなくなり、乳酸などの有害な燃えかすが筋肉の中にたまり、痛みのもとになります。それがまた筋肉を緊張させてしまうのです。この悪循環がコリになります。

長い間そんな状態をつづけますと、いつの間にか炎症が起きて硬くなります。そうなると治るのにもずいぶん長い時間を要します。

Kさん　ではどうしたらよいのでしょう。

〔予防と治し方〕

小崎　さきほど長時間の前こごみの姿勢が悪いといいましたが、この反対の形をときどきとることです。首を前後、左右に曲げ、肩を上げ下げする（図59）。

●精神的な緊張は肩がこるので、合い間にこの運動を入れるとよいです。

●冷やさないようにします（血行が悪くなるので）。

●日常の姿勢をよくする（ねこ背、なで肩、首が前につき出た人は肩コリが起きやすい）。

〔よい姿勢をとるには〕

背スジを伸ばす。あごを引く。頭を高くあげる。頭の上からスーッと糸で引っ張られるように自然にするとどこにも無理ができない。たとえば、**ウサギが立ち上がって耳をまっすぐ立てたときのような姿勢**（図60）。

図60

正しい姿勢
——＊肩コリを防ぐために

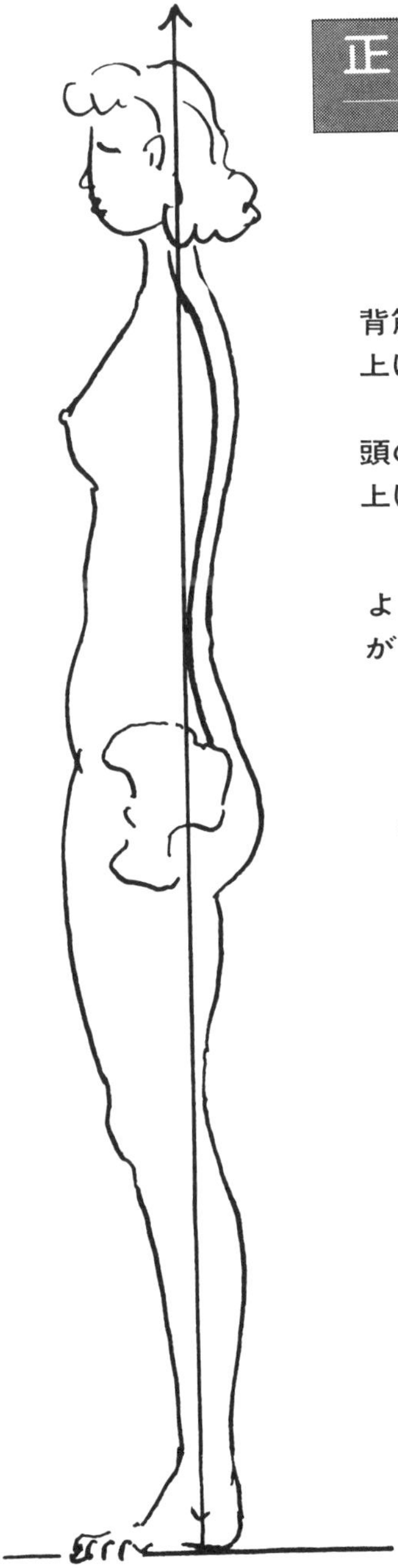

背筋を伸ばして，あごを引いて頭を高く上げる

頭のてっぺんに糸がついて宙に引っぱり上げられるような感じに

よけいな部分の筋肉の緊張がなくなり肩がこらなくなる

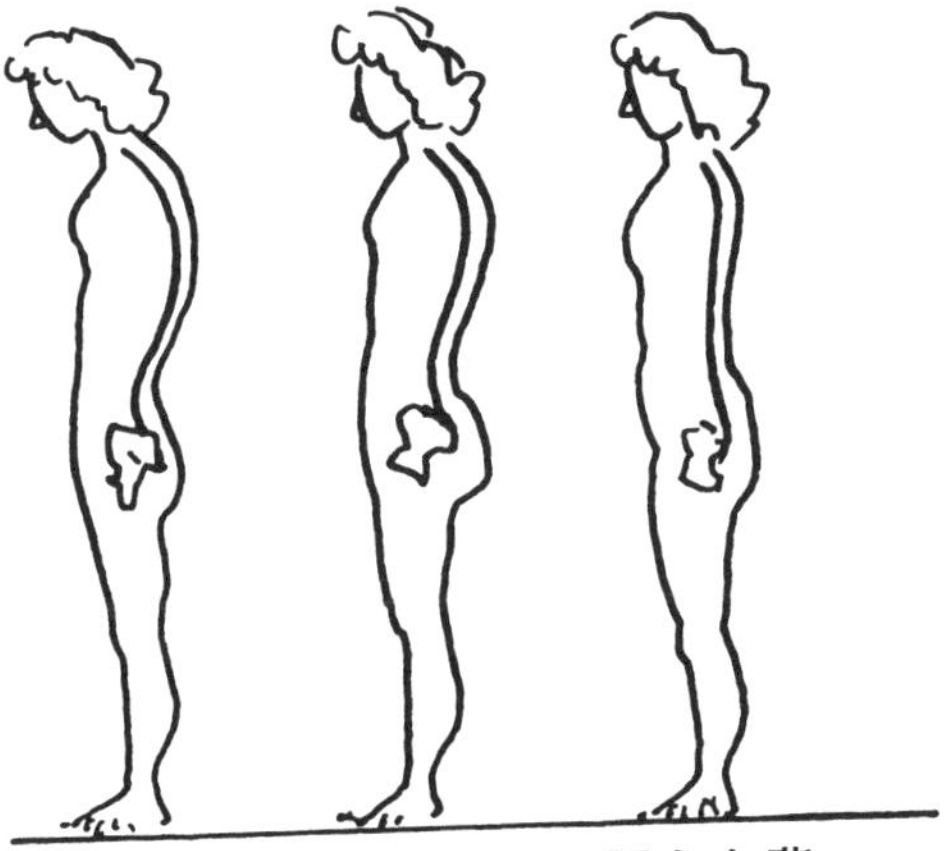

どの姿勢も筋肉がよけい緊張するので肩コリ，腰痛になりやすい。正しい姿勢のときより5倍は緊張する

●低すぎる机、流し台での作業も、肩や背中の緊張を強めます。
●柔らかすぎるふとんや高すぎる枕を使わないこと（柔らかいふとんは寝返りが十分に打てなく、全身が緊張し疲れが残る）。
その他、遠視、近視、乱視の人も必ず肩がこります。これは焦点を合わせるためのストレスが筋肉の緊張を高めるからです（一七六ページ参照）。また、貧血や低血圧のばあいも肩がこりやすい（一七〇ページ参照）。
よい姿勢と、自分に合った運動を積極的にして、筋肉にたまった老廃物を血液やリンパ液を通して追い出します。肩コリの予防は体と心の緊張をときほぐすことで八〇パーセントは解消されます。

内臓下垂

患者　三五歳の主婦（Hさん）

〔Hさんの訴え〕

子ども一人と夫だけの家族で、家事は少しだけなのに疲れやすく、ときどき頭痛がして食欲がありません。食べたものがもたれるので、消化剤を飲んでいます。果物が大好きです。そのうえ冷え症、肩コリ、低血圧だ、とのことでした。

〔治し方〕

●果物やジュースを多くとると、かえってのどが渇き水をとりたくなります。また胃がつねに冷えて胃液が薄くなり、消化力が落ちるので、それらをとるのはやめます。雑穀類

胃下垂や痔に

図61

①

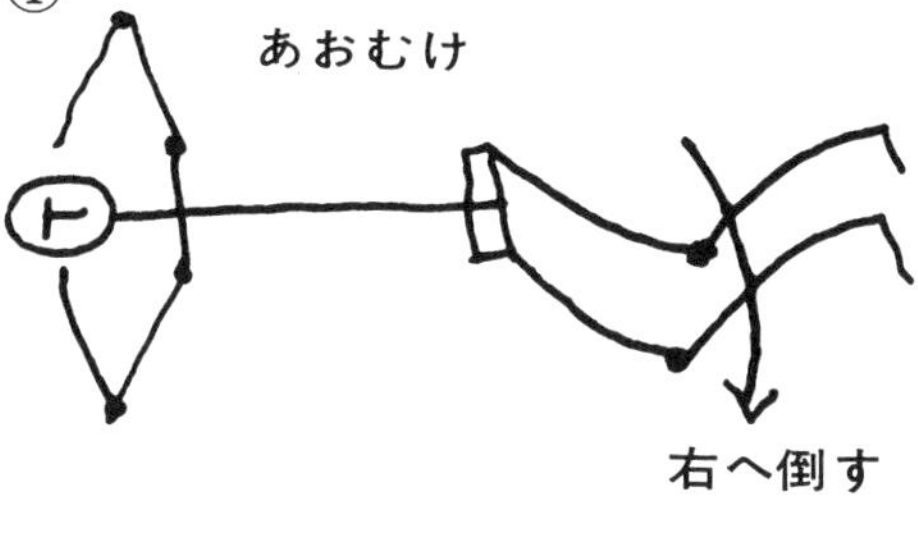

胃の下がっている人は，右側に倒すと気持がいい

②

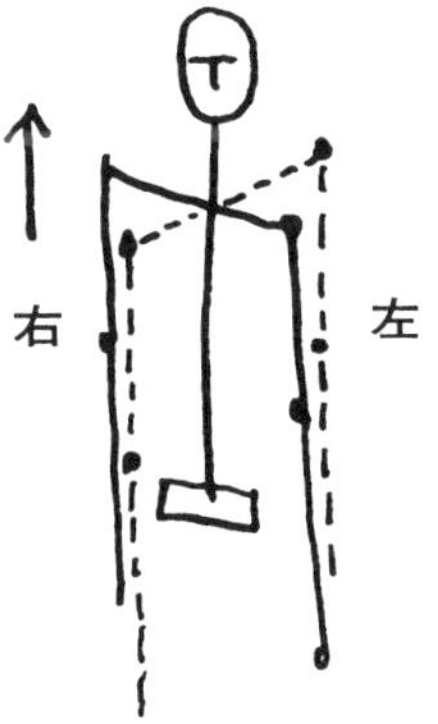

胃下垂，痔の人は右肩が下がっていることが多いので，左肩を上げる操体を多くすると右半肩がゆるみ，左右のバランスがとれる
その後，左右の上げ下げをする

①の操体を行なっただけでも右肩が上がり，歪みが少なくなる

③

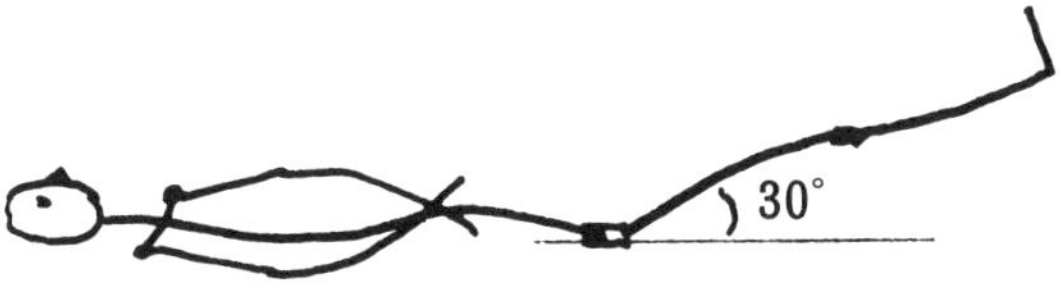

あおむけに寝て，30度ぐらい足をそろえて上げる
10秒ぐらいがまんして，息を抜き，ストンと下げる
少し休んで2～3回くり返す
下腹筋が強まり，胃や内臓が押し上げられる。
肛門に力が入り，筋が強くなる

をよく嚙んで食べるように工夫してください。

●腹式深呼吸をします。また、一日一〇分間くらいかけ足をします(空腹時がよい)。下腹部に力がでてくる方法で、内臓が押し上げられます。血液の流れも平均化され、体が温まります。

●図61の操体、運動をします。

陰にこもって消極的にしていると、肉体的にもしまりがなくなり下垂になりやすいので、何よりも目的をもち前向きに生きることをすすめます。冷え症、肩コリ、低血圧も内臓下垂を原因とする一連の症状です。

幸せや健康は自分で克ちとるものだという気持の転換が必要で、操体、運動、仕事に意欲を燃やし体の調節をとりますと、いつの間にか治ってきます。感謝することはたくさんあるのに、それを忘れていることを思い出してください。

肩コリ、頭痛（子宮筋腫全摘によるもの）
患者　四七歳の主婦（Sさん）

Sさん　私はミシン仕事を一日じゅうやっておりますが、七年前に腰痛がひどくなり、一年間つづきました。病院では子宮筋腫と診断され、子宮全摘手術をして、ホルモン注射をしております。あまりに肩コリや頭痛がひどいのは、手術をしたからでしょうか。

小崎　子宮全摘によるホルモンバランスのくずれというより、卵巣摘出によるホルモン異常が原因だと思いますが、それにこだわっているだけでは症状はよくなりません。まず、体を動かすことからはじめてください。腰痛をがまんして仕事をつづけたので、骨盤内のうっ血や酸素不足が生じ腫瘍ができやすくなったと考えられます。体操などをして歪みをとっておけばよかったと思います。

ところで食べものの好ききらいはありますか。

Sさん　疲れると甘いものが欲しくなり、ストレスを消すためにもつい毎日のように食べました。子どもたちが肉類を好むので、私も肉類をとることが多くなります。

小崎　食べもののバランスが悪いですね。ストレス解消といって運動もせず、甘いものをしょっちゅう食べるので、空腹にならず、必要な食品を満足にとらないからです。果物が多すぎても、体全体を冷やすことになり、子宮も冷やすので、うっ血が起きることがあります。しっかりと芽のでるものを食べてください。それには胚芽の部分の多い玄米や雑穀がいいでしょう。それらにはビタミンEが多く含まれ、体を暖めますし、若さも保ちます。

操体は六一ページの基本運動をやってください。

慢性頭痛

患者　五九歳の主婦（Bさん）

Bさん　慢性頭痛に悩まされております。一〇年前にムチ打ち症になり、二ヵ月入院しました。その後、マッサージ牽引や注射をつづけていますが、治りません。朝、起きるのがつらく頭痛薬を一日も欠かせません。そのうえ、左腕がしびれ、ものを持てません。検査をしても原因がはっきりしないのですが。

小崎　脳には異常がないということですが、主な原因は、長年の体の歪みによる頸椎上部のずれからくる血液の循環不良です。操体法で、肩首を柔らかくします。それにより頸動脈の圧迫をとり、その周囲の循環をよく

図62

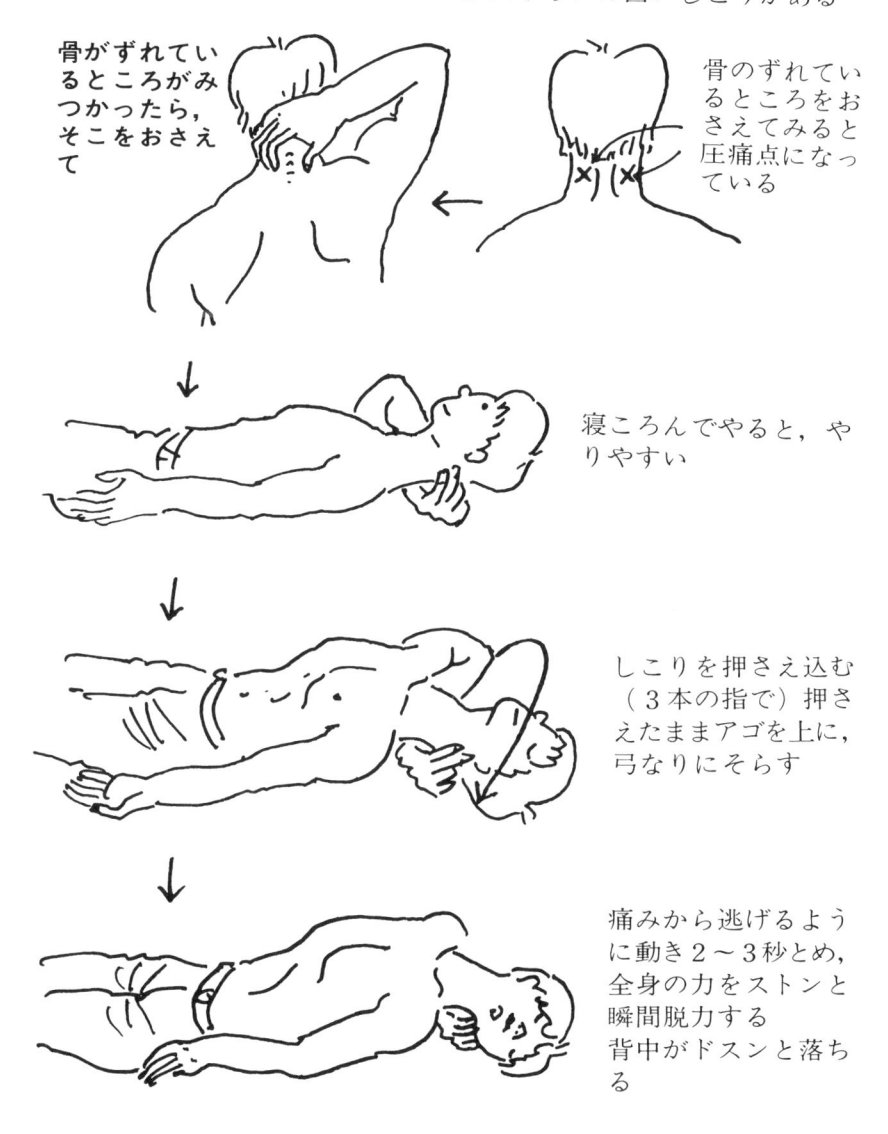

頭痛・頸椎のずれを治す操体法

頸椎のずれの見方（診方）　頸椎をたてにさぐると，直径２㎝くらいの固いしこりがある

骨がずれているところがみつかったら，そこをおさえて

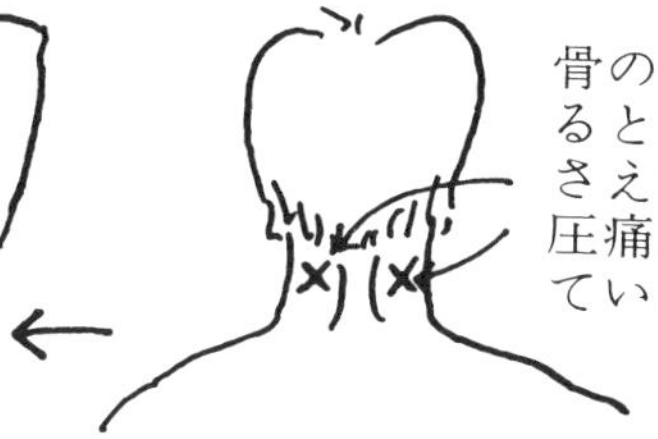

骨のずれているところをおさえてみると圧痛点になっている

寝ころんでやると，やりやすい

しこりを押さえ込む（３本の指で）押さえたままアゴを上に，弓なりにそらす

痛みから逃げるように動き２～３秒とめ，全身の力をストンと瞬間脱力する
背中がドスンと落ちる

します。脳へ送られる血液の流れがよくなりますと脳内酸素も多くなり、頭痛・もやもやがとれると思います。

〔治し方〕

●操体法は、一九一ページの頸椎捻挫の項を参照してください。日常的に六一ページの基本運動をやったり、首を前後左右にまわしたり、屈伸をしたりして歪みをとりながら暮らします（図62参照）。

●風呂で上がり湯を使うとき、膝から下にだけ水をかけ、次に暖ため、また水をかけるということを三回ほどくり返してから上がります。これにより頭と足の血液循環が活発になります（図63参照）。

のぼせ，頭痛のとれる湯かけ，水かけ　図63

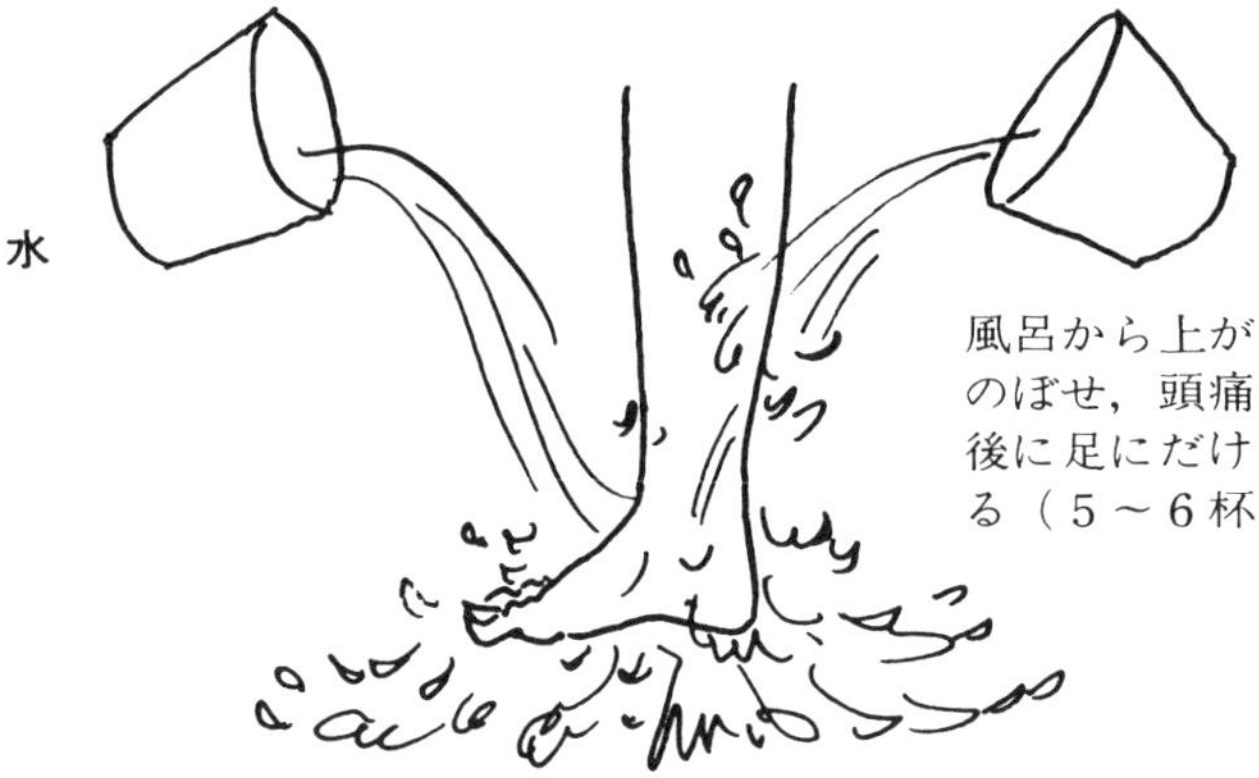

風呂から上がるとき，のぼせ，頭痛の人は最後に足にだけ水をかける（５～６杯）

すると，刺激が足方に強く，血液が下方に流れ，上下の血液順環が活発になる。頭がすっきりして足がほてってくる

（注）風呂に入らないばあい，湯と水を交互にかける。温度差のある方が効きます

高血圧、のぼせ

患者　六五歳の農家の主婦（著者の母）

小崎　ずいぶん沢山薬を飲んでいるのね。

母　一回に五種類の薬を死ぬまで飲みつづけなければならないとお医者にいわれたのよ。薬を飲んでいるのに、このごろ狭心症のように心臓が苦しくなることがあって心配なの。それに頭痛もして困っているの。

小崎　思いきって薬をやめて、玄米菜食に切りかえてみたら。

母　でも血圧が上がり脳卒中になりそうで。

小崎　そんな心配しているうちに、薬の副作用で脳軟化症になったらどうするの。

母　血圧を下げる薬でどうして脳軟化症になるの。

小崎　体のどこかに異常があり血液の循環が悪くなると、血圧が自然に高くなるのね。このとき**薬で血圧を無理に下げると、脳まで血が行き届かないことがあるの。この状態がつづけば、脳の血流がわるくなって、脳血栓のような脳梗塞または脳軟化になりやすくなるのよ。**

母　無理に血圧を下げるとかえって体に悪いのね。

小崎　薬だけにたよっているから不安なのよ。いろいろ対策を立てて実行しましょう。

まず

①血管を丈夫にし、

図64

高血圧を治す操体（その１）

朝起きたらガバッとはね起きずに

①はじめ，下半身の歪みをとる

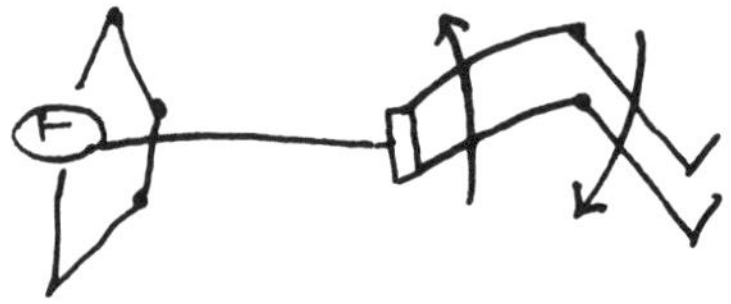

朝　膝，腰を左右にひねる。全身の歪みとりになる
夕　５～10回，ふとんの中で倒しやすいほうにだけ

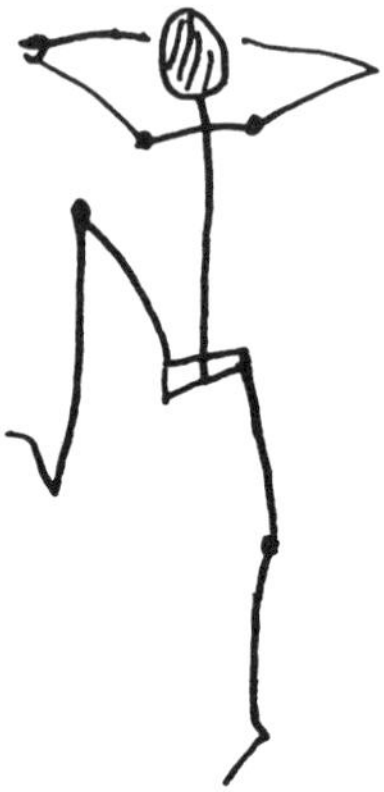

うつぶせになり上げやすいほうの足を脇につける
上げて４～５秒したらストンと息をはき力を脱く

②腹式深呼吸を５～10回する

へその下に力を入れて，できるだけ長く息を吐く。吸うときは短く

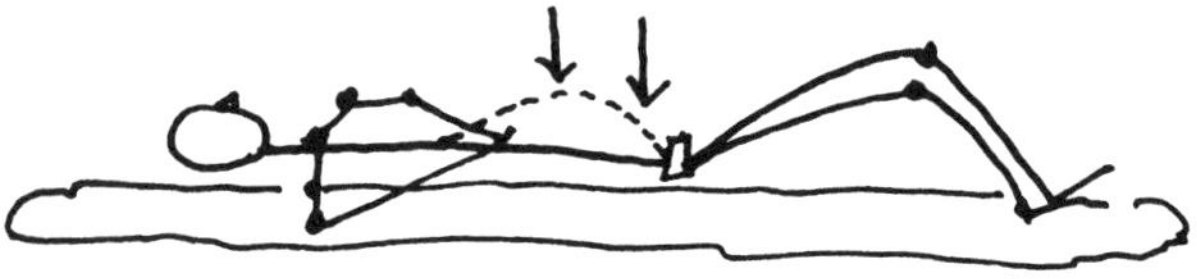

岩手県都南村の70歳の女性の患者さんが，これだけを毎日くり返し10回つづけたら，180／110の血圧が150／90に降下した例がある

図65

高血圧を治す操体（その２）

昼間起きているときの操体

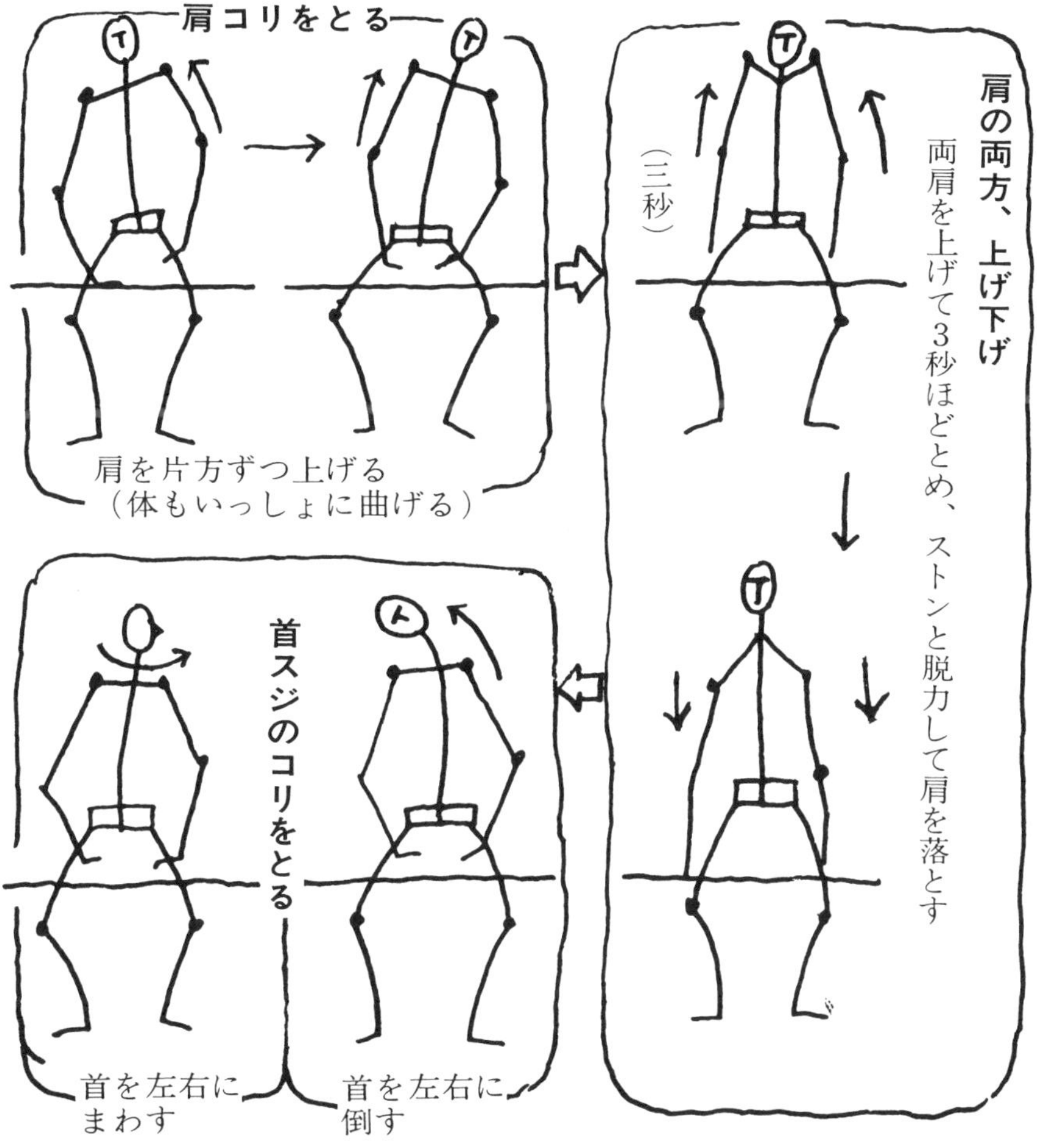

肩コリをとる
肩を片方ずつ上げる
（体もいっしょに曲げる）
肩の両方、上げ下げ
両肩を上げて3秒ほどとめ、ストンと脱力して肩を落とす
（三秒）
首スジのコリをとる
首を左右にまわす
首を左右に倒す

〔**注意**〕 どの動きも早くしないこと。ラジオ体操とは違うので，息を吐きながらゆっくり動かすのがコツ（水中で体を動かすようように)。いちばん気持のいいところで急に脱力する

②血液の質をよくし（コレステロールを少なくする）、

③血液の流れをよくする。

その他、体全体のバランスをよくするように基本運動（六一ページ参照）をやると血圧も正常化しますよ。娘にだまされたと思って、根本的に生活を見なおしましょう。

母　そうだね。そこまでいってくれるのなら、そうしてみようか。

――そこで一日一食にして野菜食に徹し、大量の薬を思いきってやめてもらいました。二日三日とおそるおそる過ごしました。

小崎　（電話で）もしもし、生きてますか、一日一食にしても大丈夫ですか。

母　生きているよ。薬をやめたことが少し心配だけど、ともかく体を動かして食べものに気をつけているよ。

〔一ヵ月後の経過〕

母　八キロも体重が減り血圧がみごとに下がり（一二〇／八〇）、もうすっかり薬なしで生きることに自信がついたわ。気分もよく頭も軽く、どんどん仕事ができる。玄米食にかえて本当によかった。

小崎　えらいよ母さん、よく一日一食でがんばったね。顔も体もしまり、血色もよくなったね。

母　びっくりしたことに、玄米を食べて薬をやめてから健康のしるしといわれる爪の三日月がはっきりとでき、ピンク色の新しい爪に生えかわってきたの。体の中から若く新しい細胞ができてきたんだね。

〔一日一食のときの献立〕

食べたいもの

玄米一日一ぱい
小魚、海草
野菜、大豆
雑穀類

やめたいもの

甘いお菓子、間食
果物、ジュース
白砂糖
化学調味料など化学物質

降圧剤をやめて八年になりますが、気がかりだった母の体の心配はまったくなくなり、元気で働いております。

めまい

患者　四五歳の農家の主婦（Hさん）

〔Hさんの訴え〕

農業のかたわら電気製品の工場へパートに出ています。ベルトコンベヤの前に坐って毎日仕事をしております。このごろめまいがたびたび起こり、肩がこって背中が苦しく、首を左にまわせません。

〔治し方〕

脳の病気は見当たらないとのことですが、よくみますと、頸椎の六番目が右にずれています。こうなると目、耳の神経を圧迫してめまいが起こることがありますので歪みを治します。また**部分的に歪みを治しても再発**する

図66

めまいの原因をみつける操体法

顔を左右にねじってみて

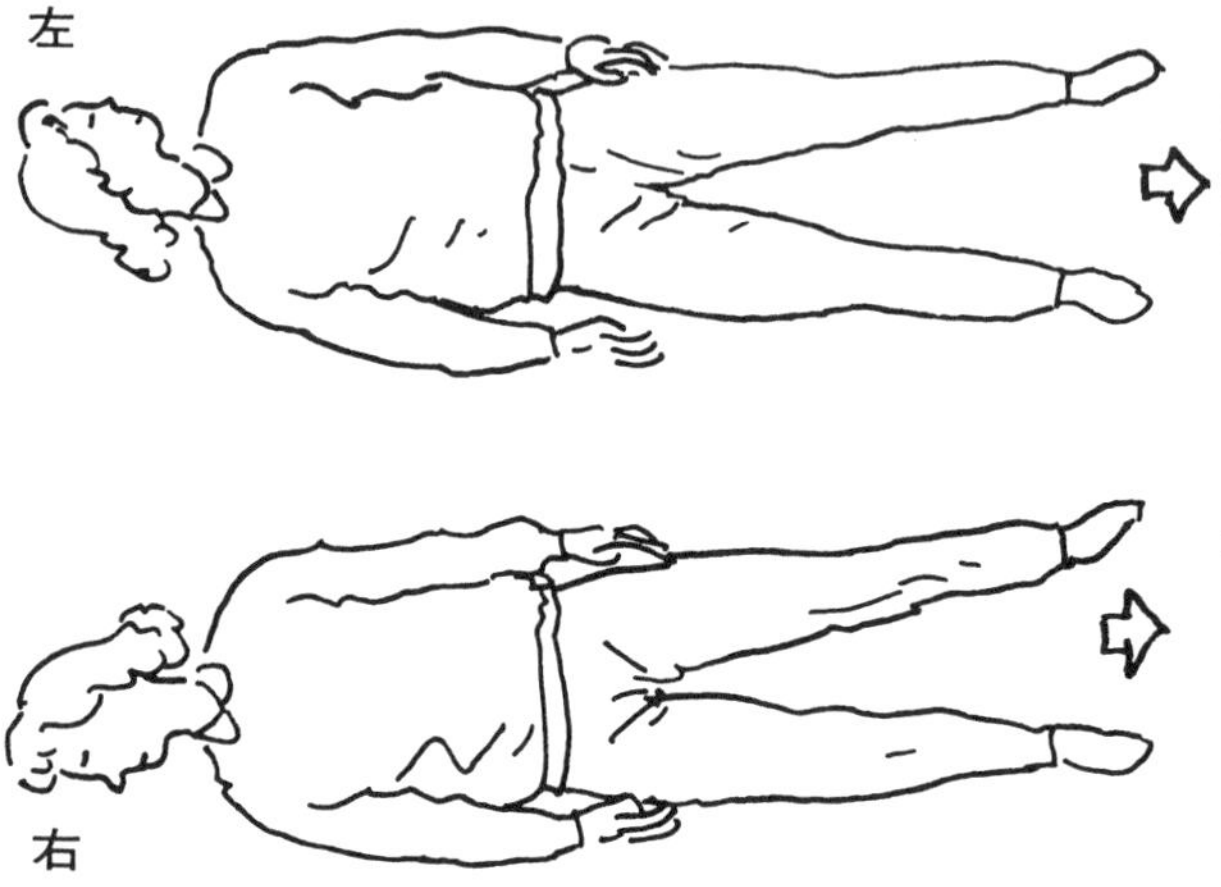
基本操体法で腰
の硬さをとります
左
たとえば左を
向くとめまい
が起き，ある
いは気持がよ
くない
右
右を向くとめ
まいが起きな
い（気持がよ
い）ばあいが
ある

〔動診〕 あおむけに寝て頭を静かに左右にねじってみる。どちらかが気持が悪かったり，めまいを感じる本文の患者のばあい，左に少し向けただけで，寝て目をつぶっていてもぐらっとめまいが起きた

〔楽動〕 操体法の原則＝気持のいい動きを思い出し右側に顔を向ける動きをくり返す（４～５回）
次に再び左にねじってみると，めまいは起きない

〔原因〕 頸椎に歪みが大きく出ており，腰も硬く曲がりはじめていた

めまいを治す操体法

図67

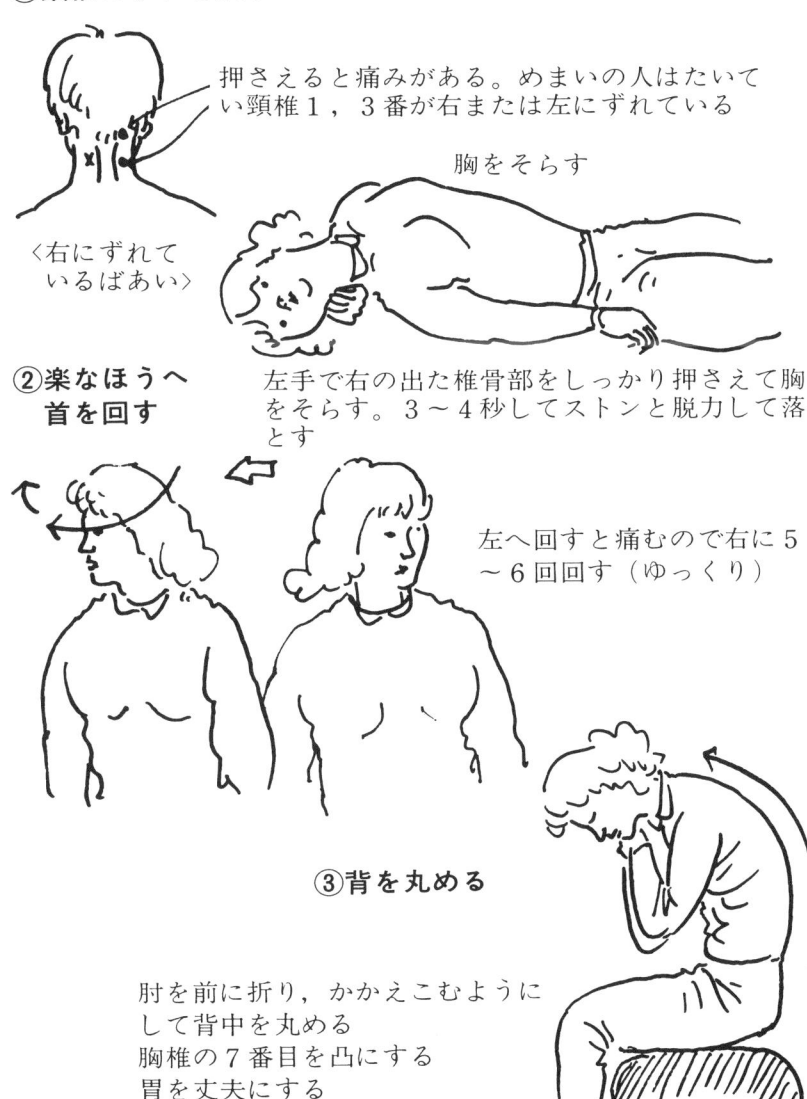

①頸椎のずれを治す

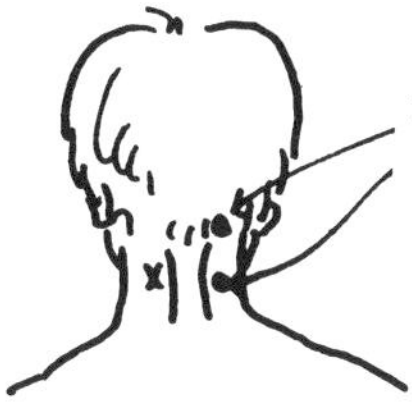

押さえると痛みがある。めまいの人はたいてい頸椎１，３番が右または左にずれている

〈右にずれているばあい〉

胸をそらす

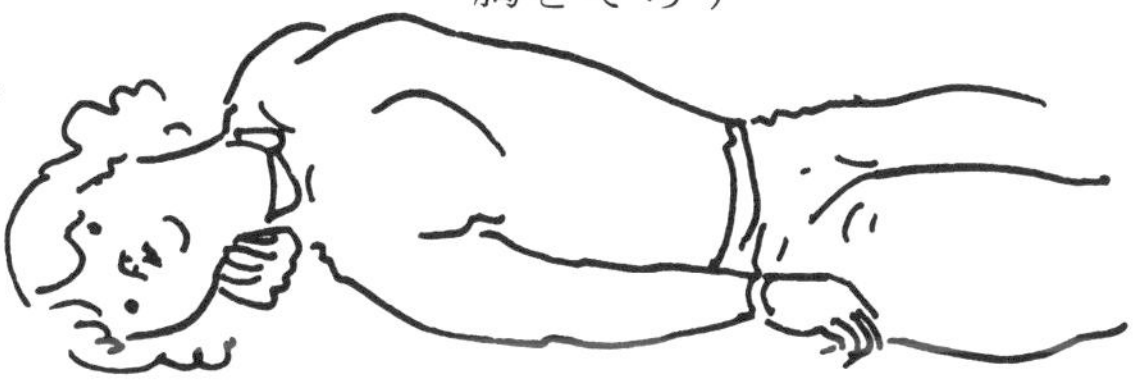

左手で右の出た椎骨部をしっかり押さえて胸をそらす。３～４秒してストンと脱力して落とす

②楽なほうへ首を回す

左へ回すと痛むので右に５～６回回す（ゆっくり）

③背を丸める

肘を前に折り，かかえこむようにして背中を丸める

胸椎の７番目を凸にする

胃を丈夫にする

ので、体全体の歪みを治します。
●操体法。まずめまいの原因をみつける。首を左右に静かにねじってみる。Hさんのように、寝ながら左に顔を向けると目を閉じてもめまいを感じるときには、首の右側の頸椎のでている部分に左手を当て、胸をそらし、しばらくしてストンと脱力する（図66、67）。
●全体の歪みをとるため、日常的に体をねじったり肩を上げたり下げたりする。
●血圧を安定させる。血圧が高くても低くてもめまいは起きますので、操体の基本運動（六一ページ参照）を毎日やる。
●過労をさける。せかせかした仕事や生活をしていると、肩コリの原因になり、頸椎に異常が起きる。

冷え症、低血圧
患者　六四歳の元国鉄職員（Sさん）

〔Sさんの訴え〕

血圧が九〇／六〇で夏でも足が冷えカイロを使っています。過労で眼底出血し、入院しましたが、まだ起きられない状態です。首がこってまわりません。目が疲れ、耳鳴りが四年前からあります。酢がよいと聞いたので毎日盃一ぱい飲んでいます。

〔治し方〕

●体全体に歪みがでており、腰、背骨、首、と操体法で治します。とくに頸椎の三番目が右に大きくずれているので、八七ページの腰痛の項と、一九一ページの「頸椎捻挫」の項

171 冷え症，低血圧

図68

冷え症に…

たばこ灸

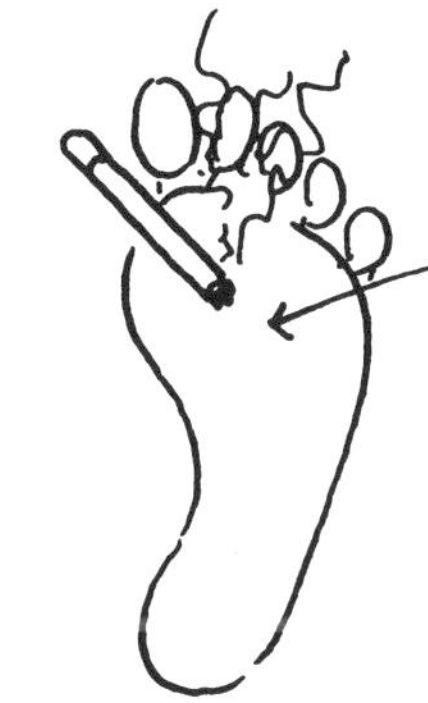

あつくなったらはなす
4～5回くり返す

足　湯

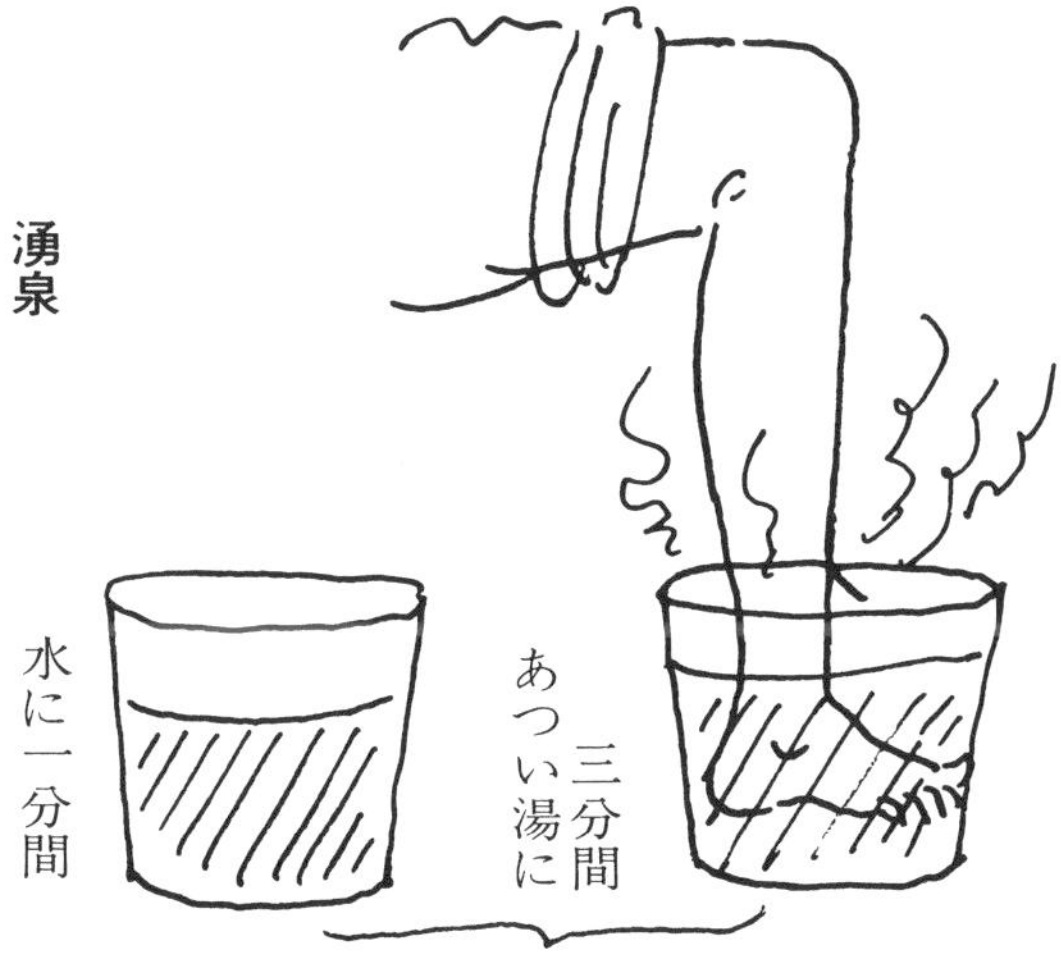

交互に入れ，3～4回くり返す

どちらも1日1回でよいが，冷えの強いときは何回やってもよい

雑穀にはビタミンB_1，B_2の他，多数のビタミンが多い。とくにビタミンEが多く，冷え症に合う食べもの

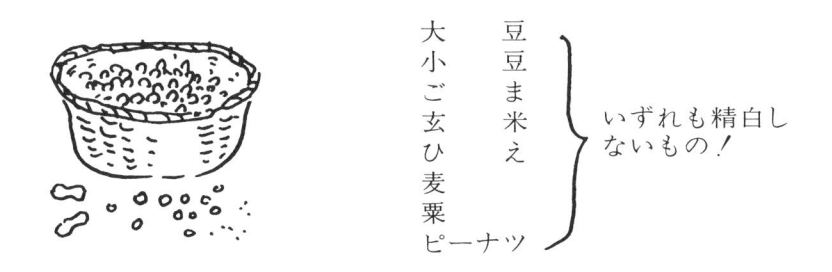

大豆
小豆
ごま
玄米
ひえ
麦
粟
ピーナツ

いずれも精白しないもの！

を参照して動かしてください。

●下着は化繊をやめ木綿を着ること。

化学繊維の下着（カシミロン、テトロン、ナイロンなど）は、体の表面からの汗を吸湿しないので、冷えて気持が悪い。のぼせの原因にもなります。木綿の下着は吸湿が完全で体によく気持がよい。

●**酢の食べ方**がまちがっています。

酢は誰にでもよいとは限らず、肥り気味で体のほてる人には必要ですが、冷え症の人は体の冷えるのを助けているようなものです。

●足湯とタバコ灸をします（図68）。

Sさん　そうですか。今まで一〇年以上も体によいものと信じていましたが、これはたいしたまちがいをしていたことになります。

今日はほんとによいことを聞きました。

〔一ヵ月後の経過〕

Sさん　甘いもの、ミカン、酢のものをやめ、雑穀を食べております。足湯とタバコ灸を毎日つづけており、耳鳴りがすることも少なくなりました。冷え症もすっかり治り、血圧も一二〇／八〇になりました。酢で命をとられるところでした。何よりも足が温まって安眠できるので、日増しに元気になってきました。

気管支喘息

患者　五八歳の主婦（Tさん）

〔Tさんの訴え〕

和裁の内職で忙しい。夜、横になるとセキがでて、朝方少し眠るだけで頭がぼんやりして疲れやすい。検査でもアレルギーの原因がわからず、三年間薬を飲みつづけてもよくならない。後妻なので心配が多く、つい甘いお菓子に手がでてしまいます。

〔治し方〕

肩甲骨の間が腫れたように盛り上がり、肩コリのひどさを物語っていました。

●胸椎の五番目がへこんでいて押すと痛む。硬い足腰を柔らかくする操体（六一ページの基本運動）と、図69の操体をします。また、朝晩ふとんの上で腹式深呼吸をします。

●足湯、たばこ灸などで冷え症を治す（図70参照）。

●心配ごとを甘いものを食べることですりかえていたのでは体をこわします。問題の解決を急ぐこと。

問題が多くて迷ったときは、現在の状況（社会、職場、家庭での自分の立場）のなかでいちばん早く処理したいものの順位をつける。

Tさんの例

①まず健康管理（食事、操体）。

②いっしょに暮らしている人に今できることを考えてしてやる（親切）。

③身近な人に素直に感謝する。

図69

喘息の発作を治す操体

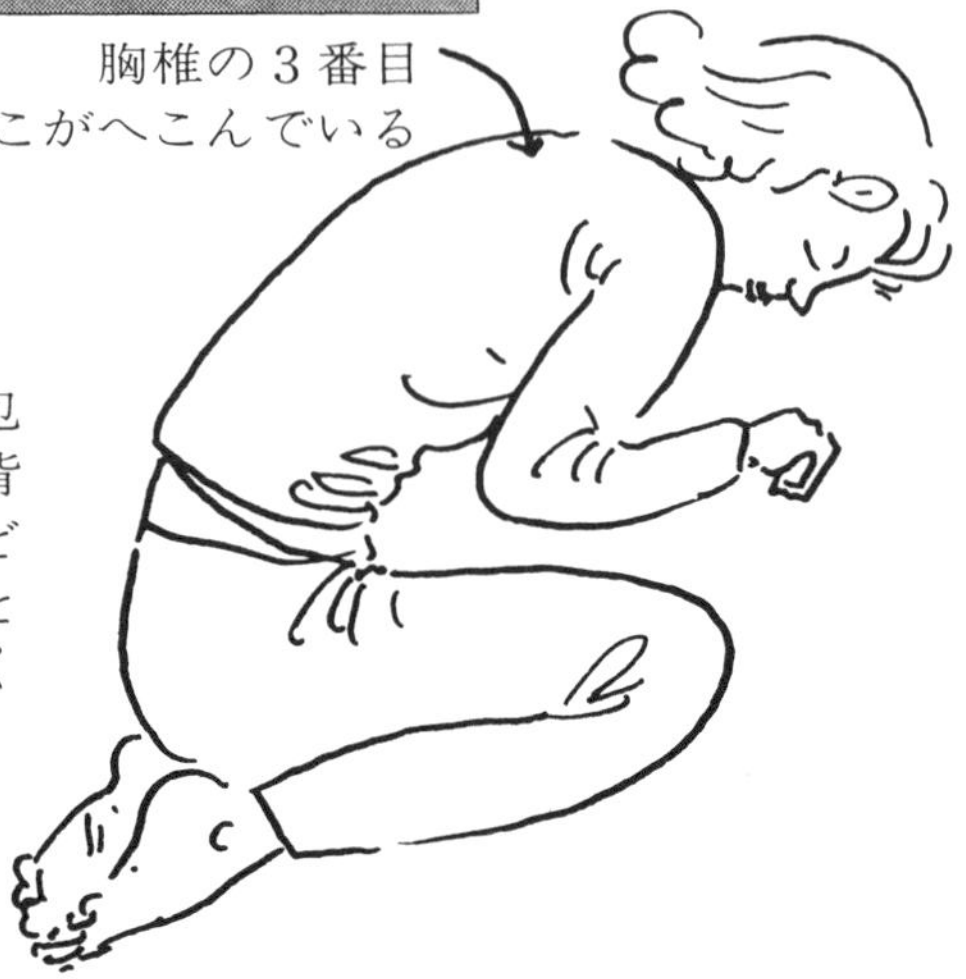
胸椎の３番目
ここがへこんでいる
肘を前にして胸を包み込むようにし，背中を丸くし３秒ほどそのままにしたあと急に脱力し息を吐く

５～６回ゆっくりくり返すと，へこんだ骨も元にもどる（１日何回でもよい）

〔一ヵ月後の経過〕

三つの項目と約束ごとを紙に書きつけ、サイフに入れて毎日読んでいます。家族一人一人と心が打ちとけて感謝の気持が湧いてきました。操体法と腹式深呼吸は必ず実行し、あんなに好きな甘いものがきらいになり、発作の回数が減りよく眠れます。

図70

喘息の発作を治すたばこ灸

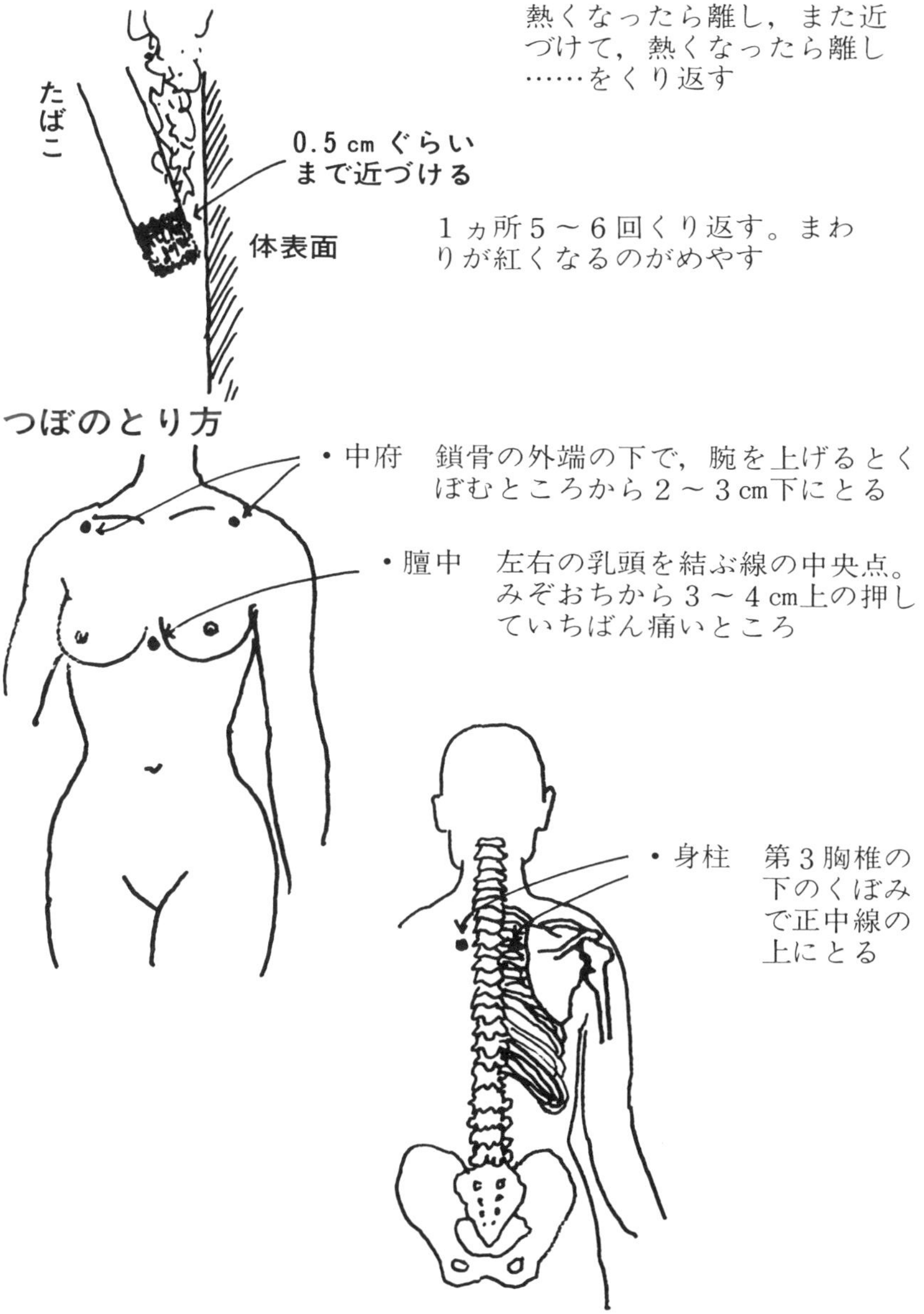
熱くなったら離し，また近づけて，熱くなったら離し……をくり返す
たばこ
0.5 cm ぐらいまで近づける
体表面
1ヵ所5～6回くり返す。まわりが紅くなるのがめやす
つぼのとり方
・中府　鎖骨の外端の下で，腕を上げるとくぼむところから2～3㎝下にとる
・膻中　左右の乳頭を結ぶ線の中央点。みぞおちから3～4㎝上の押していちばん痛いところ
・身柱　第3胸椎の下のくぼみで正中線の上にとる

目の疲れ、目がかすむ

患者　三五歳の主婦（Kさん）

Kさん　このごろ年でもないのに目の疲れがひどくしぶくて、ものがかすんでしまいます。

小崎　精神的な緊張や心配ごとがつづくと肩コリ、頭痛が起きますので、その状態を放っておくと視神経の調節ができにくくなり、加えて血液の流れがにぶくなります。すると目に栄養分がいかなくなり、疲れやすくなり、目を酷使するとますます頭痛がするという悪循環になります。肝臓が疲れたときにも目に疲れがでやすくなります。

〔治し方〕

●肩コリをとる操体をしますが（一四七ページ参照）、そのとき腰を柔らかにすることを念頭におく。

●足湯を使ったりたばこ灸をして（図71）から、目頭を冷やす。頭寒足熱にするわけです。

●目の指圧、目頭のマッサージをする。

●もちろん、精神的な緊張や心配ごとを具体的に整理して、ストレスをなくすことが、身も心も柔らかくする最も重要な方法です。

図71

目の疲れのとり方

①足をあたためる

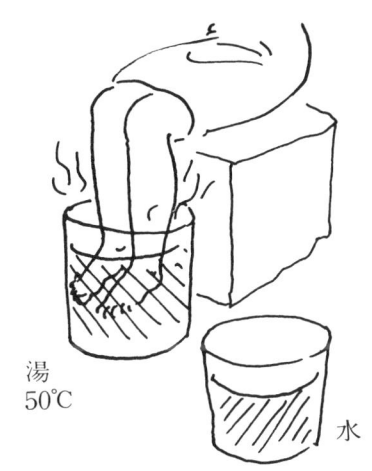

50℃ぐらいの熱めの湯に5分間つける
次に水に1分間つける
以上を交互に3回くり返す

肝臓が弱っているときや頭痛，肩コリのときによく効く

②足の裏に灸をする

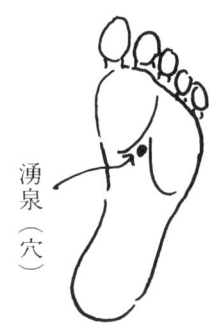

たばこ火を近づけて熱くする。5回もぐさで灸をする。熱くなるまで何回でも

頭痛のときなどは効果が大きい

③目を押す

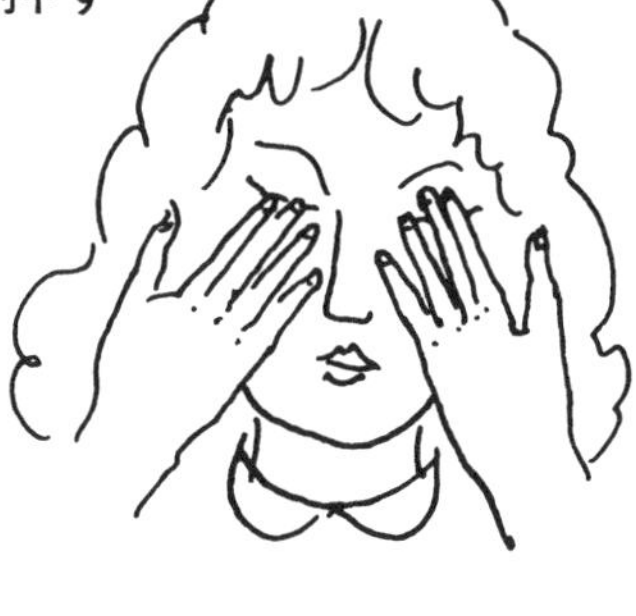

目を少し強く押圧する。30秒たったら急に手を離す。目は閉じたまま。以上をくり返す

いったん血液の流れをとめて，その圧力を高める。急に離すと血管が拡がり，血液の流れがよくなる。酸素を多く補って，目の疲れの回復を早める

鼻炎、蓄膿症　患者　三五歳の主婦(Cさん)

〔Cさんの訴え〕

十年来、鼻炎、蓄膿症で通院し薬を飲んでおりますが、治りません。それに、肩コリ、慢性頭痛が絶えずします。好きな食べものはチョコレートなど、子どもたちとつい食べてしまいます。自分で治す方法を教えてください。

〔治し方〕

蓄膿症とか鼻炎は化膿性炎症ですから、薬を使用することは一つの方法ですが、それだけにたよっては治りません。体の歪みと食べものを改善します。

●右肩下がりで背すじが歪み丸くなっているので、八二ページの腰痛の治し方で体全体の土台の歪みをとり、一五九ページの「肩コリ、頭痛」の項を参照して肩の歪みをとります。それに軽い運動を加えます。

●長年、肉、魚、甘い菓子類を食べていると酸性体質に偏るので、血液の循環の悪いところが化膿しやすくなります。カルシウムと緑の野菜と胚芽の多い雑穀を多くとります。

●ドクダミの葉を茎をつぶして鼻腔に押し入れ、一〇分間ぐらいそのままにしてとり去る。膿汁がびっくりするほど排出され、一週間ほどつづけると化膿がおさまります。

●ドクダミの葉を干し、毎日煎じて飲み、毒を体外に出す（図72)。

鼻炎，蓄膿症の治し方

図72

①足腰の歪みをとる

（67ページ参照）

②首の運動

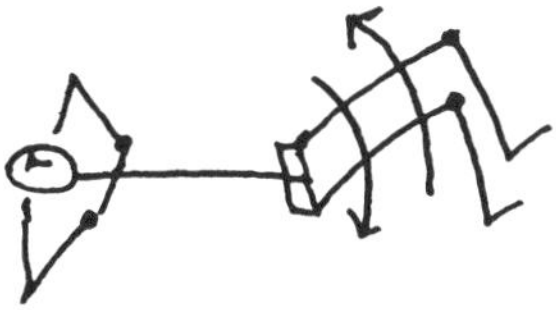

前後，左右，上下など

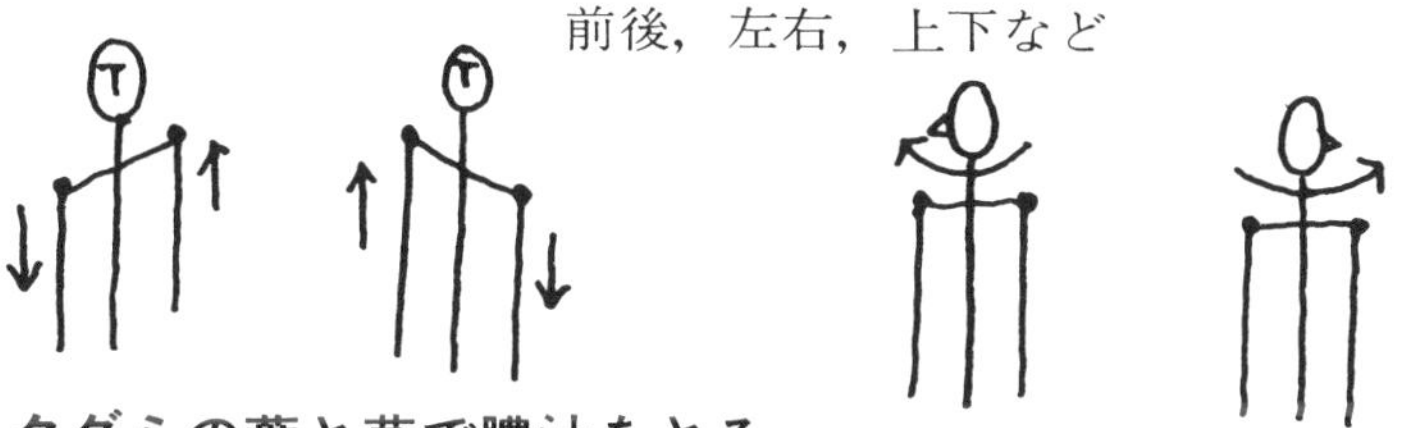

③ドクダミの葉と茎で膿汁をとる

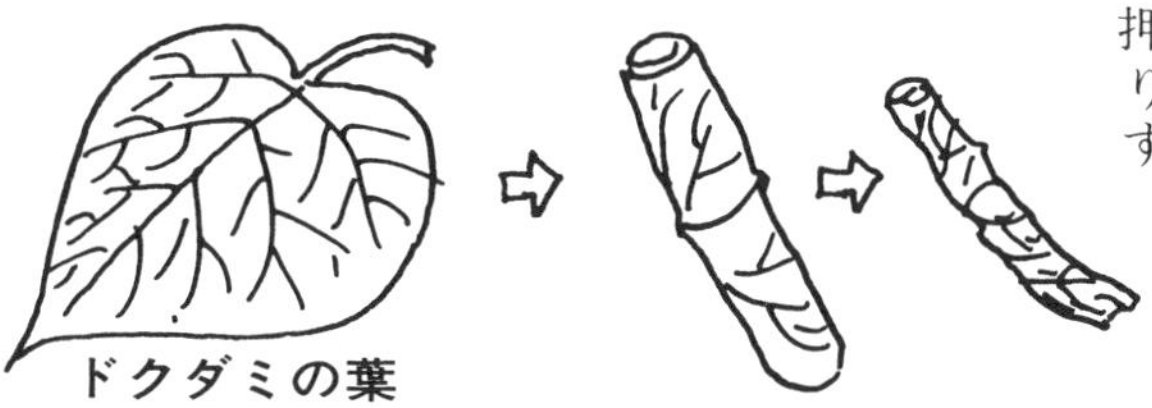

押しつぶして，しんなりさせ，鼻の穴片方ずつにさす

ドクダミの葉

くるくるまるめる

10分したらとり出す

ドクダミの茎

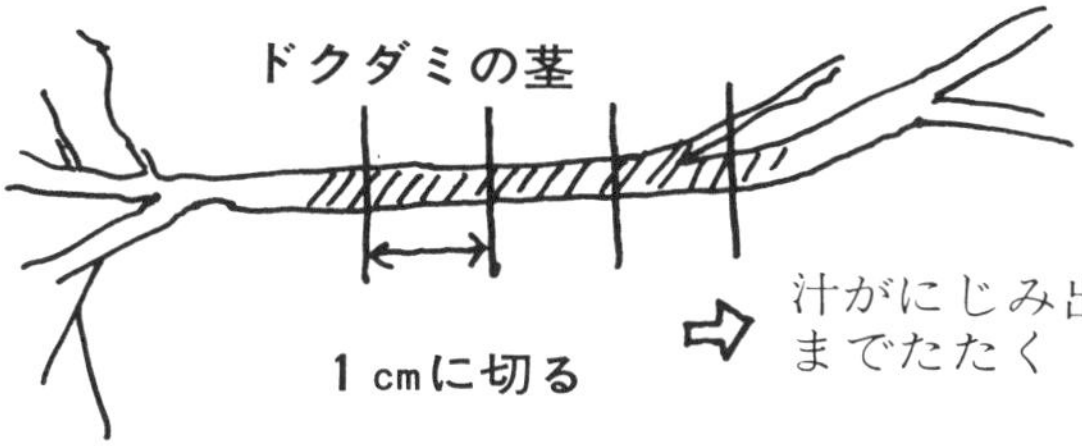

1 cmに切る

汁がにじみ出るまでたたく

鼻腔にさし込む

10分したらとり出す

④ドクダミの葉を干して，煎じて毎日飲む

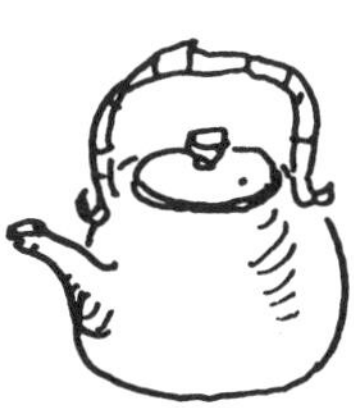

土びんの３分の１の量の葉を入れ，とろ火で40分ぐらい煎じる

汗をかきやすい　患者　五三歳の主婦（Eさん）

〔Eさんの訴え〕

冬でもじっとしていると汗がでて、ベタベタして冷えやすく、しもやけができます。食べものはごはんと甘い菓子類が大好きで、水も飲まないのに汗がでるのはどうしてですか。

〔治し方〕

今のところ胃腸は丈夫なので、大食しても消化できますが、自律神経の調節機能が乱れはじめているので、疲れやすく動かないのに汗がでるのです。水分をとらない割に汗がでるのは、糖分が多いと水と炭水化物に分解されるからです。

●糖類と甘い菓子類を減らし、緑黄色野菜と大豆、海草を多くとるようにします。

●体を動かし、徹底して腹式深呼吸をすることにより、肉体と精神のバランスをとります（八二ページ「腰痛」の項参照）。

●操体法の基本運動（六一ページ参照）を毎日やり、肩、首のしこりをとります。

●現在の体重七〇キロは肥り過ぎですので体重を減らすこと。身長から一〇〇を引くと理想体重です。Eさんのばあい身長一五〇センチですから二〇キロも多いわけです。これは、いつも二〇キロの荷物を背負ってわざわざ心臓を苦しめているようなものです。

アレルギー体質
患者　五五歳の公務員（Mさん）

〔Mさんの訴え〕

アレルギー体質で、二、三年前から春には必ず体じゅうかゆくなります。さらに昨年の春から両手がしびれて痛み、薬を飲んだら指の痛みは消えたが、体中腫れて赤くなりびっくりして薬をやめた。再び手が痛み出したが、薬を飲むのが恐いのです。

ここ一〇年間、昼食は弁当がめんどうなので、寿司ばかり食べていました。酒は飲みませんが、甘いものが好きです。体重は七三キロ、ということでした。

〔治し方〕

●毎日寿司では動物蛋白と糖分のとり過ぎです。ビタミンが不足して疲れやすくなり、酸性体質になります。すると熱が出やすくなり、解毒作用がうまくいかず、皮膚が腫れ、湿疹ができやすくなります。ですから、体質改善は急を要します。弁当に野菜を多くとるようにし、血液の流れをよくするためにも、仕事の合い間に歪みをとる操体をしてください（とくに肝臓の痛みをとること。一二九ページ肝臓の項参照）。

●操体で体の歪みをとります。腰の治し方の一人でやる方法を参照（八二ページ）。

●電気毛布を使わない。自律神経がつねに電気で刺激されると、心臓の調子が狂いやすく弱くなります。

〔三週間後の経過〕

体重が三キロ減り、動きが楽になり手のしびれがとれました。薬も飲まないのにふしぎです、といっていました。

歪んでいた体が正常な体型に戻り、血液がアルカリ性になり、血液の流れもよくなりました。手足の血管に新しい血が運ばれやすくなったからでしょう。

関節リウマチ

患者 五二歳の公務員(Nさん、女性)

Nさん 二〇年前に肝臓を悪くして三年間入院しました。そのときの薬の副作用で関節リウマチになり、鎮痛剤を使っているうちにだんだん関節が硬直し動かせなくなりました。そして胃カイヨウまで併発し薬もあまりきかなくなりました。お医者さんからもあまり薬は使いたくないといわれる状態です。

小崎 急性のリウマチではなく、病いになるような暮らしを二〇年も三〇年も積み重ねてきたことが原因ですね。その原因を一つ一つとり去るように、生活を組み立てなおすこと以外に方法は考えられません。

リウマチを治す操体法

図73(1)

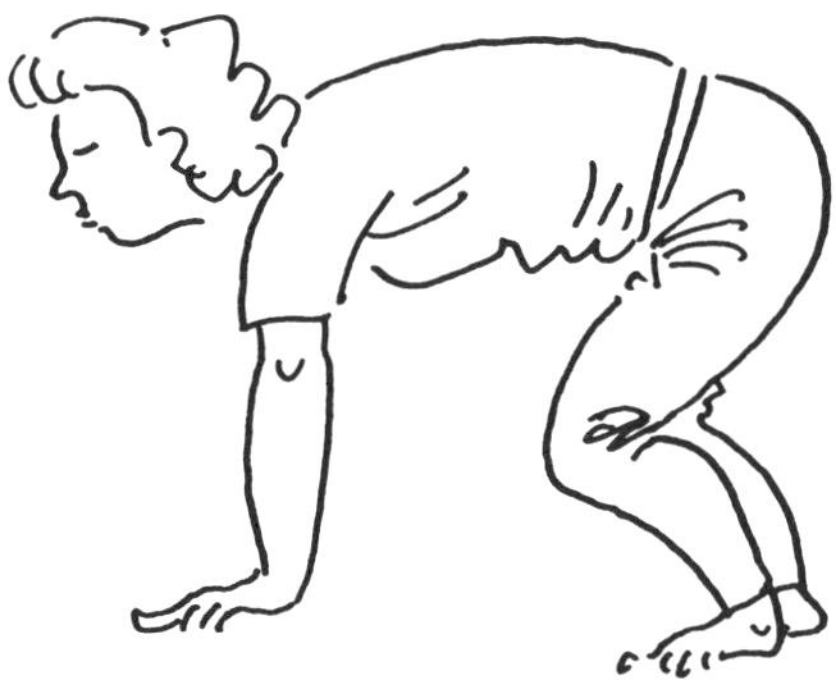

①四つんばい運動検査と関節運動

両手，足を床につけ，お尻や肩を前後左右にいろいろ動かしてみる。気持のよい方向に２～３回多くやる

〈上からみた図〉

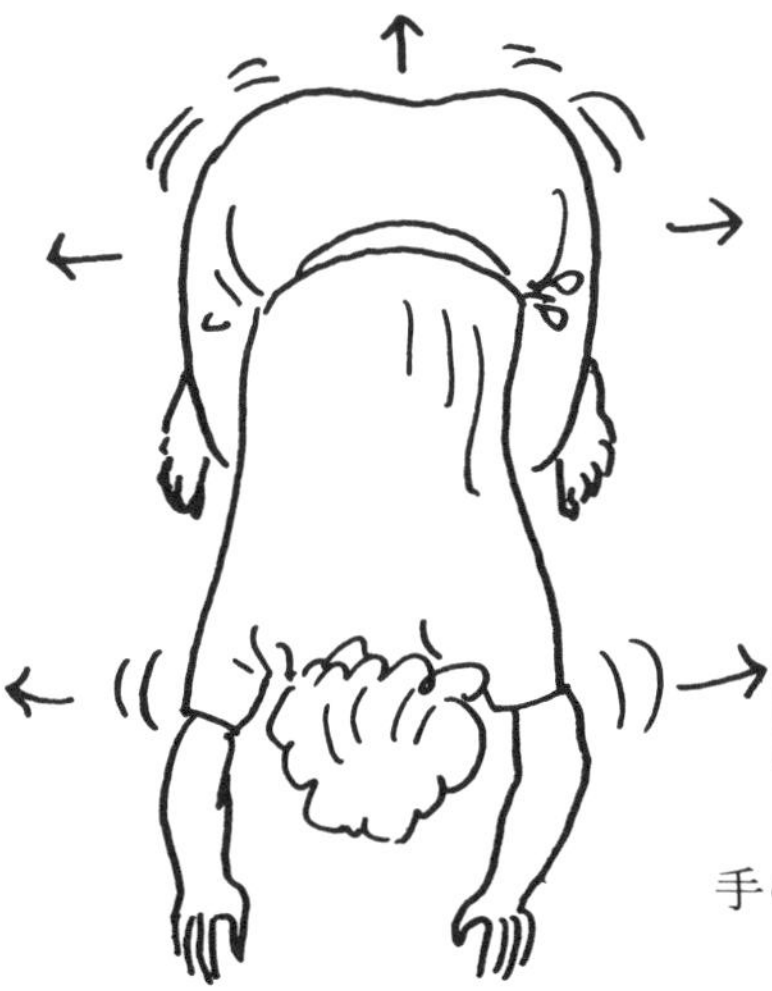

肩や尻を前後左右に動かす

あらゆる関節が連動して動くので，１日に何回もやる

手のひらを開き，まっすぐにする

図73(2)

②寝ていての歪みとりと，操体

㋑

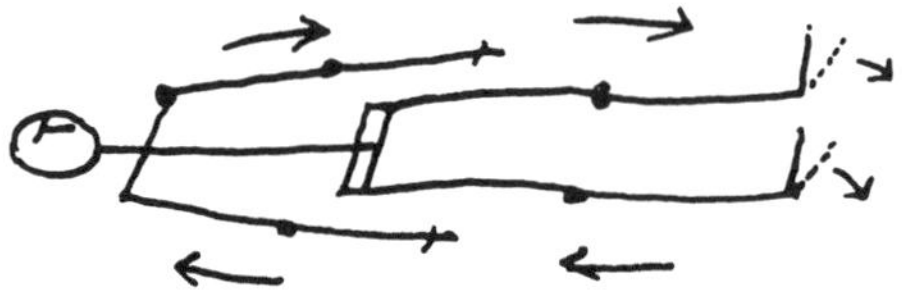

かかとの伸ばし

伸びやすいほうを伸ばす。それにより，全身関節部分が連動して動くので合理的

骨盤の歪みが足腰の冷えるもとになるから，この操体をつづけると冷え症が治った事例が多い

㋺

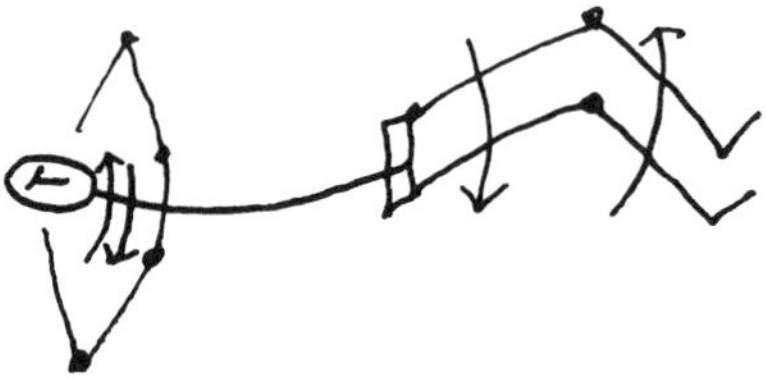

首と腰のひねり

首と腰は反対方向にひねる。これも㋑とは別の筋肉の連動により，全身関節部が連動する

全身の血流がよくなるので，手足の関節にも新しい血液が行き，動かしやすくなる

〔治し方〕

●肉食動物ではない人間が、肉、卵などの動物蛋白食品をとり過ぎると、やがて血液の酸素を吸収する能力が弱まり、血液中の蛋白が増えたり減ったりして、内臓機能が弱くなり慢性病になります。食べものにより血液の性質を変え体質を改善し病気を治すことです。現在の酸性体質をアルカリ性に近づけるため、今までとは反対の食べものをとります（甘いものはいっさいやめて海草、野菜、大豆類などをとります）。

●肝臓、胃カイヨウ、リウマチなどいろいろな症状に効く合成副腎皮質ホルモン（ステロイド）は、一時的なものです。激痛をうそのように消すのでつい使われがちですが、胃腸を破壊する副作用があります。**人間の体は痛みを感じるとき痛みから身を守るホルモンをだして病気を治すのですが、これが副腎皮質ホルモンです。**ステロイドを使いだすと、副腎がホルモンをださなくなり萎縮します。Nさんの副腎も長い間休業状態だったので、徐々に注射を減らし、自分の体でホルモンをつくるようにします。

●操体法で変形した硬い関節の歪みをなおします。気持のよい動きからはじめ、大きくゆっくり体を動かします（図73）。日頃から疲れないぐらい運動や家事をして気分を明るく持ちます。

●イトウテルミー線の煙を、朝夕全身にかけます。血液やリンパ液の流れがよくなり必

図74

手足の関節にたばこ灸

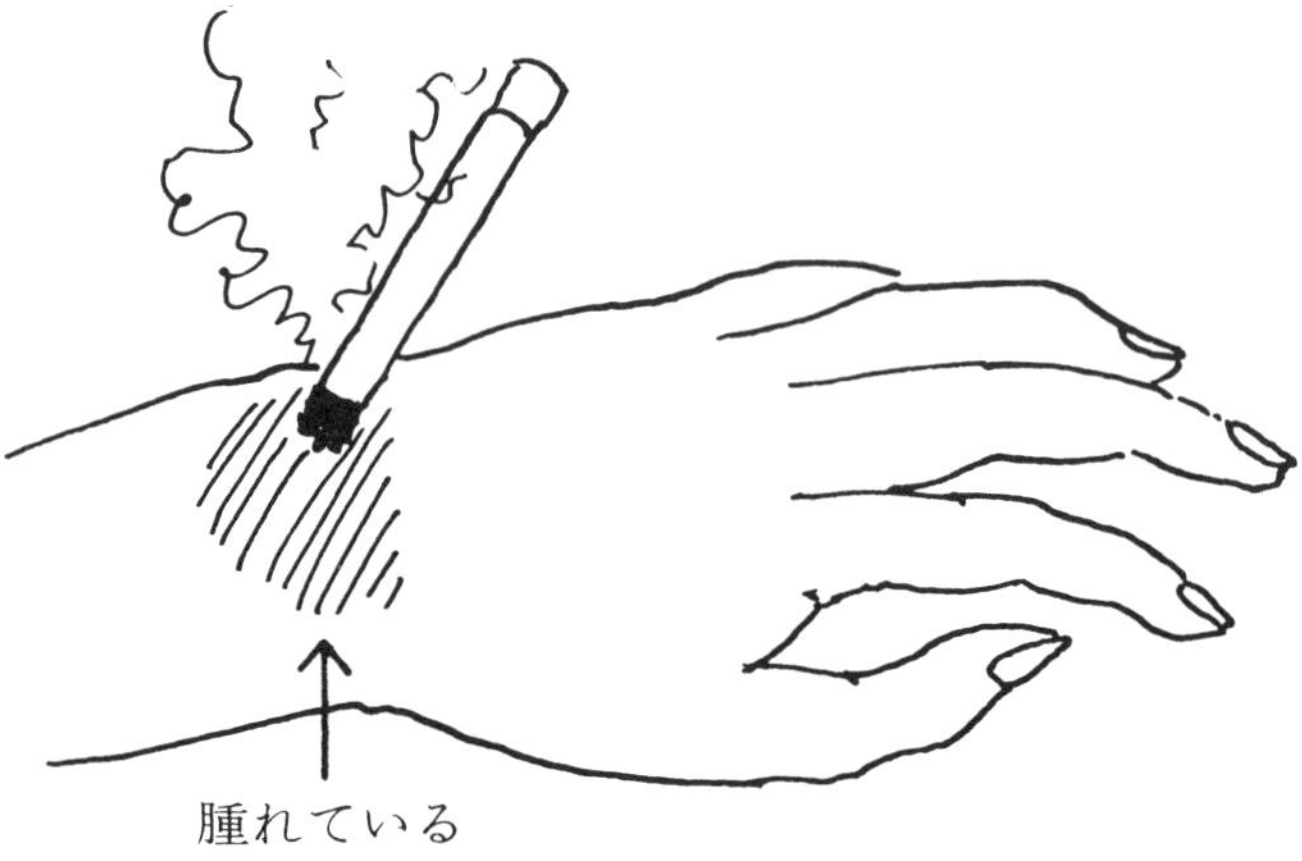

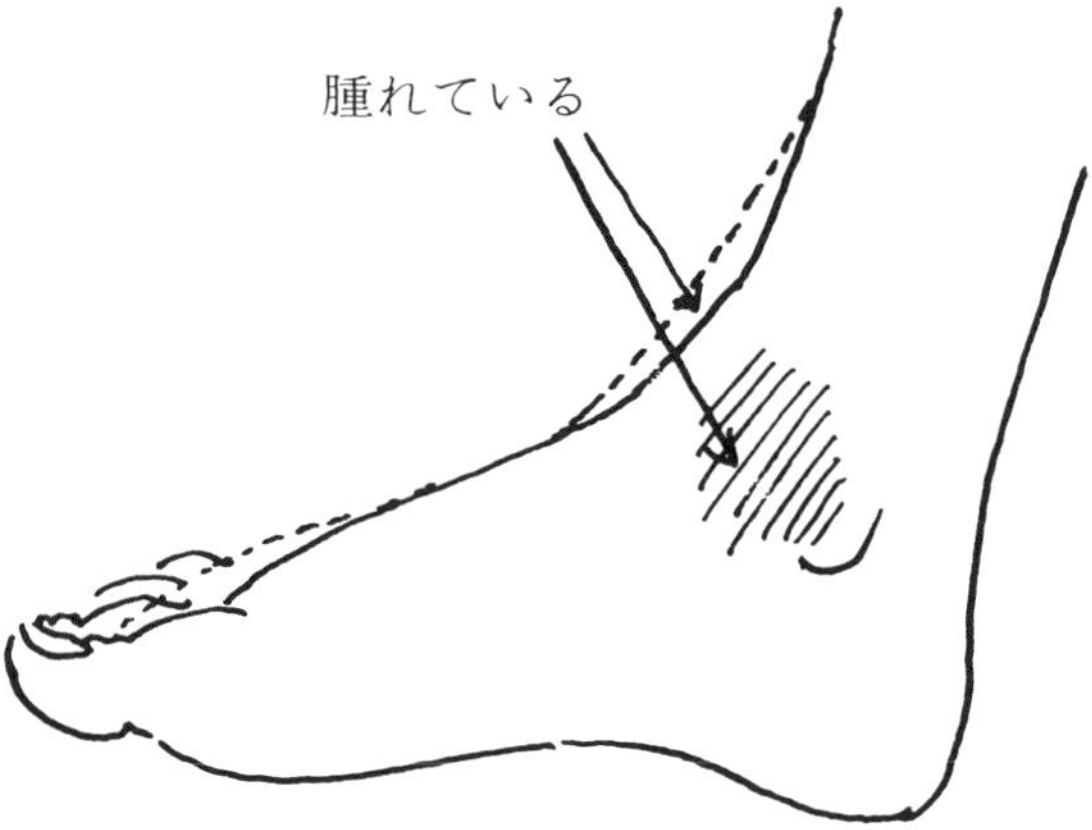

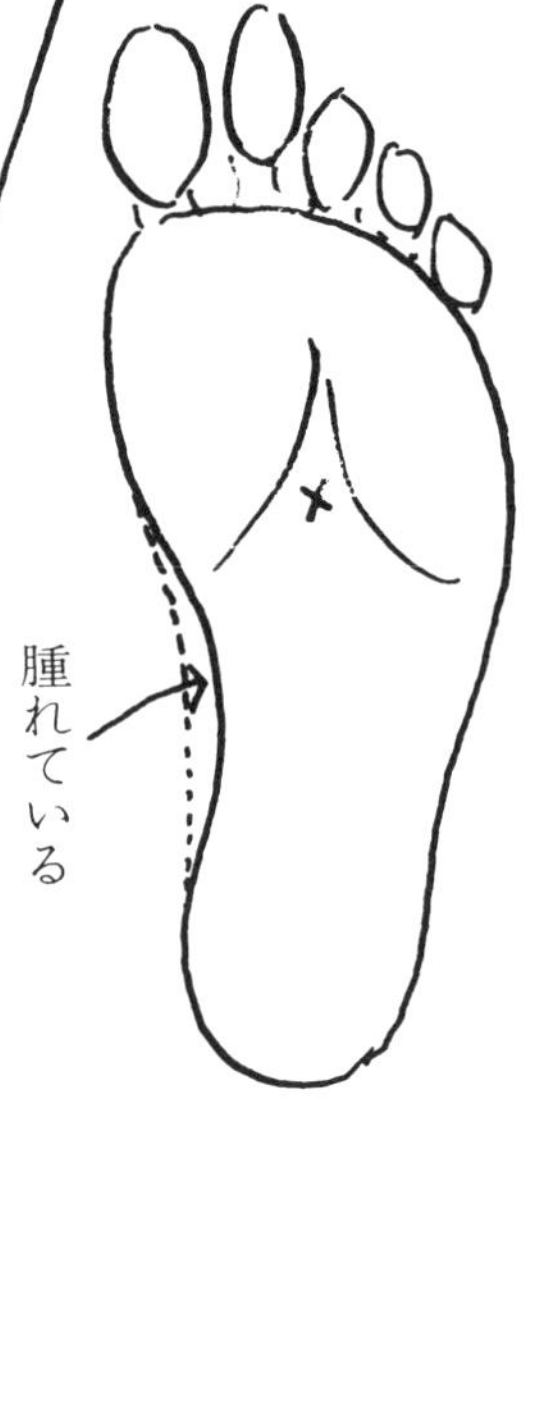

手足の関節にたばこ灸をして関節をあたためたら，曲がりやすい方向にだけ５回ぐらい曲げる（前後，左右，左右ひねりなど，動かしてみると痛む動きがわかるので，その動きは止める）

ず症状が好転します。

〔一週間後の経過〕

薬を飲まない日が二日つづきましたが、三日目にがまんできなくなりまた飲みました。それから、ふたたび三日間がまんして徐々に薬を飲まない期間を長くしていきました。**吐き気と頭痛が激しいときは、ふとんをかぶって寝てしまいました。**

〔三週間後の経過〕

ついに二週間以上薬を飲まないで過ごしました。二〇年来初めてのことです。すすめられた玄米食にもすっかりなれてとてもおいしく感じます。関節の痛みは前よりやわらぎぺンも持ちやすくなりました。おかげさまで薬ばなれができます。

顔面神経マヒ

患者　五五歳の農家の主婦（Oさん）

〔Oさんの訴え〕

三年前に夫と息子をつづけて失ってから、心を病んでいます。そのころから左顔面がピクピクして鍼や病院に一年以上通い、検査と治療に専念していますが原因がわかりません。人に会って緊張するとよけいケイレンがひどくなります。夜も、老母と嫁のことを考え、悩みはつきません。

〔治し方〕

むずかしい病気です。脳や内科の検査で異常がなければ、体全体をみて異常をみつける方法をとります。体全体をあちこち動かしてみてどちらが動きやすいかをみつけて操体法で歪みをとり、血液の流れをよくし筋肉の硬さをとります。

●操体の基本型（六一ページ）で、まず腰の痛みをとります（六七ページ）。頸椎の四、五番目が大きく左にずれているので痛みます（図75参照）。ここから顔面神経を支配する神経がでているので、頸椎の歪みで神経が圧迫され働きが悪くなるのです（一七六ページの「目の疲れ」の項参照）。

●自律神経失調症によく効くイトウテルミー線の煙を週に一回全身に当てます。

●**精神の安らぎを持つようにします。心配ごとや圧迫感があるとますますマヒがひどくなるので、**失ったものを惜しむよりも、残されたものと自分の安らぎを考えるようにしましょう。

●食事の注意。ストレスがあると甘いお菓子などでストレスを解消しようとしてつい食べ過ぎますが、**甘いものはカルシウム、ビタミンを不足させて逆に疲れやすくなりイライラしてきます**ので注意します。

●その他の注意。

①顔面を急激に寒気に当てない。

②手当て法を行なう。手のひらで顔面を三〇分間ぐらい暖めます。

顔面神経マヒには（その１）

図75(1)

①下半身の歪みとり

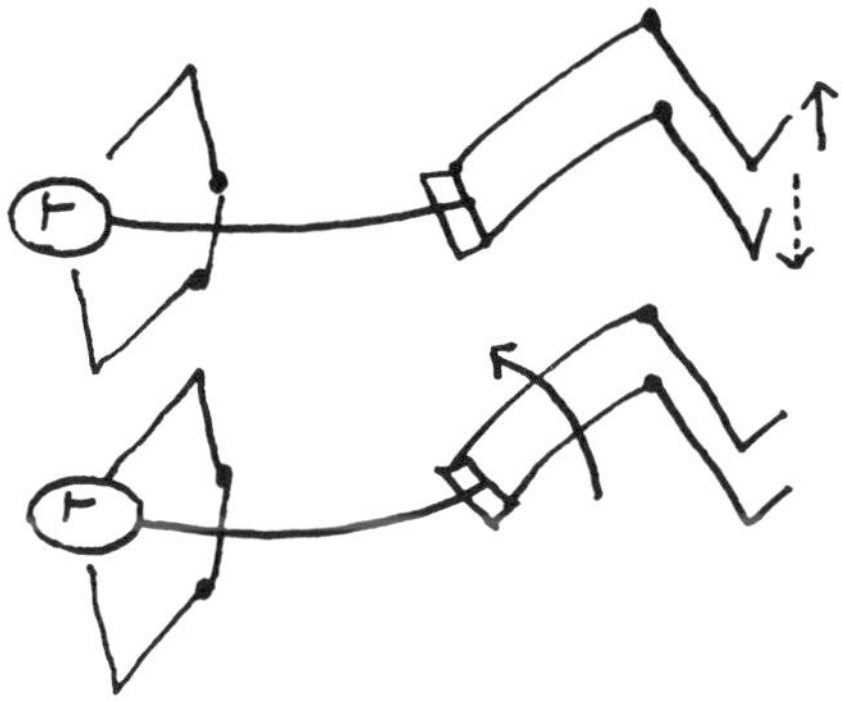

- 膝裏のシコリをとる。つま先を上げ，３～４秒がまんしてストンと脱力する。３～４回
- 左側に多く倒す

②上半身の歪みとり

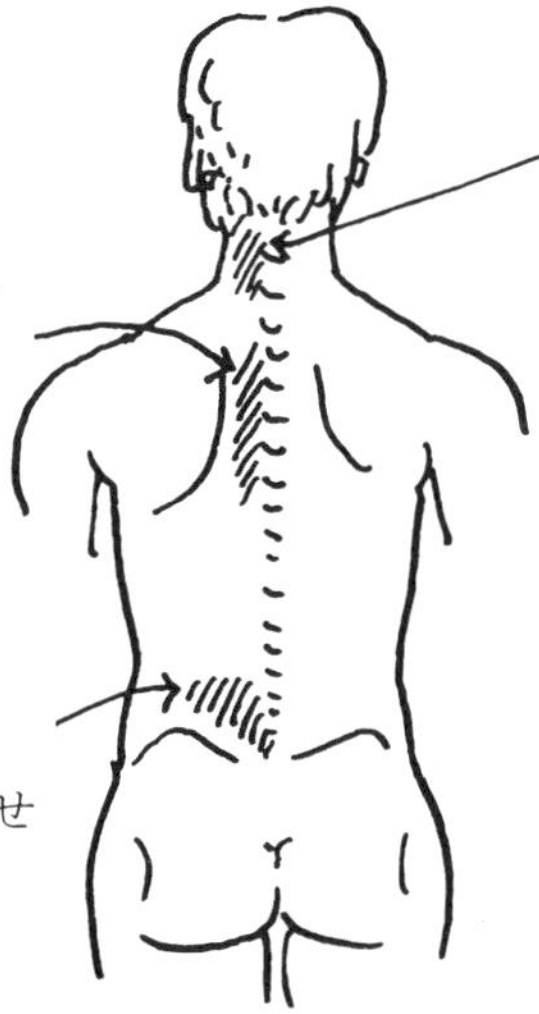
首すじを押さえると圧痛点がある。4～5番の頸椎がずれていた（左方）
しこり
盛り上がって
苦しい
伸びない
筋肉
（膝を右に倒せない）

慢性頭痛の項参照

図75(2)

顔面神経マヒには（その2）

③4，5番の頸椎のずれの操体

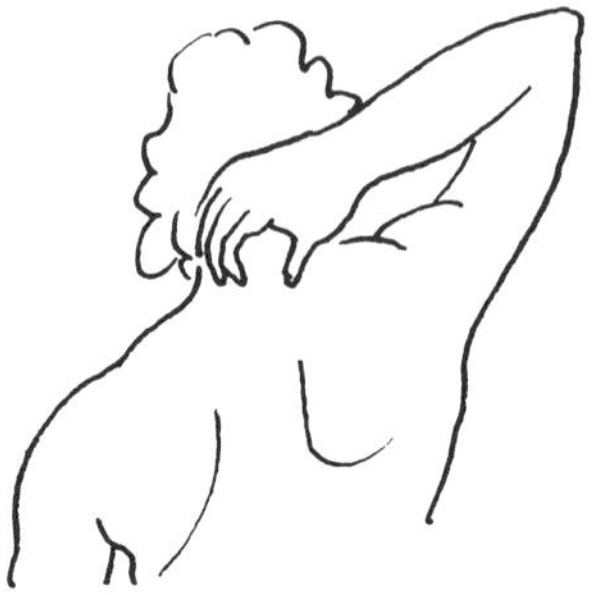

首スジを押さえて，圧痛点を指で押さえる

ねころんでやるととれやすい
圧痛点のある逆の側の指で押さえる

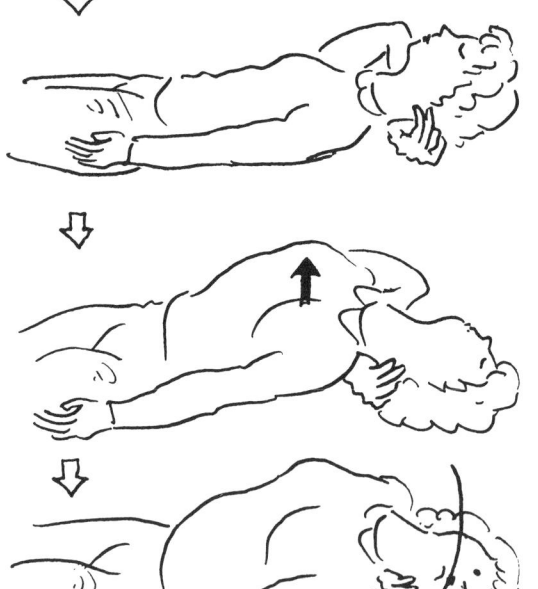

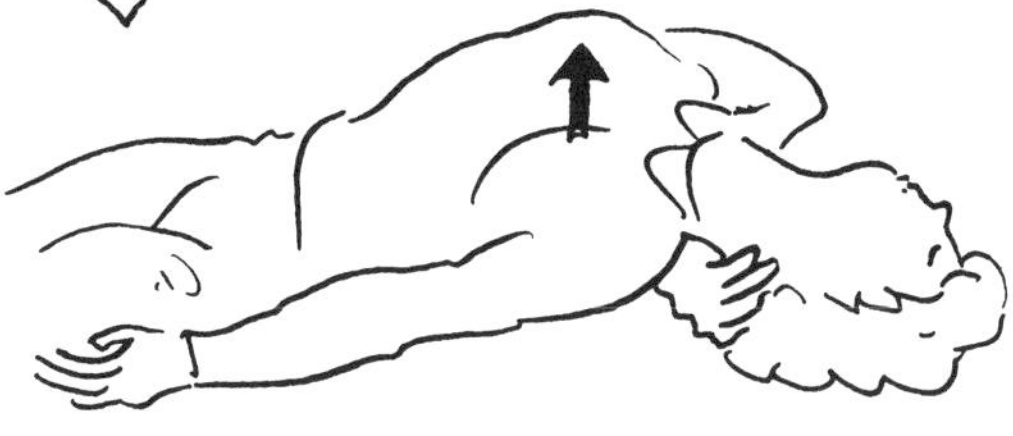

押さえたままあごをつき出し弓なりにそらす。右手を引く

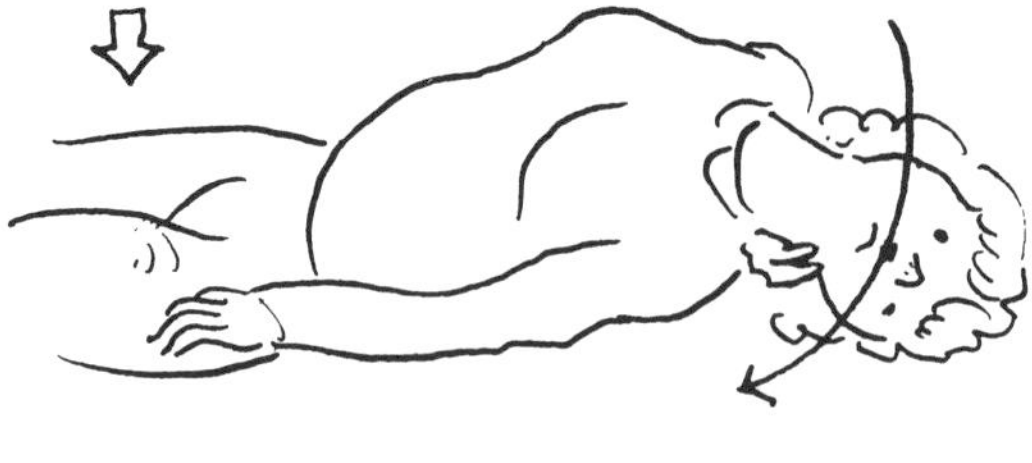

痛みから逃げるように動き，気持のよいところで2～3秒間とめ，全身の力をストンと瞬間脱力する

頸椎捻挫（ムチ打ち症、寝ちがい）

患者　三五歳の男性（Ｆさん）と
　　　四〇歳の女性（Ｉさん）

〔Ｆさんの訴え〕
四、五日前から仕事に追われ、背中が苦しく肩がこっていましたが、今朝起きてみたら首がまわらなくなりました。

〔Ｉさんの訴え〕
車で後方から追突され一ヵ月になりますが、毎日牽引とマッサージをしております。首が両側に少ししか回らないので肩がこり、頭がもやもやして気分が沈みがちです。なんとか早く治したいのですが、湿布はつづけてよいのですか。

〔治し方〕
●炎症があるばあいは冷湿布をします。冷湿布は、すりおろしたサトイモと小麦粉を混ぜ合わせ、これを布に塗って患部に当てます。乾いたらとりかえます。炎症がおさまっても冷湿布などで冷やしつづけると、そこがコリになり筋肉が縮むので注意しましょう（図76～77参照）。
〈注〉首にばかり注目せず、どんな場合も足腰の歪みとりから行ないます。
●捻挫で疲労している筋肉を暖めてから操体をします。痛みのひどいばあいは、入浴をさけます。
●炎症の判定法
①熱がある

（一九四ページへつづく）

図76(1)

頸椎捻挫，ムチ打ち症，寝ちがい

①膝倒し

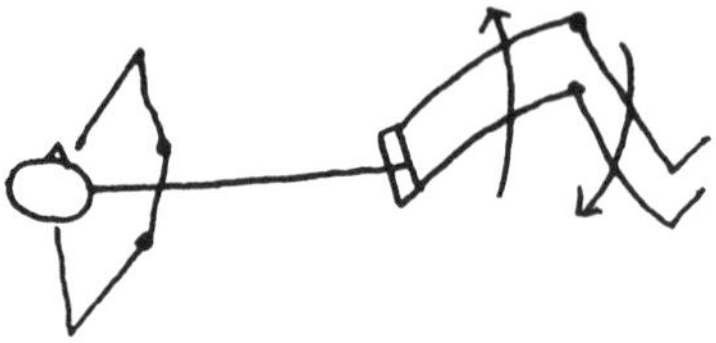

横になって膝を倒す。4～5回。下半身のほうから整えていく。ゆっくり

②左右捻転

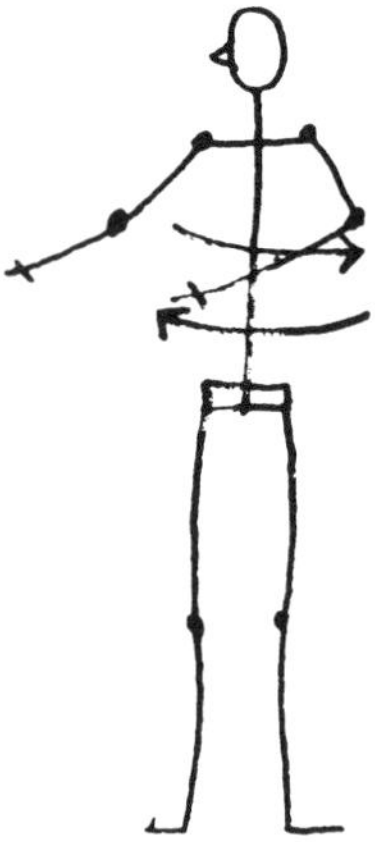

捻転しやすいほうにだけ
3～5回

③肩の上げ下げ

上げやすいほうだけ
5～6回

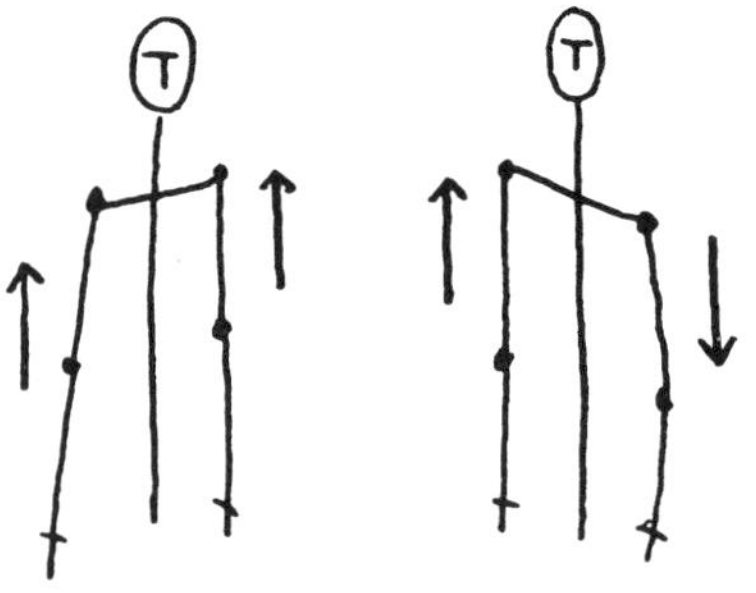

④首の前後倒し

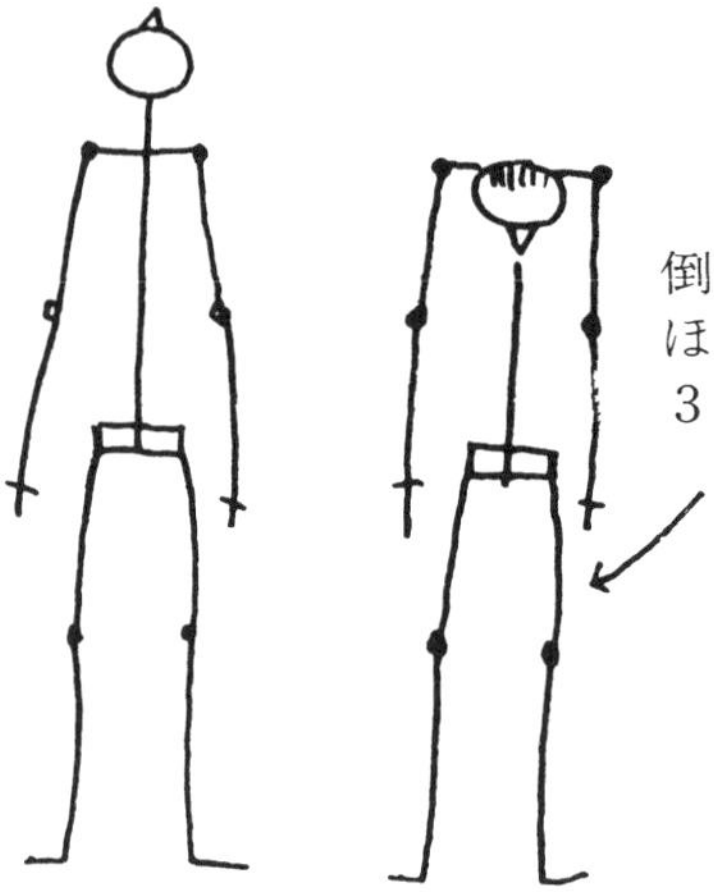

倒しやすいほうだけ
3～5回

⑤首の左右倒し

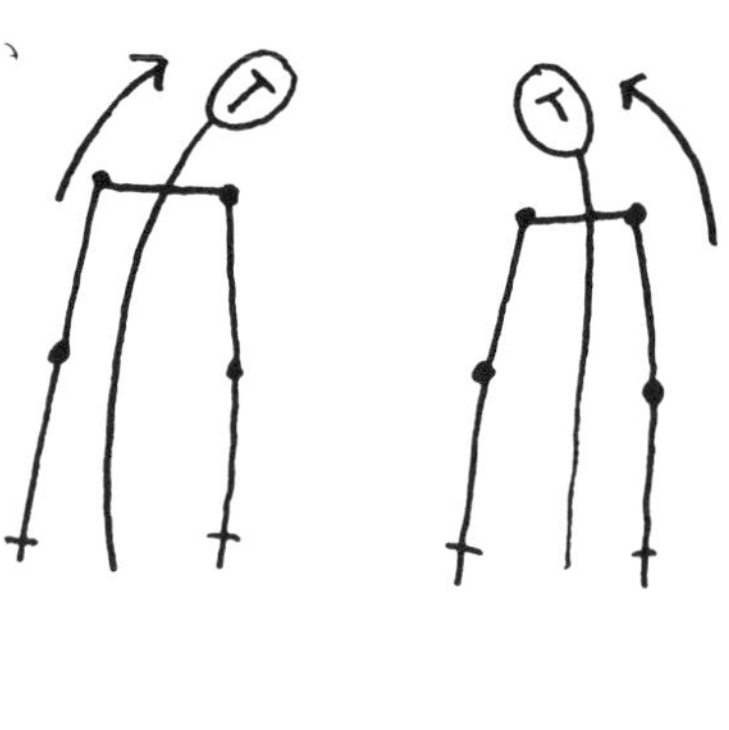

図76(2)

⑥首の左右捻転

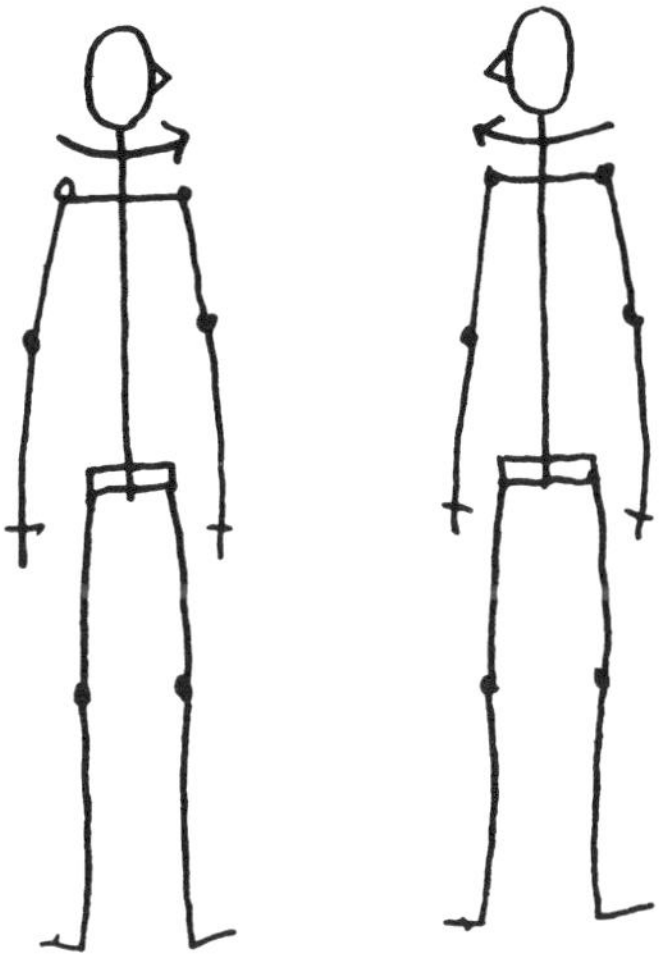

いずれにしても倒しやすいほう，曲げやすいほう，痛くない方向にだけ動かし，両方同じのばあいは徐々に動かします

⑦抵抗を与えながら

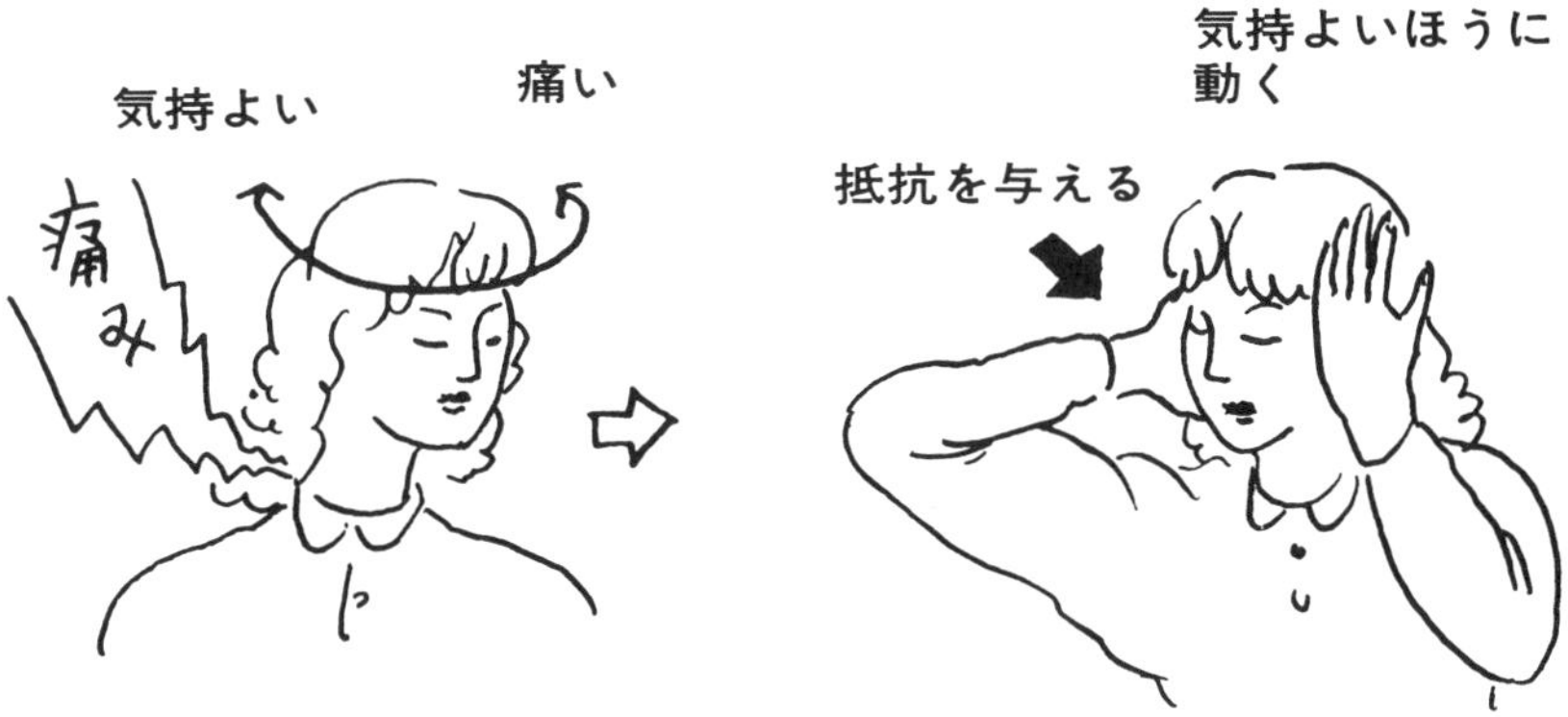
気持よい
痛い
痛み
抵抗を与える
気持よいほうに
動く

図77

炎症のあるばあいはいも湿布

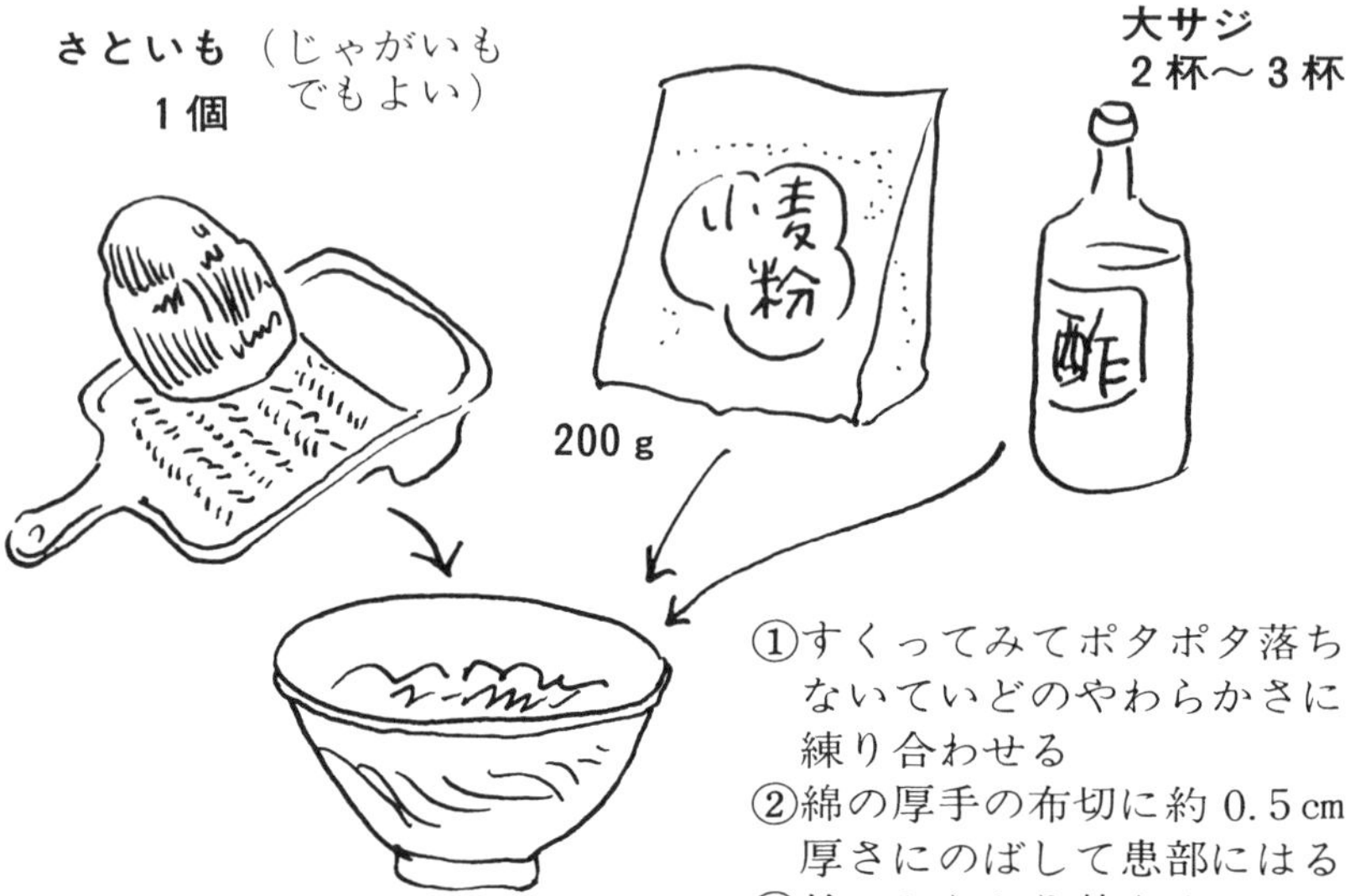
さといも（じゃがいもでもよい）
1個
200g
大サジ
2杯～3杯
小麦粉
酢

①すくってみてポタポタ落ちないていどのやわらかさに練り合わせる
②綿の厚手の布切に約0.5㎝厚さにのばして患部にはる
③乾いたらとり替える

②腫れている
③ズキズキ痛む
④動かすと痛い
⑤周囲が赤くなっている

食べものを噛めない
患者　五六歳の農家の主婦（Dさん）

〔Dさんの訴え〕

一年前に急にものが噛めなくなり、口も開けられないので、食べものを細かく柔らかにして口に押し込んで食事をしています。大学病院で顔のマッサージや注射、鍼、灸などあらゆる手をつくしてもらいましたが、治るめどがつかないといわれました。

〔治し方〕

●体型をみると、腰が曲がり、頸椎の三、四番目が左方にずれ、右鎖骨が前方に三センチほどでています。このような体の歪みは上部にいくほど大きくなって、頭骸骨・上顎骨の縫合を悪くし、顎の噛み合わせを悪くしたものと考えられます。したがって、まず土台から整復していきます（図78、79）。

●腰痛を治すことに重点をおいて、毎日二回ずつ操体を行なう（六一ページの基本運動と八二ページの腰痛操体を参照）。

〔経　過〕

腰が少しずつ伸びて、上向きに寝られるようになった。膝、腰など体全体が柔らかくなり、操体運動が楽にできる。八日目で漬けものを噛む力がでてきて家人に喜ばれ、一〇日目でリンゴを食べられるようになった。涙が出るほどうれしかったです。

大学病院の外科では腰のことにはふれなかったので、腰痛が顎の噛み合わせの悪いこ

食べものを噛めない，口が開かない

図78

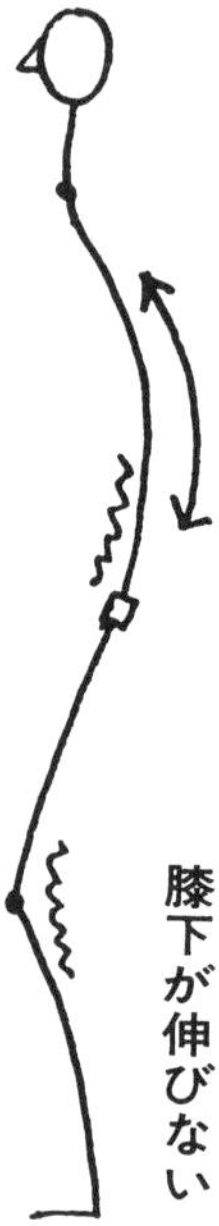
腰が曲がっている
膝下が伸びない

原　　因

①膝の裏がちぢんで曲がっている。
腰がすっかり曲がってしまい，
あおむけに寝ることができない。
背骨が歪み，首（頸椎）まで歪
みが連動している

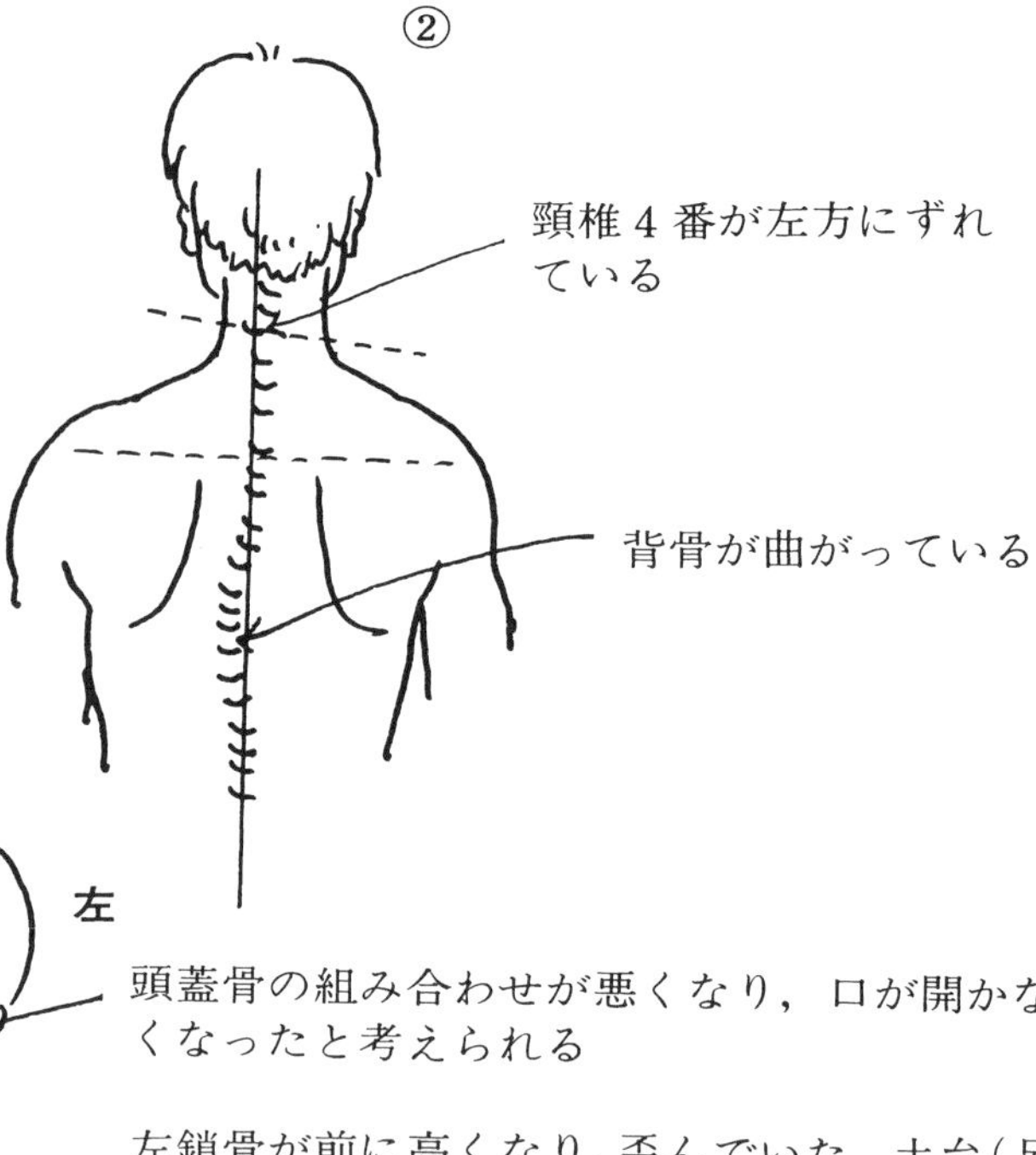
②
頸椎４番が左方にずれ
ている
背骨が曲がっている

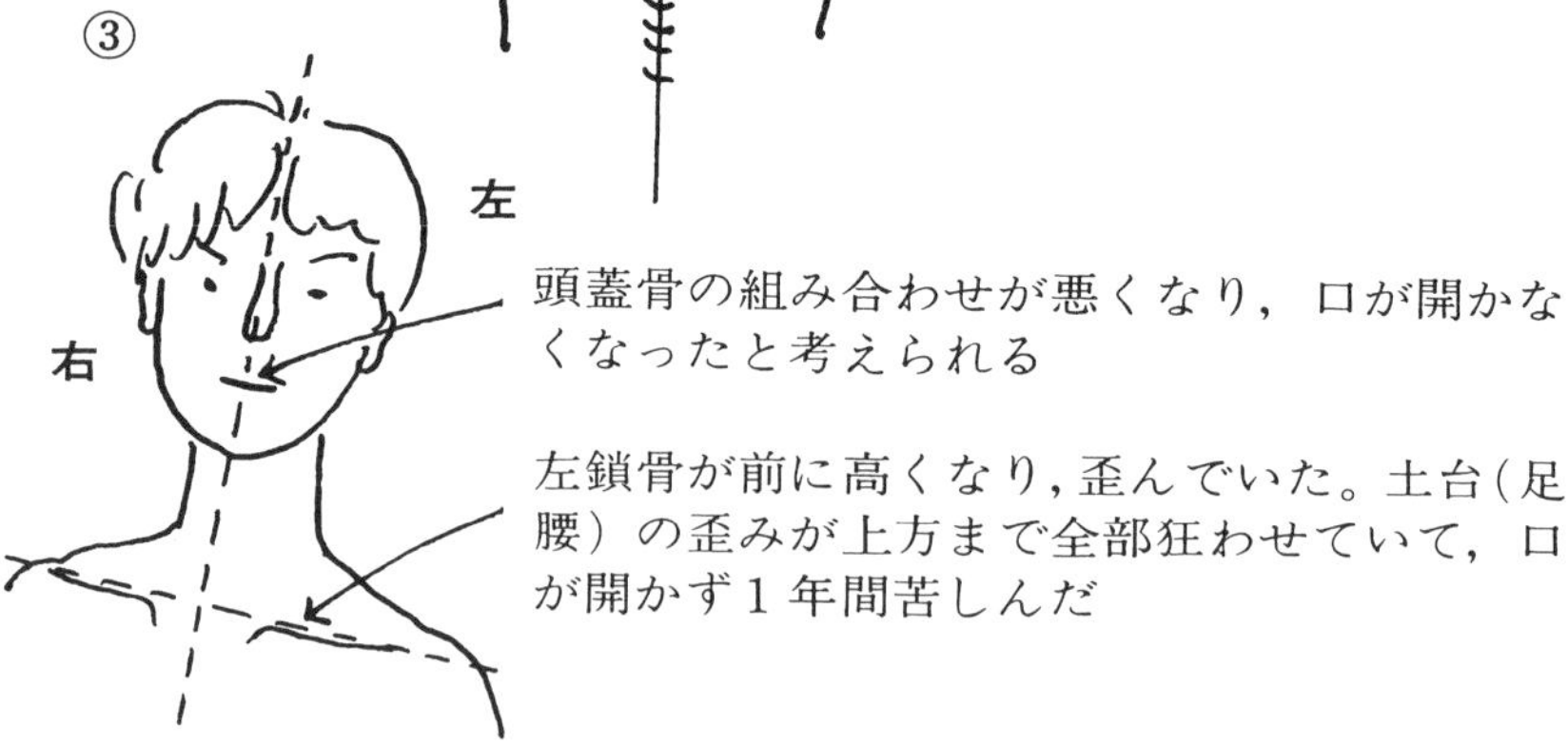
③
左
右
頭蓋骨の組み合わせが悪くなり，口が開かな
くなったと考えられる
左鎖骨が前に高くなり，歪んでいた。土台（足
腰）の歪みが上方まで全部狂わせていて，口
が開かず１年間苦しんだ

食べものが噛めない，口が開かないときの操体

図79

土台が狂って口が開かなくなったので，土台（足腰）の歪みから治す

①

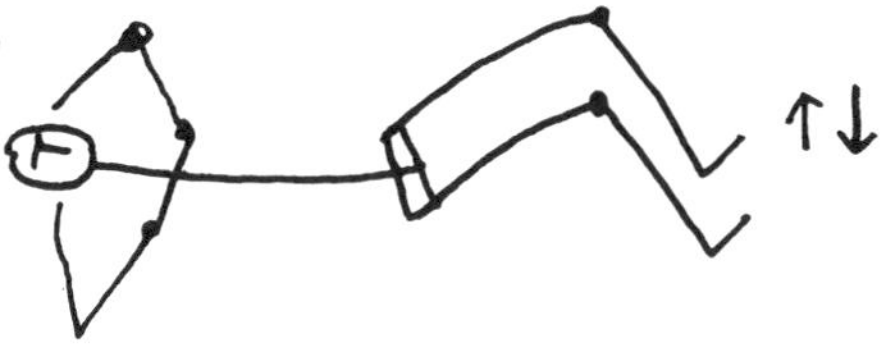

ひかがみのしこりをとる。だれかにやってもらう（26ページ参照）

②

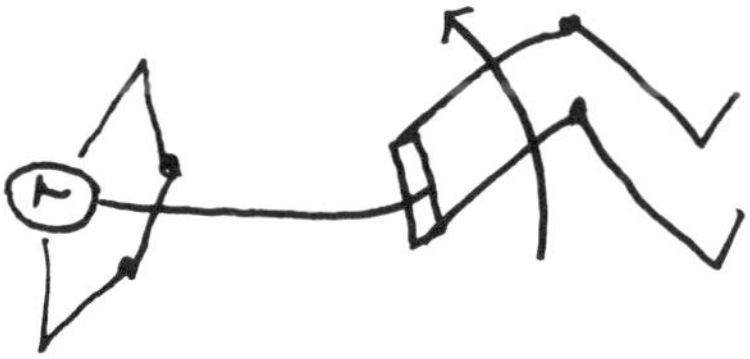

中心より左に倒す（5～6回）

③

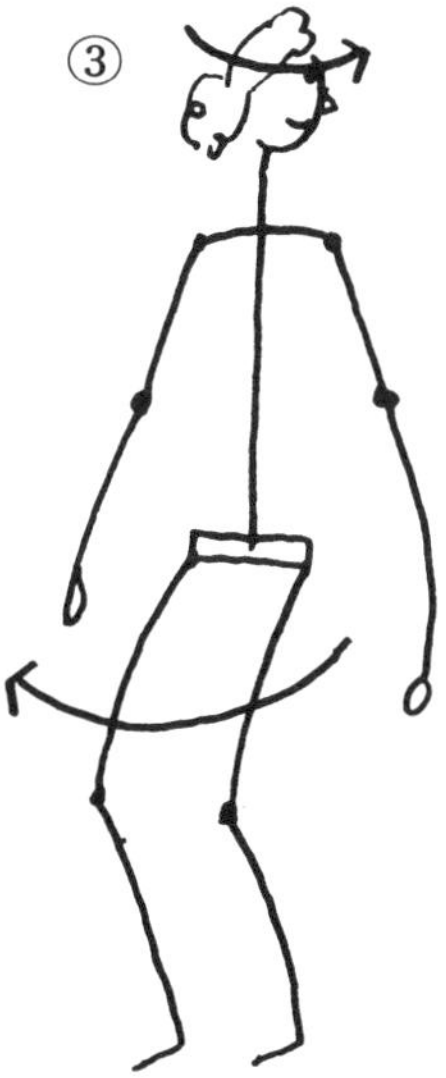

体の中央線より頭を左に膝を右に倒す。そして，しっかり体をひねり，筋肉をゆるめる。ゆっくりする（5～6回）

腰を中心に反対にひねる

うつぶせになり

④

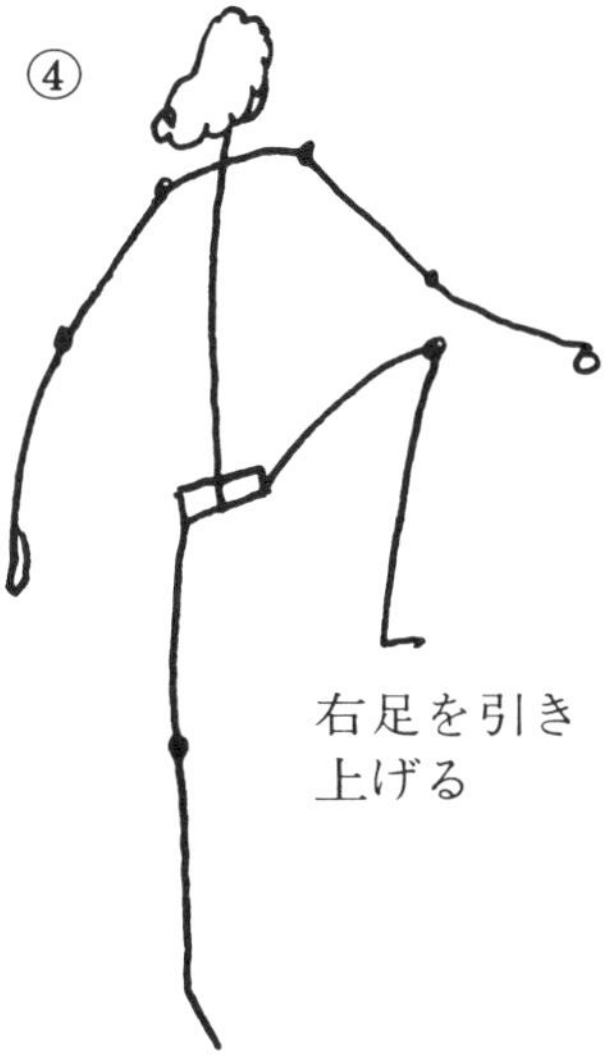

右足を引き上げる

2～3秒このままにして，急に脱力し，4～5回くり返す

とに関係があるとは気づきませんでした。原因は腰が曲がったことにあったのですね。びっくりしました。

仮性近視

患者　小学校五年の女子（Jさん）

〔Jさんの訴え〕

視力が右〇・三、左〇・五です。共働き家庭の一人娘で留守番が多く、本やテレビをみてごろごろしている毎日です。

〔治し方〕

長時間の目の疲労と運動不足から、頸椎に歪みが集中しています。

●家で実行させたこと。

①甘いお菓子を減らし、ゼリー（血液の質をよくし神経を丈夫にする）などを使った食べもの、あるいは木の実などをとる。

②縄とびなどで毎日運動して汗を流す。一回につき一〇分ぐらいつづけます。

③テレビを見る時間を一日三〇分以内に制限する。

④室内を明るくする。

⑤親子で一日三〇分は操体をやり合う（図80(1)〜(3)）。

仮性近視を治す操体法——＊二人で行なう

膝の裏のしこりをとる

図80(1)

近視の子どもは膝裏(膕《ひかがみ》)に強いしこり（筋緊張）と圧痛があります（土台が歪むと上方も歪みが大きい）
床
お母さんが子どもの両膕をさぐると，患側(悪いほうの膝，足）にしこりがあり，圧すととても痛い

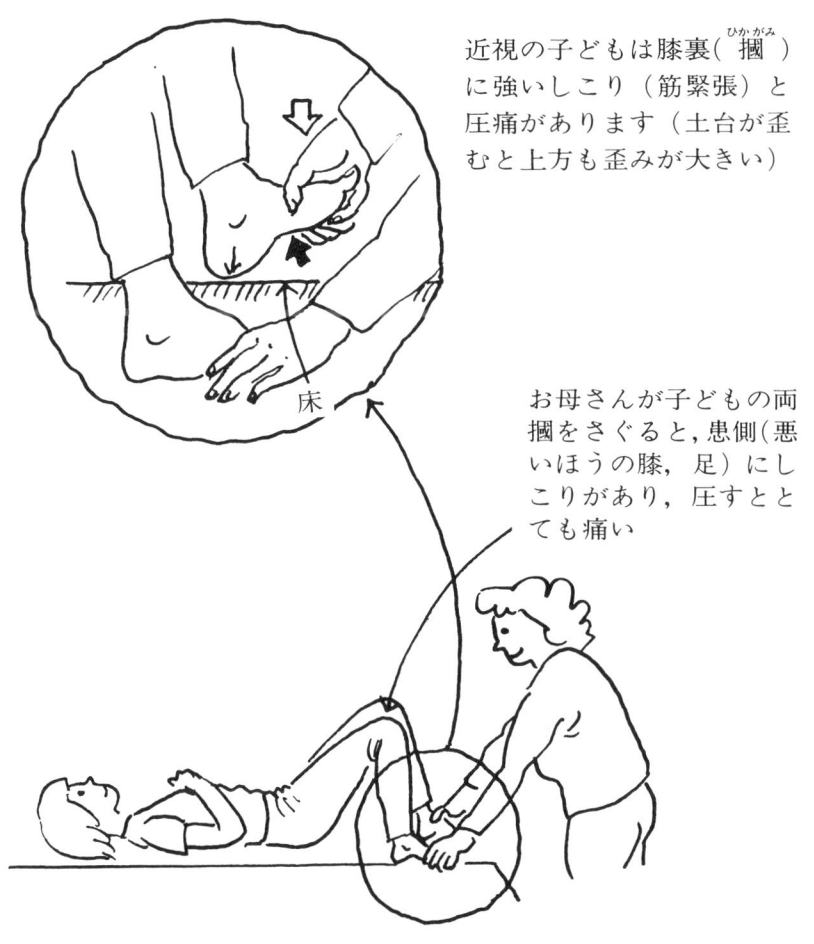

①子どもの痛い側の足先（上の図の例では左足）を上げさせる。このとき，かかとは床につけたまま母親は子どもの上げるのに対して足甲から抵抗を与えてやる

②しばらく（２～３秒）してストンと急速に脱力させて足先を落とさせる。数回やればしこりはなくなり，圧痛もない

図80(2)

背中・腰痛・歪みとり

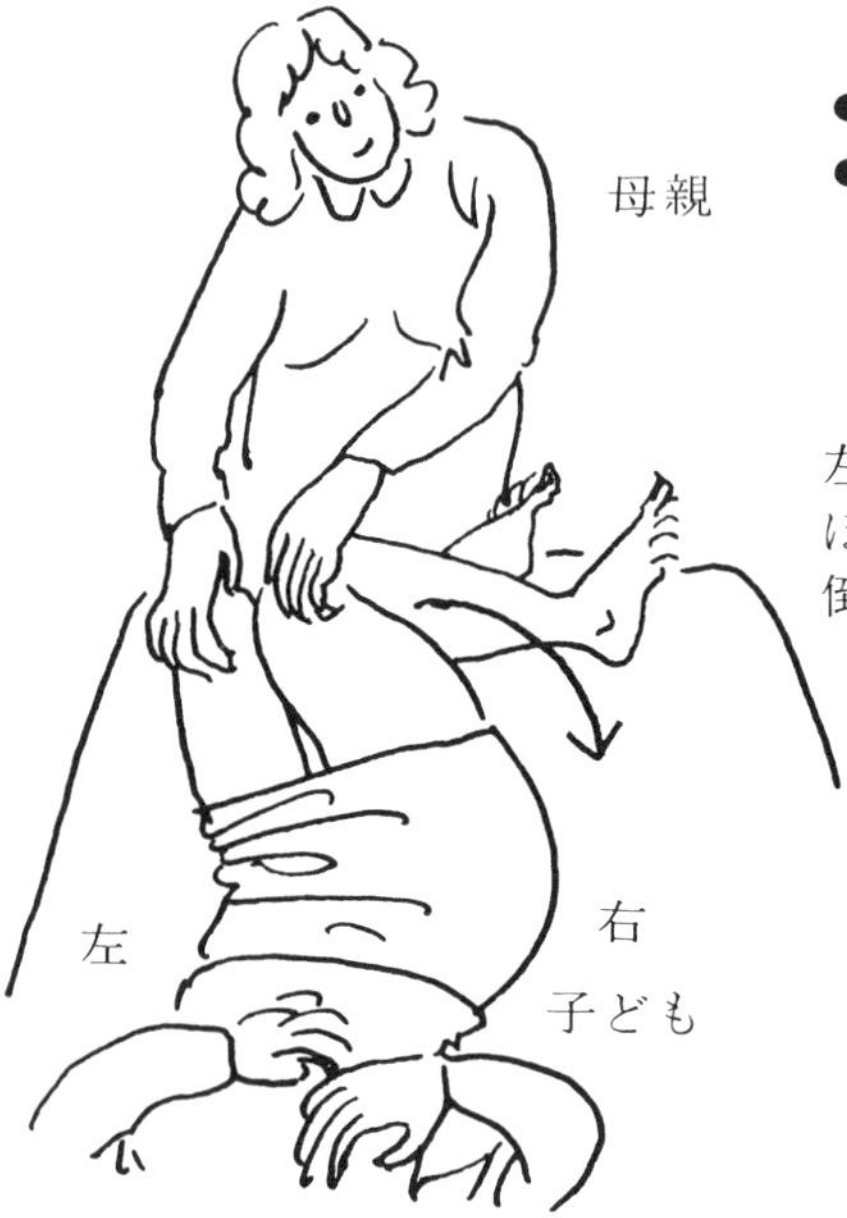

- 子どもは膝を立てる
- 母親は膝頭を軽くおさえ，左右に倒させ，やりにくいほうを聞く

左に倒しにくいとき，つまり右のほうが楽に倒しやすいときは右に倒させる（楽動，楽なほうに動く）

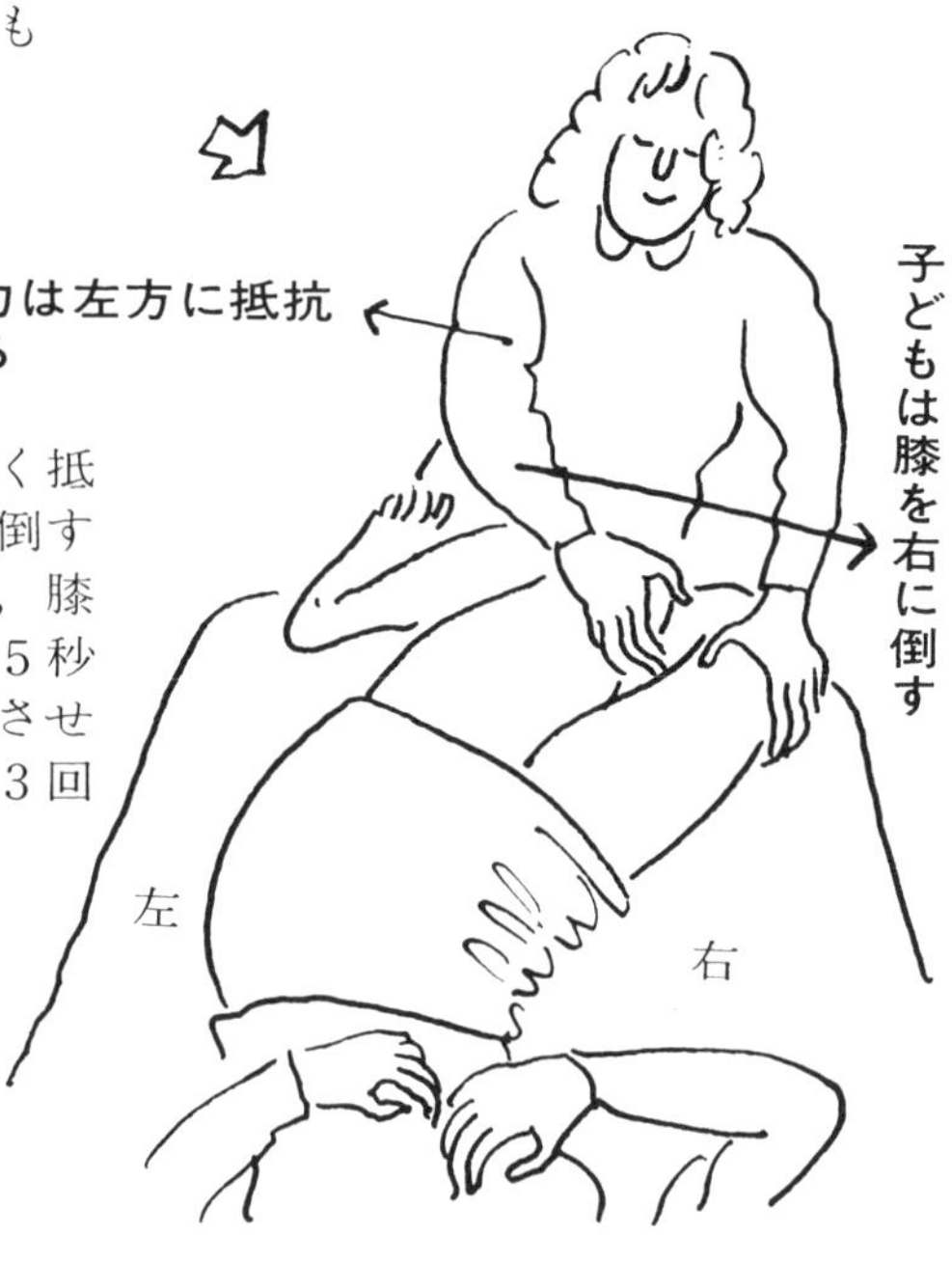

それに対して母親は，軽く抵抗を与え（子どもが右に倒すのを少しじゃまする）て，膝が右の床まできたら３～５秒そのままにし，急に脱力させグニャッとさせる。２～３回くり返す

201 仮性近視

図80(3)

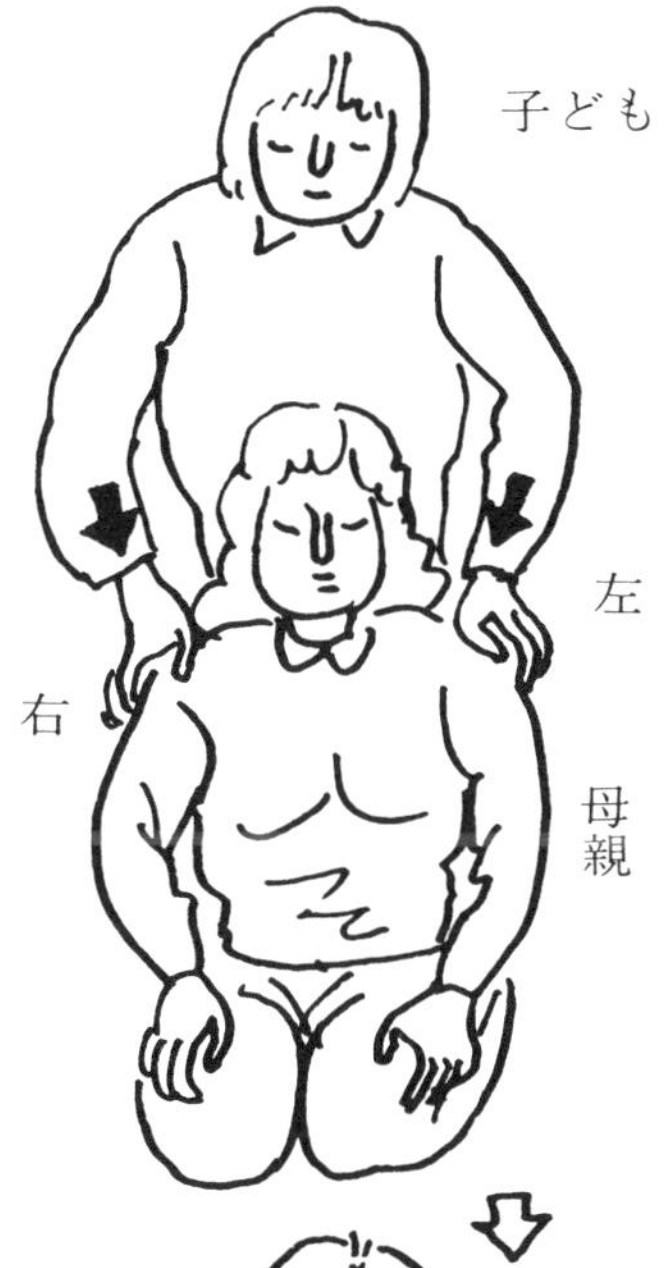

①母親は正座し，子どもはその後ろに立つ

②子どもは母親の両肩に手をかけ，左右の肩を交互に押し下げ，苦しいほう（たとえば右とする）があったときは……

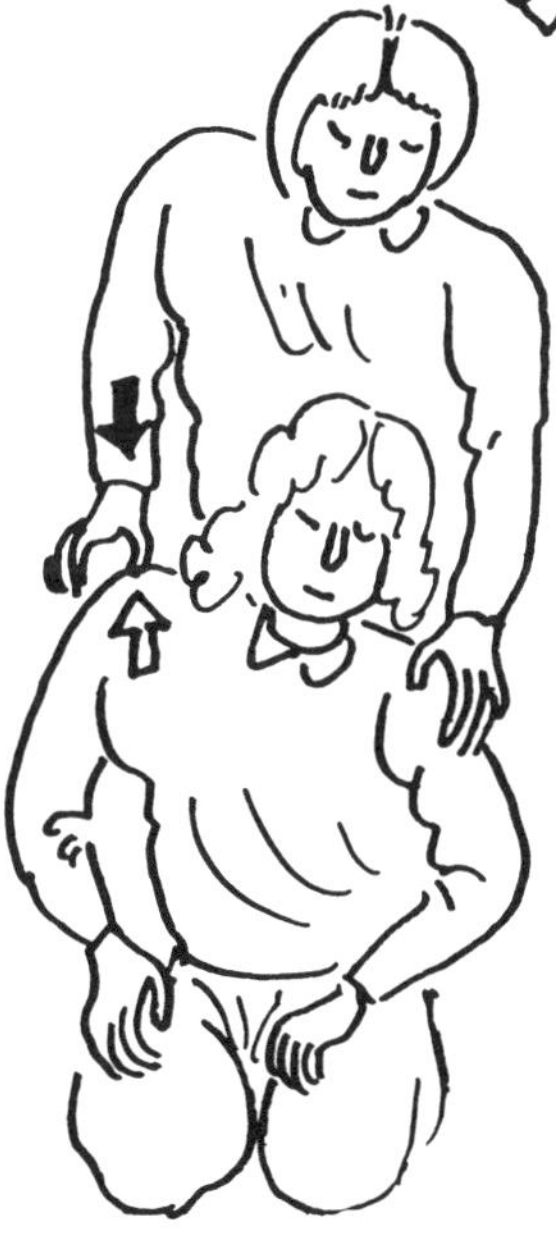

③母親は静かに右肩を上げていき，子どもは軽く押している

④右肩が上までいったら，３～５秒間そのままにし，その後グニャッと急に脱力する

⑤これを２～３回行なうが，やるごとに肩のコリや苦しいのがとれる

※肩をもむよりも速くコリが消えます

操体法と生活改善による視力回復の経過

→	操体をする前	操体をした後	一週間後	二週間後	三週間後
右	0.3	0.7	1.0	1.2	1.2
左	0.5	0.7	1.0	1.2	1.2
	運動不足で生活が消極的。視力に左右の差がある。歪みのある証拠。	視力に左右の差がない。歪みが少なくなった。体が柔らかい。	歪みがなくなった。ものごとを積極的にやるようになった。	視力が回復し、生活や勉強を活発にやるようになる。	視力が一定になる。操体法をつづける。

① メガネを買う前に，まず体の歪みをとって様子をみること。

② 子どもだけでなく成人のばあいも同様。５分ほどで視力が回復することが多いので試してください。

③ 再発の予防は本文でのべたように日常の暮らし方に注意すること。

夜尿症
患者　五歳の農家の長男（Ａ君）

Ａ君のおばあさん　どんな病気でも治るということで紹介されましたが、本当に治りますか。今年の春、下に妹が生まれたので、孫のＡと寝ているんだけれど、夜三回起こしてもおねしょするので、ほとほと困りました。

小崎　おばあさんはよく眠れますか。

Ａ君のおばあさん　いえ、うつらうつらするだけでよく眠れないの。肩がこってしまって。

小崎　もう五歳になったのだから、離れて休んだらどうですか。寝返りのたびに目がさめるのでお互いに疲れが増して、Ａ君のおしっこのことだけが気になり、夜三回も起こしてしまうのかも知れませんね。

Ａ君、甘いものが好きですか。

Ａ君　おじいちゃんが、いつもチョコレートだのおまけつきのグリコをくれるよ。

小崎　虫歯がたくさんあるわね。これでは大きくなれないし、カゼもひきやすいわね。おしっこも出ちゃうから、甘いチョコレートはたくさん食べないでね。

Ａ君　ふーん。

小崎　今夜から一人で寝ようね。おしっこのときも一人で起きましょうね。

Ａ君　いいよ。でも、おばあちゃんが冷えるからこいこいっていうんだもの。かわいそうだから寝てやってるんだ。（Ａ君のおばあさん、苦笑）

寝小便，小児喘息に"くすぐり"操体法

図81

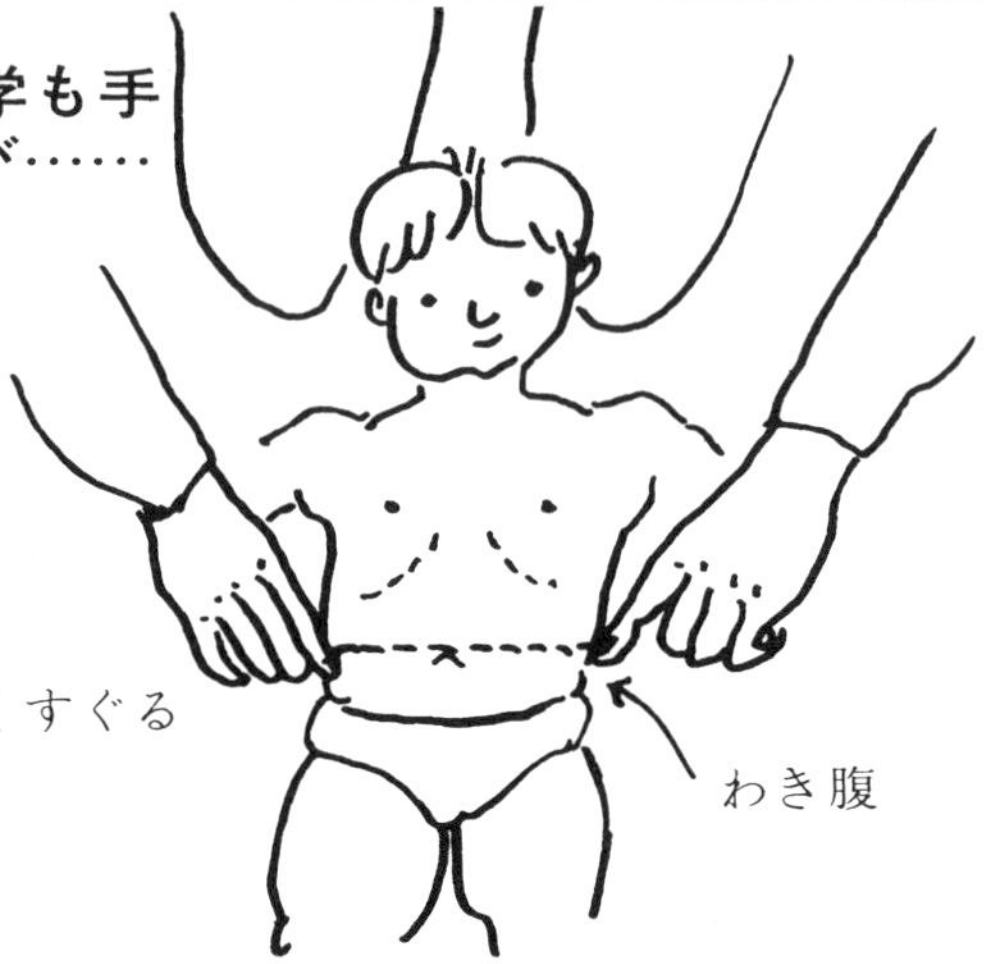
現代医学も手こずるが……
無意識の動きがすべてからだの歪みを元に戻す
くすぐる
わき腹

●おへその高さのわき腹を軽くくすぐってやる

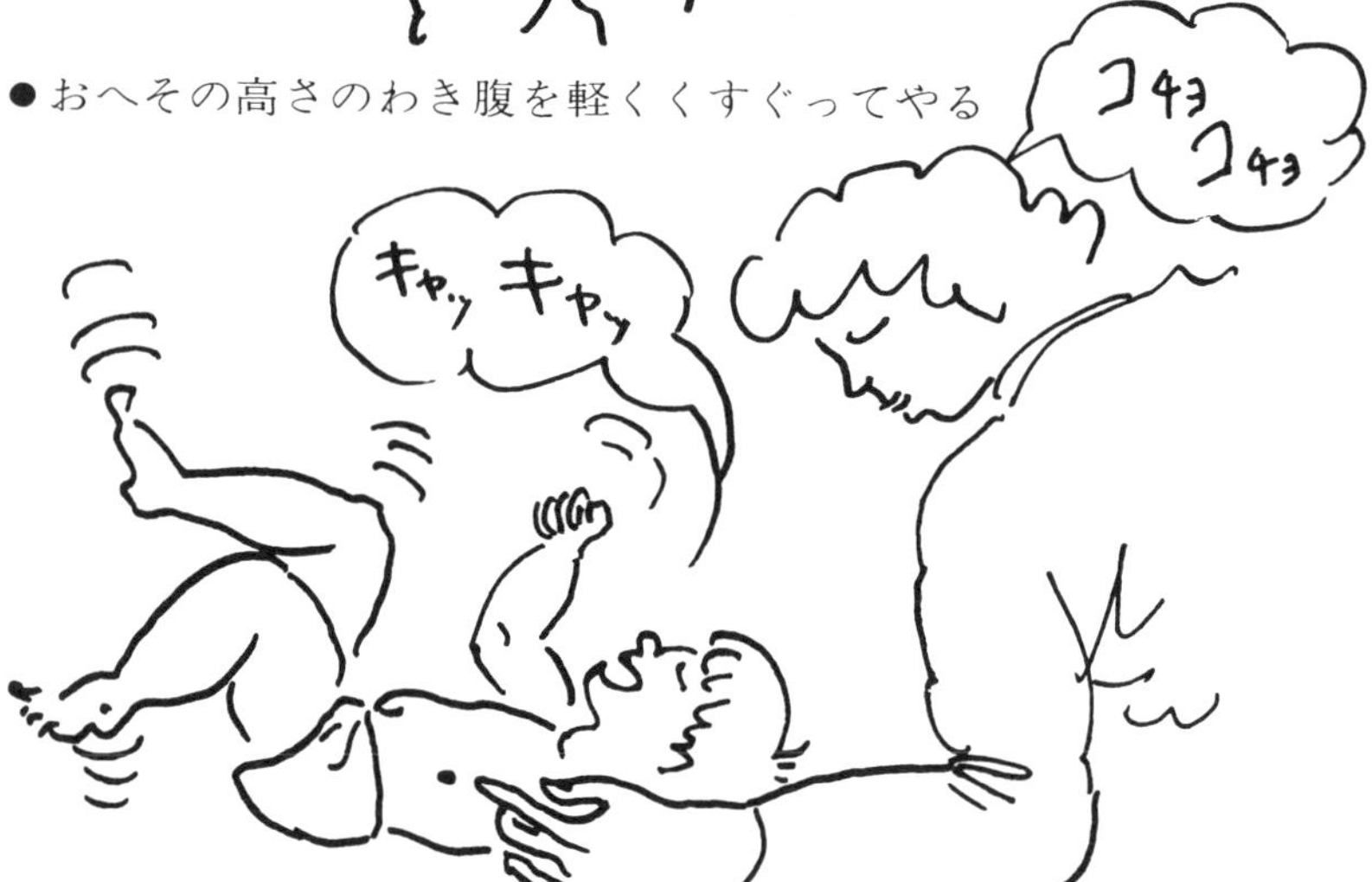
コチョコチョ
キャッキャッ

●子どもは手足や全身をバタバタ動かして，無意識に全運動系を調節する。あばれるほどよい（内臓に直接影響を与える脊椎の歪みをなおすポイント）
●1～2ヵ月もつづければたいがいの軽い病気はこれだけで治ってしまう。ただし，砂糖や，肉食が多いと効きにくい

〔治し方〕

背骨が曲がってお尻が出っぱっているから、背骨と腰の歪みを治します（六五、六七ページ参照）。

●操体は毎日夜は七時と時間を決めて五分ぐらいやります。おへその脇をこうやってくすぐって体の歪みをとってください（図81）。

●食べものは魚や肉を少なめにして、豆腐、納豆、野菜を多めにしてください。

●注意することは、**起こすな、おこるな、気にするな**、の三点です。大人のほうが気をゆったり保つようにしてください。

〔一週間後の経過〕

A君　おしっこしないよ。一人で寝ている。

小崎　この前より顔色がいいですね。おや、背すじがピンと伸びていい姿勢ですね。

A君のおばあさん　はい、毎日父さんがくすぐっています。ふしぎにあの日からおもらしがないので、少しぐらい甘いものもいいだろうと、やっても、絶対孫のほうが食べないのしゃ。わらす（童）のほうがしっかりしているって、おじいさんとびっくりしています。甘いものを食べなくなったので、夜、水を欲しがらなくなったのハー。

小崎　干柿は甘くても薬になるので、毎夜一個ずつ食べさせてください。体が暖まりますよ。なければぎんなんを五、六個寝る前に焼いて食べてください。

小児喘息

患者　八歳の男子（B君）

〔B君の母親の訴え〕

四歳のころからカゼをひきやすく、ひくと治りにくく二カ月もセキが止まりません。小学校に上がっても年に三週間も休みます。下に弟が生まれてからとくにセキこむことが多くなりました。カゼ薬を飲むと必ずお腹が痛くなり、下痢がつづきます。共働きでカギっ子ですが、私が休んで家にいる日の夜は、あまりセキこみません。

〔治し方〕

小崎　まず姿勢が悪いですね。肩が丸くなり右の肩が下がっていますから、操体で治しましょう。毎日時間を決めて家族じゅうでやってください（六一ページの操体の基本型と二〇三ページの「夜尿症」の項参照）。

食べものも大切です。甘いものが多すぎるとビタミン類が不足して、近視になったりカゼをひきやすくなります。

ゼラチンを使ったゼリーなどは、皮膚や粘膜を丈夫にしますので、黒糖、ハチミツを加えて食べましょう。その他、木の実類や小魚など人手の加わっていない自然の食べものをとらせます。

卵や肉が大好きだからといって、毎食食べてはだめです。動物蛋白過剰ですので三分の一に減らします。動物蛋白の摂取が過剰になると、肝臓や腎臓が分解しかねて過労になり、また毒素が体力を弱めてそのことが病気になりやすい体質をつくりますから、海草、野菜を多くとり、バランスのとれた食事にしてください。

黒豆はセキの妙薬ですから、四倍の水でゆでその汁に黒砂糖を加えて飲むとよいでしょう。

ハチミツに大根を細かく切って入れ、できた汁を少しずつ飲むと、のどの痛いとき、セキのでるときに効きます。

けだるい、疲れやすい

患者　四〇歳の公務員（Kさん）

Kさん　近ごろ顔色が悪いといわれます。疲れやすく、何か重大な病気ではないかと心配で検査をしましたが、結果は異常なしでした。毎日、日本酒を二合ほど飲みますが、そのせいでしょうか。

小崎　体重は何キロですか。運動は何かやっていますか。

Kさん　今のところ何もやっておりません。体重は七〇キロです（身長一六〇センチ）。

小崎　ひとくちには結論づけられませんが、背中の右側の盛り上がりが強く硬くなっています。肝臓の働きが弱っているのではな

仕事をしながら，かんたんな疲れとり

図82

足を腰の幅だけ開き，爪先を並行させてゆったりと腰と背骨を伸ばして立つ

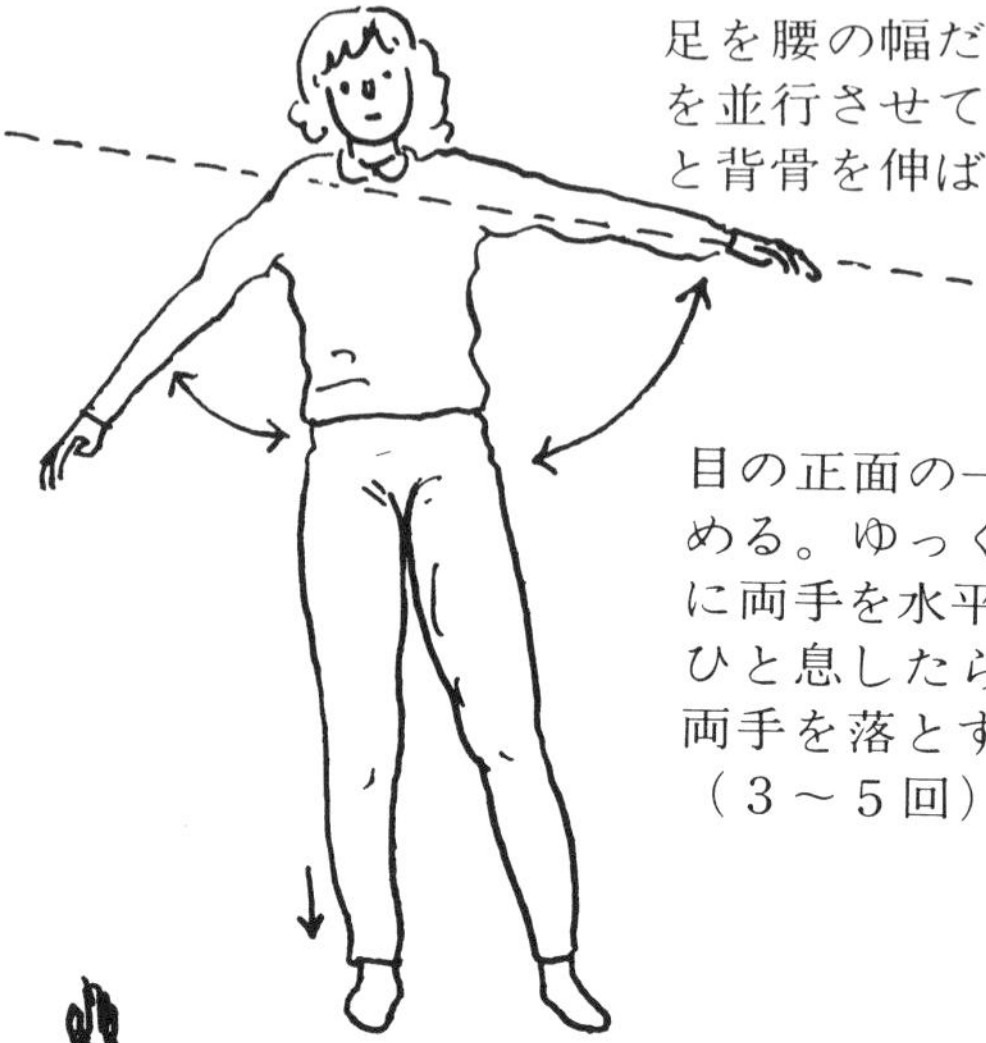

目の正面の一点をみつめる。ゆっくりと静かに両手を水平にあげる。ひと息したらバサッと両手を落とす（３～５回）

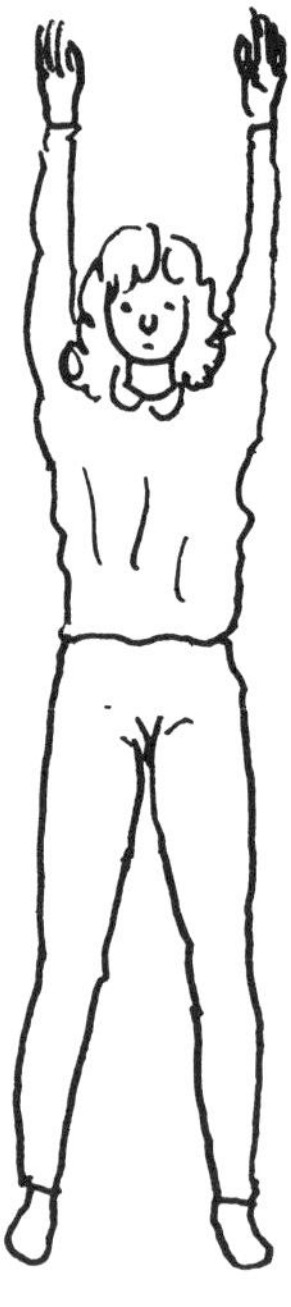

動作は必ず息を吐きながら，ハズミをつけずに
上げにくいほうがあったら，そちら側の足に重心をかけると上がる

天と地に引っ張られるような気持で，爪立ちして両手を上へ上げる。グラグラしないようにバサッと落とす（３～５回）

太りすぎ，お酒を飲んだときの肝臓の疲れとり

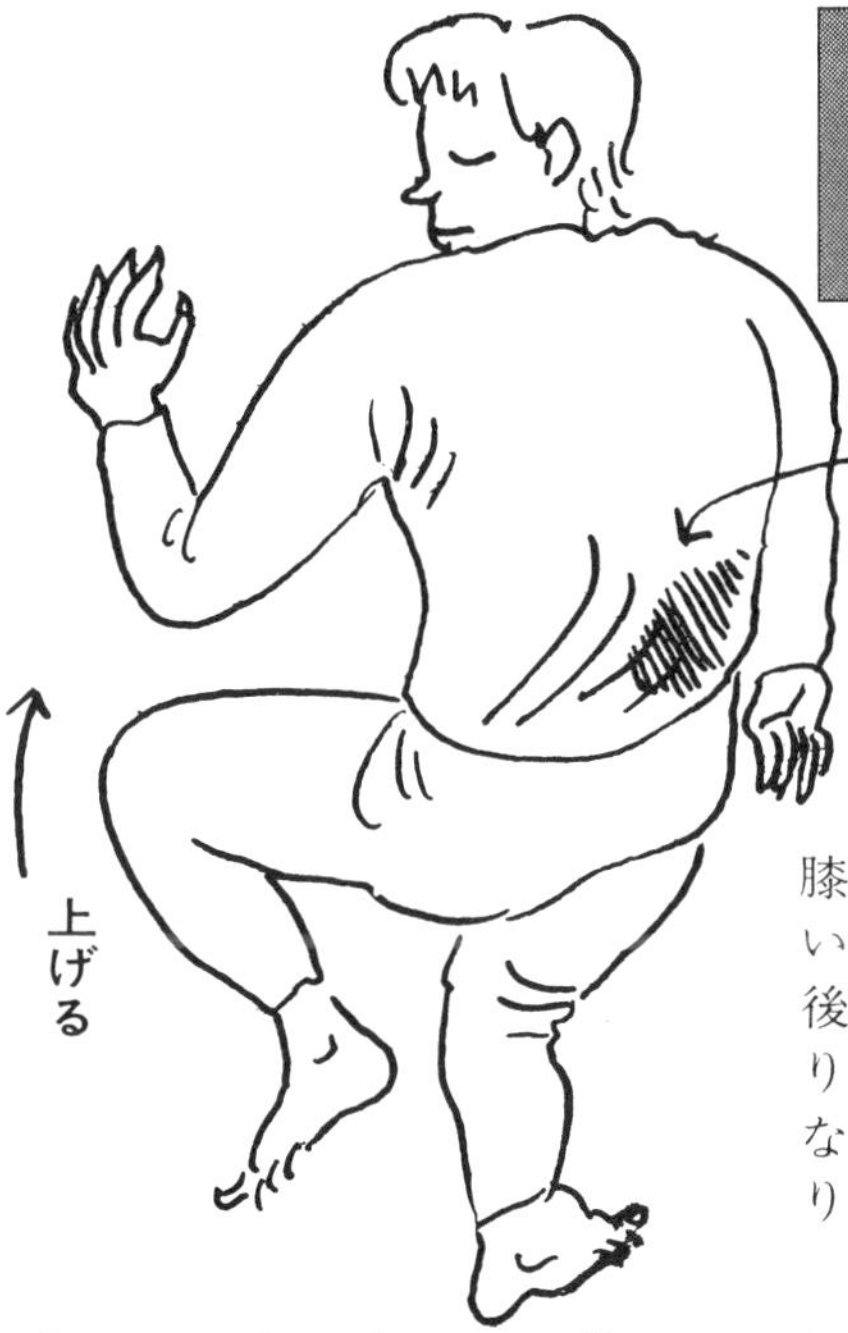

この部分にしこりが強く圧すと痛む

膝頭を左体側にそって上に上げ，いくところまでいったら３〜５秒後に瞬間脱力する。右背中のしこりが消え，肝臓の部分が柔らかになり，痛みがなくなる。盛り上がりがなくなり左右平らになる

いでしょうか。体重が身長から割り出して一〇キロほどオーバーしており（身長から一〇〇をひいた数が理想体重）、運動不足でカロリーのとり過ぎと循環不良が起きていると考えられます。

〔治し方〕

● 汗がでるくらい歩いたりマラソンなどをする。

● 主食を玄米にかえ、野菜、海草、小魚を多くとります。果物、甘いものをとり過ぎないように。肥っていて冷え症の人には、酢のものは体に合わないのでひかえてください。きっとスタミナのある体になります。

● 健康法としてこれだけは実行してください。朝夕、腹式深呼吸を一〇回ずつ行ない

ます（五五ページ参照）。操体の基本運動を実行してください（六一ページ参照）。図82、83はとくにおすすめする操体です。

これをやるだけで老廃物がどんどん流しだされ疲れがでにくくなります。

全身硬化症（農薬によるもの）
患者　五〇歳の果樹園主（Rさん）

〔Rさんの訴え〕

果樹園を経営して二〇年になります。一年前から全身が痛くなり、夜床につくことができず、さすってもらったりふとんに寄りかかったりして休みます。疲れやすく、ふるえたり、寒気とのぼせが交互に起きたりするので、酒を飲んでごまかします。薬剤散布のとき、防除服はときどき着るだけで、体じゅうが農薬でびしょぬれになります。厚生省から認可された薬剤なので、人間には害がないと安心していたのです。

息子も三カ月前に入院しました。酒を飲む

と吐き気がし、体じゅうブツブツができます。検査の結果はまだはっきりしませんが、農薬と関係があるのでしょうか。

〔治し方〕

お父さんのほうの体をみたところ背中の右側の肝臓部がコチコチに盛り上がり、背骨がS字型に歪んでおりました。

肝臓が悪いと薬などの解毒作用が弱まります。ブツブツができたのもそのためです。息子さんのばあいも同じです。**命とひきかえに多量の薬を吸ったりかぶったりしているのです。自分と消費者の健康を考える時期と思いますが。**

●必ず防除衣をつけ農薬を少なめに使う。

●地力を高めるため有機質肥料を使う。

●酒をやめ、無農薬の玄米や緑黄色野菜（ニンジン、ピーマン、ホウレンソウ、カボチャ、ニラなど）、海草を食べ、肝臓などの内臓を強化する。

●六一ページの操体の基本運動を朝夕行なう（体が異常に硬く、肉食過多の面もある）。

監修　橋本敬三（はしもと　けいぞう）
明治30年福島県に生まれる。
大正10年新潟医専卒業後，同15年まで東北帝大生理学教室に学ぶ。昭和16年仙台市にて温古堂開業。
著書『鍼灸による即効療法』（共著，医歯薬出版）『万病を治せる妙療法』（農文協）『からだの設計にミスはない』（柏樹社）『写真・図解　操体法の実際』（監修，農文協）など。平成５年歿。

著者　小崎順子（おざき　よりこ）
昭和12年岩手県に生まれる。
昭和30年岩手県立水沢農業高校卒業。
昭和47年衣川村立衣川診療所にて橋本行生氏と出逢い，家庭療法研究会で氏の教えを受け，翌年同先生の紹介により仙台橋本敬三先生の温古堂に入門，操体法を学ぶ。その間赤門学士院に通学，柔道整復師の資格をとり，岩手県水沢市にて小崎整復院を開業，現在に至る。
現住所　岩手県水沢市西上野町２－18
　　　　ＴＥＬ 0197－24－5223

ひとりで操体法〔愛蔵版〕　健康双書ワイド版

1981年６月16日　第１刷発行
2004年８月31日　第46刷発行
2005年３月31日　愛蔵版第１刷発行
2023年５月25日　愛蔵版第７刷発行

監修　橋本敬三
著者　小崎順子

発行所　一般社団法人　農山漁村文化協会
郵便番号　335-0022　埼玉県戸田市上戸田2-2-2
電話048(233)9372(代)　振替00120-3-144478

ISBN978-4-540-04354-3　印刷／藤原印刷
＜検印廃止＞　製本／高地製本所

定価はカバーに表示

食と健康の古典〈健康双書ワイド版〉

☘健康法の原点を伝える名著が大きく読みやすくなりました。

食と健康の古典1
病いは食から
「食養」日常食と治療食
沼田　勇著
1333円＋税
玄米食の勧め、食品の陰陽など「食養」の意義を現代の医学で臨床的に検討し再評価する。

食と健康の古典2
医薬にたよらない健康法
渡辺　正著
1333円＋税
「金魚運動」などで有名な西式健康法にもとづく、薬に頼らぬ日常生活の基本から本格鍛練まで。

食と健康の古典3
健康食入門
酸性体質をかえる
柳沢文正著
1333円＋税
酸性体質は不健康のもと。毎日の主食・副食でその体質をどう改善するかを具体的に案内。

食と健康の古典4
原本・西式健康読本
西　勝造著
早乙女勝元解題
1300円＋税
その創始者が、原理と実際、由来を体系的に詳述した名著。作家早乙女勝元の解説も明快。

食と健康の古典5
民間療法・誰にもできる
農文協編
1333円＋税
副作用なし、おカネいらずの民間伝承の予防・治療法を全国から四〇〇余り集めた家庭常備の本。

食と健康の古典6
食医 石塚左玄の食べもの健康法
自然食養の原点『食物養生法』現代語訳
石塚　左玄著
橋本　政憲訳
丸山　博解題
1429円＋税
わが国食養道の創始者石塚左玄の食医健康法を現代語訳で復刊。食と健康の総元締めの本。

（価格は改定になることがあります）

農文協・健康双書

自分でできる中国家庭医学
〝抗老防衰〟5つの知恵
猪越恭也著　1429円＋税
下の苔を見、おなかの音に耳を傾け…五感を使って不調を測り、病気以前の「未病」から治す。

新版　インドの生命科学　アーユルヴェーダ
上馬場和夫・西川眞知子著　4300円＋税
いま注目の健康法の決定版。体質の自己診断法から食事やハーブの利用、マッサージやヨーガまで。

新版　万病を治す冷えとり健康法
進藤義晴著　1300円＋税
〝冷え〟は万病のもと。その仕組みを解明し、冷えとり法を衣食住にわたって詳しく解説。

自分でできる経絡気功
刑部忠和著　1600円＋税
「痛いところ」めがけて気を補って、痛みをなくし自然治癒力を高める画期的実用気功を図説詳解。

音声指導CD付　自力整体法の実際
矢上裕著　1571円＋税
肩こり、五十肩、腰痛など、病院や整骨院に頼らず「自力」で背骨や関節のすき間を広げて治す。

操体・食・漢方・現代医学　家庭医療事典
橋本行生著　1714円＋税
東洋医学と現代医学の双方に精通した著者が書いた家庭の医療百科。救急処置から慢性病まで。

医食同源の最新科学
―食べものがからだを守る―
飯野久栄・堀井正治編　1429円＋税
食品の抗成人病などの生理的機能性の研究の成果と医食同源の医療の動向を一般向きに集大成。

ソフト断食と玄米植物食
これなら続く食養生
藤城博・藤城寿美子著　1333円＋税
自宅で安全にできる一食抜きから二日間までのソフト断食。ストレスだらけの心身をリセット。

陰陽調和料理で健康
梅崎和子著　1552円＋税
陰性食品、陽性食品、体を冷やす食品、温める食品、その見分け方とバランスのとれた料理を紹介。

DVDビデオ
VHSビデオ

操体法

橋本敬三の世界

温古堂診療室から

メイン映像：ＮＨＫ番組「温古堂診療室」（30分）

仙台市で「温古堂診療室」を開業する橋本敬三氏は西洋医学から東洋医学に道を変えて35年。薬や注射を使わずに、身体を曲げたり伸ばしたりするだけで、病を治すという診療の実際とその考えを紹介する。
（1976年7月17日放送）

特典映像：人生読本「人間の設計」全3話（各15分）

NHK第一放送されたラジオ番組(1981年6月)をもとに、当時の貴重な写真や動画を組み合わせて映像化。
(1) 操体法の極意
(2) 4つの自己責任生活「食・息・動・想」
(3)「般若身経」～ 健康の自然法則 ～

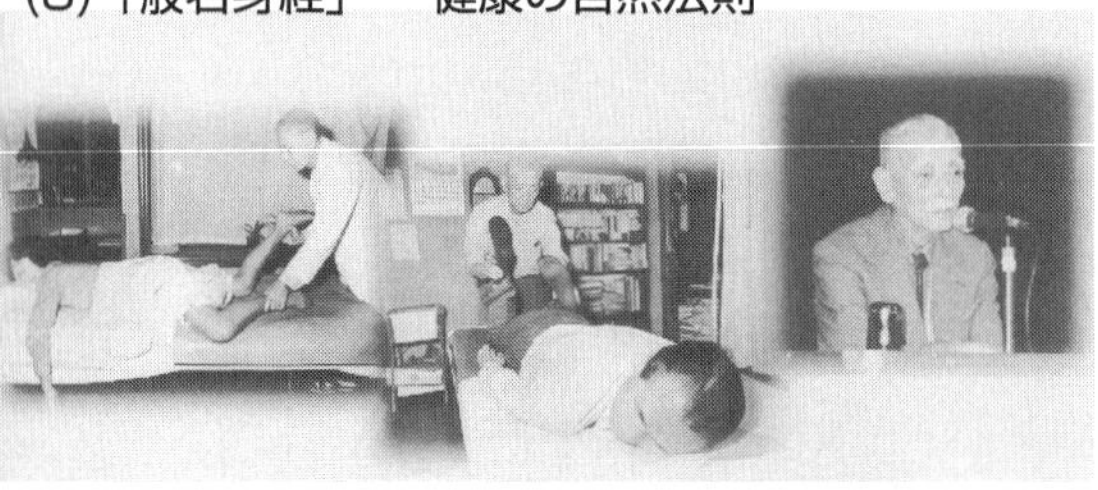

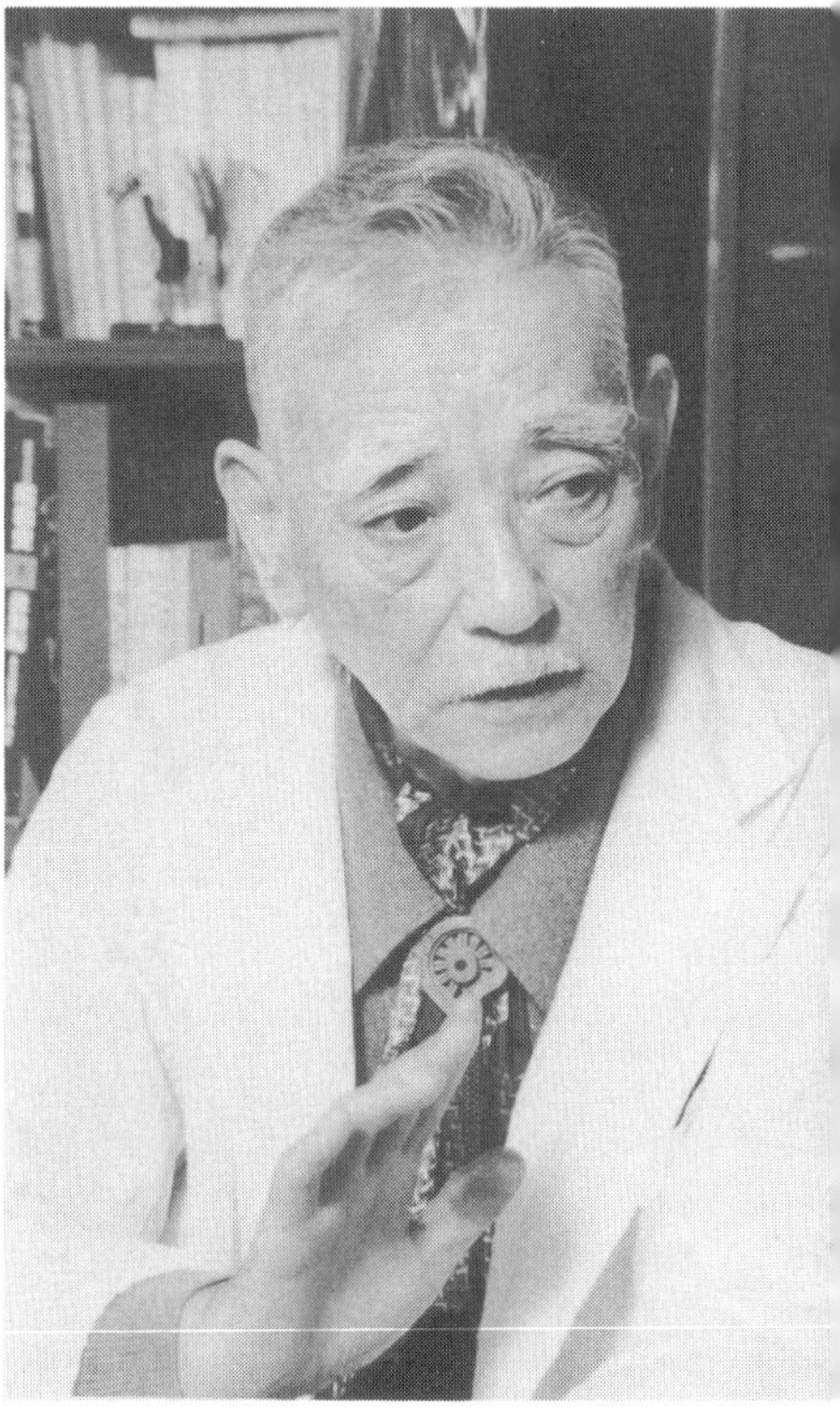

［プロフィール］
明治30年福島県に生まれる。大正10年に新潟医専卒。基礎医学にゆき、同15年秋まで東北帝大生理学教室（藤田敏彦教授）に学ぶ。臨床教室を経ず北海道函館市で民間の病院に飛び込む。頓挫。同市学校衛生に奉職2年。社団法人病院（現在の函館中央病院の前身）勤務5年。同市内に全科で開業5年。昭和12年第1次応召。昭和16年仙台市に移転、温古堂診療所開業。昭和19年再び応召、ソ連に抑留され23年秋帰還。1993年1月没。

VHS版 全1巻 約75分 小売価格：**9,000**円＋税
DVD版 全1巻 約75分 小売価格：**9,000**円＋税

■発行：NHKエンタープライズ

販売元：(一社) 農山漁村文化協会 〒107-8668 東京都港区赤坂7-6-1 TEL 03-3585-1144 FAX 03-3585-6466
http://mmsc.ruralnet.or.jp/